中国中药资源发展报告

（2020）

主　编　黄璐琦

副主编　郭兰萍　段金廒　赵润怀

上海科学技术出版社

内 容 提 要

本书总结了 2020 年度我国中药资源行业的发展现状、趋势及存在的问题，从中药种业、中药资源普查、中药资源质量与安全性、中药资源价格、中药资源产量、中药资源的国际贸易、中药资源的保护和中药新药研发及注册申请分析等 8 个方面，构建起 2020 年的中药产业的框架，并以动物药材和矿物药材为专题，从历史沿革、资源应用现状和存在的问题 3 个方面，介绍了动物药材和矿物药材的发展现状，同时提出了促进动物药材和矿物药材可持续发展的建议。本书着重中药资源现状分析，在广泛参阅文献资料及报道的基础上，辅之以专家咨询和实地调研，使读者在阅读本报告后能对 2020 年中药资源产业有一个较为全面的了解，为中药材种植、加工、检验及科研等从业人员提供参考。

图书在版编目（CIP）数据

中国中药资源发展报告. 2020 / 黄璐琦主编. -- 上海 ：上海科学技术出版社，2022.10
ISBN 978-7-5478-5803-5

Ⅰ. ①中… Ⅱ. ①黄… Ⅲ. ①中药资源－研究报告－中国－2020 Ⅳ. ①R282

中国版本图书馆CIP数据核字(2022)第144661号

中国中药资源发展报告（2020）
主　编　黄璐琦

上海世纪出版（集团）有限公司　出版、发行
上 海 科 学 技 术 出 版 社
（上海市闵行区号景路 159 弄 A 座 9F－10F）
邮政编码 201101　　www．sstp．cn
江阴金马印刷有限公司印刷
开本 889×1194　1/16　印张 13
字数：300 千字
2022 年 10 月第 1 版　2022 年 10 月第 1 次印刷
ISBN 978－7－5478－5803－5/R·2565
定价：128.00 元

《中国中药资源发展报告（2020）》
编写委员会

前　言

　　中药材是中医药事业传承和发展的物质基础，是关乎国计民生的战略性资源，保护和发展中药材，对于深化医药卫生体制改革、提高人民健康水平、促进中医药产业健康发展，具有重要意义。在国家和各地鼓励中药材产业发展的背景下，我国中药材种植面积和产量逐年上涨，中药材产值持续增长，以中药材为原料的大健康产品市场规模增长迅速，但同时也存在中药材价格暴涨暴跌，部分中药材抽检不合格、出口被退回等问题。

　　为促进中药资源的可持续发展，了解中药行业发展现状和趋势，反映中药产业年度发展的热点问题，我们在广泛调研的基础上，将中药资源产业 2020 年的发展现状及趋势整理、编写成本报告。本报告分为两部分内容。第一部分为主体报告，从中药资源种业、普查、质量与安全性、价格、产量、国际贸易、保护和中药新药研发及注册申请等 8 个方面，构建了 2020 年的中药产业的分析框架；第二部分为专题报告，围绕动物药材和矿物药材的资源与利用现状，阐述其发现、应用历史及独特性。

　　本报告着重开展现状分析，在广泛参阅文献资料及报道的基础上，辅之以专家咨询和实地调研，力求通过数据，向读者直观地展示 2020 年度中药产业的发展现状、趋势及存在的问题，使读者在阅读本报告后，能对中药产业有一个较为全面的了解。

　　在编写和出版过程中，感谢各位编者严谨的科学态度和认真的工作精神，感谢第四次全国中药资源普查办公室提供的统计数据，感谢上海科学技术出版社的大力支持。

　　报告中引用了较多专著、期刊和行业报道的有关内容，谨向文献作者致以深切谢意。

　　由于我们业务水平有限，调查研究和资料收集工作尚欠系统深入，部分章节难免存在缺点和误差，谨请中药产业同行多加指正。

编　者

2022 年 8 月

目　录

第一章 导 论

中药材是中医药事业发展的物质基础，保障中药材稳定供应，提升中药材质量，对保障中药饮片和中成药供应安全和质量提升，促进中药产业可持续发展具有重要作用。2020 年我国中药材种植面积约 8 796 万亩，同比增长 17.67%，中药材产值达 3 414.1 亿元。中药材及饮片质量稳步提升，质量有溯可循，但仍存在农药残留、重金属超标等问题，2020 年全国 31 个省（区、市）（不包含港、澳、台地区）共抽检中药材饮片 45 712 批，合格 44 098 批，绝大部分省（区、市）的中药材及饮片抽检合格率在 90% 以上，全国平均抽检合格率为 96%。中药材价格整体呈上涨趋势，康美中国中药材价格指数从 2012 年 1 002.76 上涨至 2020 年 1 283.42，显著高于同期通胀水平。中药类产品贸易额持续上升，姜、枸杞、人参、莲子等药食同源品种是中药材进出口的主要品种。

一、中药种业产学研深度融合，可持续发展有效推进

（一）中药种业产学研深度融合，创新发展动能不断增强

在国家重大科技专项、行业科研专项、各省市种植基地项目的支持下，已经形成了有着百余人规模的中药材种质资源和品种创新优势团队，建立了药用植物种质资源数字化平台。2005 年至 2019 年间，共有 325 家单位参与中药材品种选育，培育了 116 种中药材、537 个中药材品种，涉及 31 个省（区、市）。

现代农业和生物领域的育种新技术、新方法逐步用于中药种业，新品种选育方法由混合选择、系统选育向杂交育种、突变育种（航天诱变、等离子诱变和化学诱变技术等）发展，分子标记辅助选择育种、全基因组关联分析等现代化分子育种技术用于中药育种；组培快繁、发酵技术、生物工程、合成生物学等方法或技术用于种苗繁育。

（二）中药种业被重视程度日益提高，可持续发展有效推进

确保中药材生产用种质量高、数量足，建设中药材种子种苗繁育基地是第四次全国中药资源普查工作的重点任务，因此分别在海南省和四川省建立了 40 万份库容的中药材种质资源库。通过"国家基本药物所需中药原料资源调查和监测"项目在我国 20 个省（区）布局建设了几十个中药材种子种苗繁育基地，累计面积近 7 万亩，繁育中药材种子种苗 160 余种。中药材种子种苗标准研究持续推进，对常见中药材品种的种子特性、质量、生产加工、检验方法及种子包装、运输、贮存等方面做出了明确、科学的技术规定，推动中药种业的规范化、标准化和产业化发展。

二、中药资源普查工作有序推进，进入成果整理汇总阶段

中药资源普查工作重点集中在总结验收、成果汇交、成果梳理凝练等方面，河南、湖北、贵州、辽宁、内蒙古、福建、山东、四川、甘肃、贵州、江苏、广西、云南、河南、安徽、广东、黑龙江、新

疆、江西、湖南等省（区）陆续开展了普查省级验收工作，推进成果整理与汇交。全国 31 个省（区、市）已出版专著 220 余部，包括专题卷（山脉卷、图鉴卷、民族药卷）、地方卷等；发表论文 1 500 余篇，申请专利 67 项，起草相关标准 221 项，申请软件著作权 36 项。为激励参与第四次中药资源普查工作的企事业单位，继续积极开展普查相关工作，调动科技人员的积极性和创造性，培育和整理普查工作中的科技成果，完成好各地中药资源普查相关工作任务，2020 年底在中国中医科学院科学技术奖励项目中增设中药资源普查科学技术奖。

三、中药材及饮片质量稳步提升，质量有溯可循

（一）中药材及饮片质量稳步提升

2020 年，全国 31 个省（区、市）（不包含港、澳、台地区）共抽检中药材及中药饮片 45 712 批，合格 44 098 批，绝大部分省（区、市）的抽检合格率在 90% 以上，全国平均抽检合格率为 96%。总体质量状况与 2019 年（抽检 54 188 批，合格 49 188 批，合格率 91%）比较，抽检合格率提高约 5%。自 2013 年开展全国中药材及中药饮片专项抽检工作以来，产品质量合格率逐年提高，从 2013 年的抽检合格率 64%，到 2020 年的抽检合格率 96%，中药材及中药饮片质量呈现逐年提升、稳步向好的发展态势。

（二）中药材质量有溯可循

2012 年 8 月 5 日，商务部办公厅、财政部办公厅联合颁布《关于开展中药材流通追溯体系建设试点的通知》，提出通过强化中药材经营者和市场开办者的质量安全第一责任人意识，促其自觉落实追溯管理制度，运用现代信息技术实现中药材各环节交易凭证电子化，提高生产经营安全责任意识的尝试。2017 年 7 月 1 日施行的《中华人民共和国中医药法》（以下简称《中医药法》）第二十四条提到"国家鼓励发展中药材现代流通体系……建立中药材流通追溯体系"。随着中药材流通追溯体系建设工作的推进，已初步建立中药材流通追溯制度标准体系，开发建成了中央追溯管理平台。

四、中药资源价格稳中见涨

2020 年全国中药资源价格指数整体趋势上涨，其中有两次较大的涨幅。1~4 月明显上涨，从 1 246.17 点上涨至 1 294.59 点；5~7 月小幅下跌至 1 275.74 点，随后价格持续上涨，到 12 月涨至 1 327.53 点。与年初相比，价格指数上涨 81.36 点，涨幅为 6.53%。2020 年中药材价格持平品种居多，上涨品种数量略高于下跌品种。在中药天地网统计的 623 个品种中，有 191 个品种价格上涨，255 个品种持平，177 个品种价下跌。价格波动在 40% 以下的下跌品种有 175 个，上涨品种有 150 个；波动幅度在 40% 以上的下跌品种有 2 个，上涨品种有 41 个，上涨品种多且上涨幅度大，拉动了 2020 年整体大盘上涨。

五、中药材种植面积持续增长，药食同源品种广泛种植

2020 年全国中药材种植面积约 8 796 万亩，稳中有升，同比 2019 年的 7 475 万亩增加了 17.67%，其中四川、广西、云南和贵州中药材种植面积均超过 600 万亩，是中药材种植的主要省份。按生活型对 329 种中药材进行统计分析，结果表明乔木和灌木类约占 58%，草本和藤本类约占 42%。191 种临床常用中药材的种植面积约 5 773.98 万亩，占总面积的 69.24%，其中草本类的种植面积占比较大。77 种药

食同源类中药材的种植面积约 5 486.31 万亩，占总面积的 65.79%，其中乔木类的种植面积占比较大。不是药食同源但为临床常用中药材的种植面积约占 28.77%，既不是药食同源又不是临床常用中药材的种植面积约占 5.44%。

六、贸易总额同比上涨，提取物是进出口主要产品类型

（一）贸易总额同比上涨

2020 年中药类产品的进出口涉及 192 个国家（地区），其中出口涉及 187 个国家（地区），进口涉及 133 个国家（地区）。中药类产品出口总量 39.8 万吨，同比增长 11.6%；中药类产品出口总额 42.81 亿美元，同比增长 6.6%。进口中药类产品 15.66 万吨，同比增长 74.9%，中药类产品进口额 12.49 亿美元，同比增长 37.4%。姜、枸杞、人参、莲子等药食同源品种是中药材进出口的主要品种。13021990（其他植物液汁及浸膏）、29389090（其他苷及其盐、醚、酯和其他衍生物）、12119039（未列名主要用作药料的植物及其某部分）这三个海关 HS 编码下统计的中药类产品出口数量分别占 2020 年中药类产品出口总量的 21.71%、14.10%、8.87%，我国中药类产品有相当一部分以"其他"和"未列名"的形式出口。

（二）提取物是进出口主要产品类型

我国提取物的出口额从 1996 年的 0.91 亿美元增长至 2020 年的 24.47 亿美元，年均增长率达 15.39%；提取物的进口额从 2006 年的 0.56 亿美元增长至 2020 年的 4.59 亿美元，增幅 719.64%，年均复合增长率 16.21%。2020 年，我国的提取物出口至 157 个国家（地区），提取物进出口总额 29.06 亿美元，其中出口额 24.47 亿美元，同比增长 3.6%；进口额 4.59 亿美元，同比增长 31.2%。提取物因体积小、标准化程度高、便于运输等特点，成为近几年国家贸易中最活跃的中药类产品，且提取物取代中药材及饮片成为我国中药类产品出口的主要产品类型。

七、中药材种质资源保护成效显著，现代生物工程技术用于中药资源保护

（一）中药材种质资源保护成效显著

1993 年浙江中药研究所建成我国第一座药用植物种质库，可贮藏 5 万份种质。2004 年，广州中医药大学建立华南药用植物种质资源库，冷藏库可保存 800 种华南珍稀、濒危和道地药用植物种质资源。2006 年，中国医学科学院药用植物研究所建设并运行国家药用植物种质资源库，设置 1 个长期库（保存年限 45~50 年）、2 个中期库（保存年限 25~30 年），可保存 10 万份药用植物种质资源，截至 2016 年底已入库登记 193 个科 1017 个属，共计 2 万余份材料，收集种质资源 12 112 份。2014 年，国家基本药物所需中药材种质资源库（国家南药基因资源库）在海南依托中国医学科学院药用植物研究所海南分所建成并投入使用，是我国唯一国家级顽拗型药用植物专业种质库，具有液氮罐、超低温保存室等可保存 20 万份顽拗型药用植物种子、植物离体材料、DNA 材料的先进设施。2017 年 12 月，国家中药种质资源库（四川）建设完成，主要保存第四次全国中药资源普查及西南地区道地药材种质资源样本，形成由长期库、中期库、短期库、种质圃、离体库及 DNA 库有机融合的多维种质资源保存体系，库容可收集 20 万份中药种质资源，保存期限 50 年，是目前国内规模最大的中药种质资源保存中心。

（二）现代生物工程技术用于中药资源保护

《中共中央 国务院关于促进中医药传承创新发展的意见》中明确指出，要"加强珍稀濒危野生药用

动植物保护，支持珍稀濒危中药材替代品的研究和开发利用"。利用现代生物技术被认为是实现中药资源有效保护和可持续利用的重要手段之一。2020 年 1 月，大连普瑞康、中国中医科学院中药资源中心等申报的"雪莲、人参等药用植物细胞和不定根培养及产业化关键技术"获 2019 年国家科技进步奖二等奖。该项目通过突破雪莲、人参等珍稀濒危药用植物资源保护利用、规模化培养工艺及装置、质量控制、产业化生产、产品开发等关键共性技术，建立了珍稀濒危药用植物细胞和不定根研发、生产与应用创新平台及评价标准，创新性地打通珍稀濒危药用植物细胞和不定根新食品原料产业链，为中药资源的可持续性利用提供了一套从理论到实践到法规落地的综合性保护利用方法，推动了中药资源保护与持续利用领域的发展进程。

第二章 中药种业

第一节 中药种业发展现状及问题

一、中药种业的发展现状

(一) 中药种业是中医药产业发展的基础

中国是农业大国，种业作为农业发展的根本受到国家的高度重视，而种业更是中药材产业发展的源头，是中医药传承及发展中基础且重要的部分。中药种业的发展严重影响着中药材资源及品质，是中药事业发展中不可或缺的基础产业。中药材种质资源属于特殊的"农业种质资源"，科技部、农业农村部、国家中医药管理局等主管部门对其高度重视，计划将中药材种质资源研究、保护和开发利用工作纳入国家科技创新体系和现代种业创新体系，并在国家重点研发计划、现代种业提升工程等专项中加大对中药材种质资源保护工作的支持力度。中药种业是中医药战略性发展的重要组成部分。为提高人民健康水平，党的十八届五中全会战略部署制定了《"健康中国 2030" 规划纲要》，纲要中提出"建立大宗、道地和濒危药材种苗繁育基地"；国务院在《中医药发展战略规划纲要（2016—2030年)》中提出加强道地药材良种繁育基地和规范化种植养殖基地建设。健康中国离不开健康药材，良种繁育和规范化种植养殖决定着中药种业的发展方向。中药种业的健康发展，可保证中药材的可持续利用，有效提高中药材产品质量，推动中药材优良品种的选育。

(二) 中药种业处于"四化一供"发展阶段初期

目前，随着科学技术发展，国际种业正处于蓬勃发展状态，核心力量为新科学技术及信息化大数据分析。中国作为农业大国，种业发展经历了"四自一辅"时期（"四自一辅"即自繁、自选、自留、自用，辅之以调剂，1949—1977 年)、"四化一供" 时期（"四化一供" 即种子生产专业化、加工机械化、质量标准化、布局区域化和以县为单位统一组织供种，1979—1982 年)、市场化转型时期（1982—1994年) 和种子产业化时期（2001 年至今）四个阶段，目前正处于高度成熟的市场化发展阶段。然而，中药作为特殊农作物，其发展并未跟上种业发展，尚处于"四化一供"发展阶段初期，种子生产专业化、种子加工机械化、品种布局区域化及种子标准质量化都尚需相关管理办法出台进行规范管理，少部分地区实现以县为单位的统一供种。2018 年的数据显示，全国纳入持有种子生产经营许可的企业含中药材种子的仅为 77 家，登记种类仅为中药材种子的只有 18 家，从各方面的情况来看，中药种业的发展可谓任重道远。

二、中药种业发展的政策环境

　　种业的发展受到国家的高度重视，中药种业的发展在近几年也被明确提出并受到广泛关注。《中华人民共和国种子法》（以下简称《种子法》）于 2000 年 12 月发布实施，分别在 2004 年 8 月、2013 年 6 月、2015 年 11 月进行了三次修正，并于 2016 年 1 月颁布实施修订。《种子法》经过 15 年的淬炼，逐步得到了完善，在这 15 年间，配合《种子法》的实施陆续出台相关政策（表 2-1）。除相关法规外，有关部门还建立了二维码种子追溯体系、现代种业发展基金以及科研人才流动等政策。在 2015 年《种子法》修订版中，首次将中药材种子纳入管理办法，2016 年新修订颁布的《中华人民共和国种子法》第九十三条规定，"草种、烟草种、中药材种、食用菌菌种的种质资源管理和选育、生产经营、管理等活动，参照本法执行"。这是"中药材种"第一次明确出现在《种子法》中，而在此之前，中药材种子的管理可谓是"一片空白"。与之在同一条规定中的草种、烟草种、食用菌种均已经制定相应的管理办法，例如《烟草种子管理办法》和《食用菌中管理办法》等。自 2016 年，农业农村部、国家中医药管理局就开始联合制定《中药材种子管理办法（草案）》并于 2019 年 5 月发布了征求意见函，2020 年进行了初步推广。2000 年 7 月，时任农业农村部副部长张桃林组织了《中药材种子管理办法（草案）》制定工作推进会。

表 2-1　中药材种子管理相关政策及法规

名　称	颁布时间	主　要　内　容
《中华人民共和国植物新品种保护条例》	1997 年 3 月	《条例》经过 3 次修订，规范植物新品种的保护，2019 年新公布的名单中涵盖了 30 余种中药材种属
《中华人民共和国种子法》	2000 年 12 月	经过 3 次修订，于 2016 年 1 月颁布实施修订后最新版本，是国家为规范品种选育、种子生产经营和管理行为，保护种质资源、植物新品种权，维护种子生产经营者、使用者合法权益，提高种子质量，推动种子产业，促进农业和林业发展制定的法律
《农作物种子生产经营许可管理办法》	2001 年 2 月	该管理办法进行了 3 次修订，主要对农作物种子经营许可进行约束要求：农作物种子的生产、经营实行许可制度，许可证实行分级审批发放制度
《农作物种子质量检验机构考核管理办法》	2008 年 1 月	根据《中华人民共和国种子法》规定，最新版本为 2019 年进行修订。加强农作物种子质量检验机构管理，规范检验机构考核工作，保证检验能力
《国务院关于加快推进现代农作物种业发展的意见》	2011 年 4 月	构建以产业为主导、企业为主体、基地为依托、产学研相结合、"育繁推一体化"的现代农作物种业体系，全面提升我国农作物种业发展水平
《全国现代农作物种业发展规划（2012—2020 年）》	2012 年 12 月	加大农作物种业投入，整合农作物种业资源，强化基础性公益性研究，推进商业化育种，完善法律法规，严格市场监管，快速提升我国农作物种业科技创新能力、企业竞争能力、供种保障能力和市场监管能力，努力构建与农业生产大国地位相适应、具有国际先进水平的现代农作物种业体系，全面提高我国农作物种业发展水平
《国务院办公厅关于深化种业体制改革、提高创新能力的意见》	2013 年 12 月	充分发挥市场在种业资源配置中的决定性作用，强化企业技术创新主体地位，调动科研人员积极性，加强国家良种重大科研攻关，提高基础性公益性服务能力，加快种子生产基地建设，加强种子市场监管
《全国农作物种质资源保护与利用中长期发展规划（2015—2030 年）》	2015 年 4 月	加强我国农作物种质资源的保护和利用工作，强化农作物种质资源对现代种业发展的支撑作用

名 称	颁布时间	主 要 内 容
《农作物种子标签和使用说明管理办法》	2016 年 7 月	规范了我国农作物种子标签和使用说明的管理，维护了种子生产经营者、使用者的合法权益，保障了种子质量和农业生产安全；规范和管理农作物种子标签和使用，维护种子生产经营者、使用者的合法权益，保障种子质量和农业生产安全，为中药材种子质量监督管理提供了依据
《国务院关于印发全国农业现代化规划（2016—2020 年）》	2016 年 10 月	推进现代种业创新发展，加强种质资源普查、收集、保护与评价利用，深入推进种业领域科研成果权益改革，加快培育一批具有国际竞争力的现代种业企业
《非主要农作物品种登记办法》	2017 年 3 月	标志着我国农作物品种管理向市场化方向迈出重要一步。各省也陆续出台了非主要农作物登记管理办法；规范非主要农作物品种管理，登记非主要农作物品种，中药材因其有药效，并不属于主要农作物，亦参照该管理办法
《全国道地药材生产基地建设规划（2018—2025）》	2018 年 12 月	注重道地药材种质资源的保护、繁育和质量监管，明确提出"到 2025 年全面加强道地药材质量管理，良种覆盖率达到 50%以上，绿色防控实现全覆盖"的发展目标，从源头保障道地药材品质提升
《中共中央 国务院关于促进中医药传承创新发展的意见》	2019 年 10 月	强调制定中药材种子种苗管理办法，倡导评定一批国家、省级道地药材良种繁育基地
《农作物种子生产经营许可管理办法》	2020 年 10 月	对种子生产经营许可方面进行约束，为中药材种子市场管理中经营规范提供了良好的法律佐证

为加强植物新品种的保护，1997 年 3 月，国家颁布了《中华人民共和国植物新品种保护条例》，该《条例》经过 3 次修订，在 2019 年公布的名单中涵盖了 30 余种中药材种属。《农作物种子生产经营许可管理办法》作为对经营许可方面进行约束的制度，为中药材种子市场管理中经营规范提供了良好的法律佐证。2016 年 7 月出台的《农作物种子标签和使用说明管理办法》为中药材种子的质量监督管理提供了依据。中药材因其有药效，并不属于主要农作物，其种子的管理办法可参照《非主要农作物品种登记办法》进行品种登记管理等工作。

三、中药种业研究进展与成果

中药种业发展充分体现着产学研的转化。现代中药产业的发展离不开科技的进步，将科研成果转换成实际产业，进而推动行业发展。尽管中药种业属于发展初期，但在国家重大科技专项、行业科研专项、各省市种植基地项目的支持下，许多业内相关工作者投入到中药种业发展和建设中，目前已经形成了有着百余人规模的中药材种质资源和品种创新的优势团队。经过"十一五"到"十三五"的创新发展，在研究人员的共同努力下，已经选育出一批具有优良品质的中药材新品种。

（一）中药种业建立药用植物种质资源数字化平台

种质资源的保护是中药种业可持续发展的主要途径，合理利用中药材种质资源可以稳定中药种业的发展，稳步推进中药材质量提高和产业发展。《中国药用植物种子原色图鉴》《中国中药材种子原色图典》《中药材种子种苗标准研究》等专著的出版使得"种子"走到了更多的研究者面前。中国中医科学院中药资源中心早在 21 世纪初便投入了对中药材种子种苗的研究，目前已累计发布 100 多项团体标准，通过国家科技平台获取了丰富的药用植物种质资源，保护并繁育了一批珍稀濒危资源，并在此基础上建立了数字化平台，初步实现了种质资源信息共享。

（二）中药材育种工作取得良好进展

种质资源是品种选育的基础。品种选育，使得中药材在保证药效的同时，兼具良好的抗性，是中药材可持续发展的基础条件。中药育种工作起步晚，正处于发展初期。据不完全统计，2005 年至 2019 年间，全国培育 116 种中药材，537 个中药材品种，涉及 31 个省（区、市）。

中药材品种选育技术水平整体落后于农业品种选育 30 年以上，育种方法基于农业育种方法，多采用传统育种，常利用自然变异、杂交、单倍体育种等方法。近几年，在国家的支持下，中药材品种选育工作进行得如火如荼，中宁枸杞育种工作更是取得了较为优异的成绩，成为第一个获得国家科技奖的中药材新品种。继中宁枸杞之后，金银花、贝母、甘草等中药材新品种的育种工作也取得了良好的进展。

云南、安徽、广西、四川四地合计选育 251 个品种，占总量的 46.7%。云南处于中药品种选育的领头地位；安徽重点支持石斛、瓜蒌、灵芝、黄精等药材的品种选育；广西的选育品种主要为罗汉果、千斤拔、青蒿、天冬、蛇足石杉、石斛等；四川是我国拥有常用中药材最多的省份之一，其品种选育工作一直受到省育种攻关项目的持续支持。其余各省（区、市）主要选育的药材种类有：北京主要为桔梗、丹参、黄芩、杜仲、紫苏等；甘肃为黄芪、党参、甘草等；吉林为人参、五味子、西洋参、玉竹等；河南为金银花、菊花、红花、青蒿、地黄等；湖南为葛根、厚朴、金银花、山银花、鱼腥草等；陕西为白及、丹参、黄姜、黄连、绞股蓝、山茱萸等；宁夏为枸杞等；浙江以白术、石斛、薏苡仁、郁金、浙贝母、西红花、延胡索等为主。

（三）组建中药材品种选育团队

人才推动行业发展。中药种业的发展离不开人才支撑，专业技术人才是科技创新的关键，良性竞争带动种业科技创新。中药种业的人才关键就是要培养一批中药材育种科研人才、种子生产人才、企业管理人才、企业经营人才和农业推广人才。中药种业目前所统计的 116 种中药材，538 个品种的选育情况表明，全国共有 325 家单位参与中药材品种选育，其中包含 98 家科研院所、32 家大专院校和 195 家企业。专业技术育种人员多集中在科研院所和高校。中药材育种一线专家全国约有 102 位，所育中药材品种约有 100 种。

（四）中药材品种选育、繁育相关项目及成果

国家级项目对中药材品种选育和繁育的支持力度总体上为稳定状态，立项数量上呈现增加的趋势。"十一五"和"十二五"期间主要由国家重大科技支撑计划、国家中医药行业科研专项进行支持；"十三五"期间，国家级项目统一整合到国家重点研发计划项目中（1 个立项）；农业农村部设立的国家中药材产业技术体系成为支持中药材品种选育和繁育的主要体系。各地方支持力度也在逐年增加，据不完全统计，2005—2020 年，内蒙古、辽宁、甘肃、宁夏、河北、北京、河南、山东、江西、湖北、四川、浙江、云南、广西、海南、新疆等省（区、市）共承担的国家级、省市级中药材品种选育项目 81 个，品种繁育项目 93 个，统计情况见表 2-2。

表 2-2　2005—2020 年中药材品种选育和繁育推广项目　　　　　　　　　　　　（单位：个）

时期/年	项目级别	品种选育项目数	合计	品种繁育项目数	合计
"十一五"（2005—2010）	国家级 省市级	5 20	25	8 20	28

续表

时期/年	项目级别	品种选育项目数	合计	品种繁育项目数	合计
"十二五"（2011—2015）	国家级 省市级	6 17	23	13 16	29
"十三五"（2016—2020）	国家级 省市级	7 26	33	7 29	36

对于中药材新品种选育和繁育支持力度较大的项目主要有两种形式：其一，国家或各省设立中药材产业技术体系，持续支持中药材育种建设。国家的支持是中药材育种产业发展的强大动力，也是支持中药材产业发展的中坚力量，目前国家级的中药材产业技术体系由甘肃、山东、河北、湖南、安徽、贵州等构成。截至 2019 年，各级产业体系共选育出 48 个新品种，部分省份受成立时间短等因素影响没有选育出中药材产业体系新品种。其二，设立稳定的育种专项支持。例如，自 2011 年起，浙江省把中药材育种纳入浙江省农业新品种选育重大科技专项，合作组核心成员单位有 24 家，科研院所及中高校 10 家，企业 8 家，推广单位 6 家，合作组成员共 67 人，在"十二五"至"十三五"期间共同培育出 20 余种中药新品种；再如，四川省自 2006 年起将中药材品种选育纳入了四川省育种攻关计划，在经历了 3 个五年计划（2006—2020 年）后，形成了以科研院所和高等院校为主体，企业和地方机构为辅助的产学研联动模式，共同致力于中药材品种选育，共有 33 家单位参与品种选育。截至 2016 年，审定了半夏、柴胡、川贝母、白芷等 25 种药材 46 个新品种。

四、中药种业发展存在的问题

目前，由于暂缺少明确的管理办法，实际以中药材种子为主体的企业十分稀少，市场管理各方面都不完善，多地的中药材种子交易仍然由个体农户间进行。尽管中药材育种工作正在全国范围内进行，中药种业发展仍存在以下问题。

（一）缺少优良品种，种子生产专业化水平低

中药材在实际大田生产中最重要的环节就是种源，但目前中药种业经过商品化受到广泛认可的种子很少，仅有甘草等，亟需具有良好推广前景的优质良种。当前种业育种的创新力仍是研究院所，企业缺少创新研究核心力量，商业化育种体系缺少人才及技术支撑。

（二）种子加工机械化水平低

种子加工包括脱粒、净选、干燥、精选分级、包衣、包装等机械化作业流程，每一个流程都需要一定的技术技巧与时间。加工过程中的机械化程度体现着当代种子加工技术情况，技术革新有助于加工效率的提高。种业发展在该环节一直处于薄弱地位，机械化脱粒、精选分级和包衣等相关加工机械设备还不能配套。

（三）主流品种空白，区域化布局未统一

中药材自古以来有"道地性"一说，许多中药材受区域影响，有明显的区域化布局。农产品有许多得到了国家地理标志产品认证，而中药材实现区域化布局的种类较少，目前只有枸杞、石斛、金银花、罗汉果、瓜蒌、杜仲等少数实现了区域化布局。中药材品种推广示范工作处于无组织或自发状态，

品种选育数量少，商品化率低。最为成功的例子是受国家和主栽省支持的枸杞，枸杞是最早实现区域化布局的药材品种，其产业发展长期受到宁夏各级政府的大力支持，并且通过良好的宣传。"宁杞 1 号"已成为甘肃、新疆、青海、内蒙古等省（自治区）主栽品种，引种面积均超过 10 万亩。国家为实现以县为单位的统一供种，在 2019 年公布了 8 个中药材良种繁育基地，分别为甘肃陇西县、云南云县、贵州大方县、湖南邵东县、湖北英山县、山东平邑县、福建邵武市、安徽霍山县。这一举措将推进部分地区道地品种实现统一供种，同时为建立专业化制种大县奠定基础。

（四）企业不是科技创新主体，缺乏市场竞争力

育种工作的主要创新力量仍以科研院所和高校为中心，企业缺少科研团队，不能良好地发挥科研成果转化工作。根据目前得到的数据统计，科研院所育种 226 个，占比 42.3%；企业育种 87 个，占比 16.3%；高校育种 59 个，占比 11.1%，科研院所或高校联合企业育种 162 个，占比 30.3%。科研院所的育种处于第一位，是品种选育的主体，产学研结合排在第二位，第三位才是企业。统计结果表明，我国育种工作的主体是科研院所，即便是"产学研"结合联动模式的育种也是受到科研院所的带动发挥作用，而企业自身的育种工作受到品种选育成本、研发周期、人才队伍、产业推广、药材价格等多因素的影响和制约，缺乏市场竞争力。全国从事中药材种子种苗的 4 860 家企业中，只有 100 余家企业具有中药材种子生产经营许可证，祁沙参、祁紫菀、白术等绝大多数中药材种子仅以常规药材名称登记在"副证"中，只有甘肃、陕西、广西、北京等 4 地的 17 家企业是以中药材品种进行登记，见表 2-3。

表 2-3　中药种业企业登记的药材品种

编号	中药种业企业名称	药材名称	品种名称	品种编号
1	甘肃晟地农业发展有限公司	板蓝根	定蓝 1 号	甘认药 2015003
2	甘肃龙泽红源种业有限公司/甘肃陇欢种业有限责任公司/甘肃省陇西县种子公司/陇西稷丰种业有限责任公司	柴胡	陇柴 1 号	甘认药 2014002
3	甘肃龙泽红源种业有限公司/甘肃明治药业有限公司/陇西稷丰种业有限责任公司	黄芪	西芪 1 号	甘认药 2014001
4	甘肃中天药业有限责任公司/甘肃晟地农业发展有限公司/甘肃赫博陇药科技有限责任公司	黄芪	陇芪 1 号	甘认药 2009204
5	甘肃赫博陇药科技有限责任公司/甘肃中天药业有限责任公司/甘肃晟地农业发展有限公司/佳县绿林中药材种植专业合作社/陇西稷丰种业有限责任公司	黄芪	陇芪 2 号	甘认药 2009005
6	甘肃赫博陇药科技有限责任公司/甘肃长征药业集团有限公司/甘肃中天药业有限责任公司/甘肃金陇农业科技开发有限公司/甘肃瑞农种业有限公司/甘肃晟地农业发展有限公司/佳县通康中药材种植有限公司/陇西县碧水源生态农业农民专业合作社联合社/陇西县天裕中药材有限公司	黄芪	陇芪 3 号（原代号 HQN03-03）	甘认药 2013001
7	甘肃赫博陇药科技有限责任公司/甘肃中天药业有限责任公司/甘肃晟地农业发展有限公司	黄芪	陇芪 4 号	甘认药 2015001
8	甘肃明治药业有限公司/甘肃瑞农种业有限公司/陇西稷丰种业有限责任公司/陇西县碧水源生态农业农民专业合作社联合社	当归	岷归 1 号	甘认药 2009001
9	甘肃赫博陇药科技有限责任公司/甘肃明治药业有限公司/甘肃瑞农种业有限公司/陇西稷丰种业有限责任公司/陇西县碧水源生态农业农民专业合作社联合社/陇西县天裕中药材有限公司	党参	渭党 1 号	甘认药 2008002
10	甘肃长征药业集团有限公司	党参	渭党 3 号	甘认药 2013002

续表

编号	中药种业企业名称	药材名称	品种名称	品种编号
11	国药种业有限公司	甘草	国甘1号	甘认药2014003
12	桂林亦元生现代生物技术有限公司	罗汉果	亦元生无籽罗汉果	（桂）登（药）2007023号
13	桂林亦元生现代生物技术有限公司	罗汉果	亦元生长圆形罗汉果	（桂）登（药）2010006号
14	桂林亦元生现代生物技术有限公司	罗汉果	雄优1号	（桂）登（药）2013012号
15	桂林亦元生现代生物技术有限公司	黑老虎	亦元生黑老虎	（桂）登（药）2012002号
16	桂林亦元生现代生物技术有限公司	牛大力	甘甜牛大力	（桂）登（药）2009005号
17	通河县天成人参种植农民专业合作社	人参	福星1号	—
18	通河县天成人参种植农民专业合作社	人参	福星2号	吉登药2014002

（五）中药材种子标准化制定及检验检测不完善

目前与中药材种子相关的标准总体数目不多，单品种标准体系也不完善。有4个国际标准涉及中药材（包含民族药、地方用药）种子种苗，国家标准66个，行业标准45个，地方标准779个，团体标准156个。国内农业领域各级种子质量检测机构达351家，其中国家级1家、省级39家，而中药材种子种苗质量检测相对较少，中药种业缺乏相应的质量检测体系、第三方中药材种子种苗质量检测机构以及完善的中药材种子种苗质量检测服务平台。

第二节　中药种业发展趋势

一、中药种业的发展趋势

（一）中药种业被重视程度日益提高

中医药是我国卫生健康事业的优势和特色，在新型冠状病毒肺炎疫情中，中医药参与疫情救治过程中取得了良好成效；"十四五"规划中，中医药事业的发展是规划的重要部分和内容，"十四五"期间将是中医药事业进入快速、高速发展的黄金时期。中药材种子质量的稳定与否直接影响药材的质量稳定性，是中药产业的"源头"，大力推广优质中药种业是促进中药种植优质高产的关键性措施，是中医药产业发展的物质基础，直接影响中药产业的可持续发展，其重视程度也日益提高。

1. 国家层面

为确保中药材事业稳步发展，促进中医药事业传承并发扬光大，国家不断加大中药材资源保护力度。1960年以来，国家先后组织开展4次资源普查，共收集中药材种质资源12 000余种，包括药用植物、药用动物和药用矿物。通过资源普查，有效保护了一批濒危资源，新发现了一批药用资源，为我国中药材发展奠定了良好基础。同时，自 2012 年开始，累计投资 4 000 万元建设了 40 万份库容的海南省和四川省中药材种质资源库，建立了 37 个药用植物重点物种保护圃，为中药材种质资源的异地保护利用提供了保障。未来，国家将按照《全国道地药材生产基地建设规划（2018—2025 年)》，加强道地药材生产基地建设，增加人工种养数量，减少野生采挖，开展野生药材抚育。同时也会争取国家投资，推动资源保藏库和保护圃建设，确保中药材种质资源得到有效保存、评价、开发和利用。

2. 政策和经济层面

近年来，我国有关中药种业的战略规划、政策法规正在逐步建立和完善中，对中药种业的资金、项目投入力度也越来越大。国家已出台了《中华人民共和国种子法》《国务院关于扶持和促进中医药事业发展的若干意见》《中医药发展战略规划纲要（2016—2030 年)》等。国务院办公厅印发《关于加快中医药特色发展若干政策措施的通知》中提出，鼓励社会资本发起设立中医药产业投资基金，加大对中医药产业的长期投资力度，鼓励各级政府依法合规支持融资担保机构加大对中医药领域中小企业银行贷款的担保力度，支持信用服务机构提升中医药行业信用信息归集和加工能力，鼓励金融机构创新金融产品，支持中医药特色发展。

3. 行业层面

为了促进中药材种子种苗良种选育、繁育、推广，规范种子种苗生产、加工和销售活动，培育和发展中药种业，2016 年 4 月 13 日经中国中药协会（国中药协〔2016〕19 号）批准，成立中国中药协会中药材种子种苗专业委员会。该委员会自成立以来，数次组织全国各地的种子种苗科研院所以及中药材种子种苗生产经营企业承办或参与中药材种子种苗发展研讨会、中药材种子种苗技术培训会等，科研院所的专家学者、企业代表、专业种植合作社负责人及有关种子种苗领域技术骨干积极参与会议，积极促进全行业发展。这些会议以市场需求为导向，以种子繁育为核心，以良种选育为支撑，指导中药材种子种苗的规范化生产加工、种子标准的制定和推广应用，构建全国中药材种子种苗创新、协调、绿色、开放、共享的专业化服务平台，推动中药种业的规范化、标准化和产业化发展，从源头上确保中药材质量，提升中药农业的现代化水平。

4. 企业/个人层面

为确保中药材生产用种质量高、数量足，中药材种子种苗繁育基地建设和龙头企业扶持是第四次全国中药资源普查试点工作的重点任务。目前，通过"国家基本药物所需中药原料资源调查和监测项目"支持，已在我国 20 个省（自治区、直辖市）布局建设了 126 个繁育基地、数百个子基地，累计面积近 7 万亩，繁育中药材种子种苗 160 余种。在基地建设中，始终坚持产学研用相结合的要求，突出以企业为主体的原则，推动地方引入规模适当、科研基础良好、经营能力强的企业入驻基地，参与相关建设和开发，并给予政策、金融、用地等方面支持，扩大良繁基地建设、制种大县奖励等支持政策的覆盖范围，将重点中药材种子生产纳入扶持范围，引入优质企业入驻基地，推进改善基地条件、提高生产能力，形成以政府为主导、企业为主体、上中下游有机衔接的良好发展环境，构建"中药企业+种植大户+农户""中药企业+专业合作社+农户"的利益联结机制，促进中药材种子质量的提升。

（二）中药种业创新发展不断加强

中药种业的发展在于科技创新，前沿科学技术及研发平台是中药种业现代化与持续健康发展的有力支撑，建立跨学科、团队、行业的"产学研用"协同创新平台，政府、行业、企业、基地组建联盟，通过充分借鉴现代农业和生物育种新技术方法，结合中药材自身特点，针对共性与关键性问题进行联合攻关和创新，实现从"选"向"育"转变，以优良品种促进中药材品质更高、产量更稳、用途更加丰富。在育种方面，中药材新品种选育将重点关注品质、药效、抗性、适应性、产量等方面，选育方法将从混合选择和系统选育向杂交育种和突变育种（航天诱变、等离子诱变和化学诱变技术等）发展，同时积极开展分子标记辅助选择育种、全基因组关联分析（GWAS）等现代化分子育种技术。此外，还可通过表达和基因编辑的手段进行高效、快速的遗传改良。在种苗繁育方面，濒危药材的繁育技术将尽可能充分利用组培快繁、发酵技术、生物工程、合成生物学等方法或技术，这些技术也可以减少自然开采对环境资源的破坏。在种植过程中，绿色中药材技术、精准中药农业技术、中药材生态生产技术、生产加工全过程机械化技术、人工智能技术是普及和发展的重点。

（三）中药种业可持续发展有效推进

中药材种子种苗质量、种子质量认证和管理、种子质量监督检验、从业人员的素质、规范化制种基地、工农相结合等方面均是中药种业可持续发展有效推进的重点。

1. 保障中药材种子种苗质量

中药材区别于其他农作物，是在保证疗效的基础上求精，是在追求质量的前提下去追求数量。通过总结生产实践和科学实验，对常见药材品种的种子特性、种子质量、种子生产加工、种子检验方法及种子包装、运输、贮存等方面应做出科学明确的技术规定，并制定一系列可行的技术标准和追溯体系，在生产、使用、管理过程中认真贯彻执行，做到有章可循、有法可依，保障中药材种子种苗安全、可控、溯源，进而做到来源可知、去向可查、过程可控、责任可究。

2. 强化种子质量认证和管理体系

种子质量认证是提高种子质量，完善种子质量控制的主要手段之一。通过对品种合格性认可、系谱繁殖、过程控制、验证等方式来确认种子的质量，通过检验确认种子质量符合种子认证要求，才能再给予种子认证证书和认证标签，只有经过认证的种子才能准入市场流通。建立中药种业资源保护、良种选育、品种审定推广、产品质量及质量检验方法、贮藏和上市流通等全方位的种子种苗法规，不断完善中药种业质量管理体系。

3. 建立种子质量监督检验体系

建立健全中药材种子质量监督体系，强化质量管理，完善以国家、省级种子质检中心为龙头，以市地级质检中心为骨干，以县级质检中心为网络的种子质量监督体系，加强商品种子产前、产中、产后的质量监督，建立和完善种子质量监督检测体系，增强质量监督和市场监管意识，推行计量认证制度，提高监督检测机构的检测能力和检测质量，以充分发挥监督检验职能。

4. 打造规范化制种基地

规范化和规模化的制种基地是开展良种或优质种子种苗生产的载体，将需要市场推广的优良品种进行规范化和规模化制种，以满足市场需求。制种基地统一规划生产基地，选择纯正优质的中药材种子种苗，统一供应种子种苗，统一管理化肥、农药等投入品，统一种植或者养殖技术规程，统一采收与产地初加工技术规程，统一包装与贮藏技术规程的要求进行繁种，满足市场对优质、纯正和整齐一致的种源需求。

5. 提高种业从业人员的素质

加强种业从业人员和专业人才的培养是整个产业可持续发展的基础，鼓励中药材企业、大户和农林技术服务部门与科研院所、高职院校进行技术合作，加大在经费、资金、研究等方面的投入，把人才需求与人才培养结合起来，从整个产业发展的高度，整体规划，分步实施，建成一支高素质产业化的科技队伍，以适应中药种业的快速发展。

6. 形成工农反哺模式

工业在依靠农业的同时，又能带动农业发展，农业在保证工业的同时，又能促进工业的发展，二者相辅相成，缺一不可。中药农业和中药工业应建立起合作共赢、强强联合的对接机制，以品种作桥梁，以利益作纽带，保证农业为工业种，工业依靠农业产，进而达到合作发展，携手共赢的目标。

二、中药种业前沿技术展望

随着全球人口的快速增长和生活水平的提升，人类对药用植物的需求量越来越大，然而自然环境的恶化又增大了优质药材生产的难度，亟待培育有效成分含量更高、产量更高、稳定性更好的品种。传统育种、贮藏、鉴定、播种等方式具有育种周期长、不确定度大、储存易腐败变质、鉴定时间久、准确率低、种子播种适应能力差等缺点，难以满足现阶段人类对药用植物的巨大需求，需要利用现代分子生物学、现代加工技术、数字化技术等实现对中药材育种、贮藏、鉴定、播种的改良。

（一）分子标记辅助育种

分子标记辅助育种是通过将现代分子生物学与传统遗传育种相结合，培育中药材优良种质的重要方法之一，其育种的主要目标是使中药材的生物学性状稳定、产量和药用成分可控，所生产的药材具有"优形、优质、优效"的特征。相对于传统选育偏重表型性状选择，分子标记辅助育种还注重基因型的筛选，其主要包括分子遗传连锁图谱构建、数量性状位点（QTL）定位、遗传多样性研究、品种与杂交种质纯度鉴定、分子标记辅助选择应用等5个领域。目前在中药材分子标记辅助育种研究中主要采用的DNA分子标记为目标起始密码子多态性（SCoT）、简单串联重复序列（ISSR）、简单重复序列扩增（SSR）、单核苷酸多态性（SNP）等。随着高通量测序技术的快速发展，全基因组关联分析（GWAS）、分子设计育种将成为未来中药材育种的热点。

（二）四阶式分子育种

随着测序通量的提高和计算能力的提升，分子标记的获取难度也逐渐降低，四阶式育种充分发挥高通量测序技术的优势，在育种前期，通过基因组测序获得大量遗传标记用于辅助选育。四阶式育种本质是将分子标记辅助选育的技术与系统选育相融合，从而达到快速育种的目的。四阶式育种首先是通过基因组测序或简化基因组测序，获得高密度的分子标记，接着挖掘与目标性状关联的基因或分子标记，再将这些标记应用于系统选育，辅助田间选择获得目标株系，最后扩繁目标株系，获得育成品种。四阶式育种与传统育种相比，是一种直接从基因选择开始的育种方式，大大缩短了育种年限并节省了时间和精力，将现代最前沿的分子生物技术结合到了传统学科中的育种方法。四阶式育种优点在于在传统的难以理论化的系统选育中，直接将育种目标相关联的基因或分子标记作为选择标准，能够跳过杂交、自交等繁琐的遗传操作，直接筛选，在获得目标性状基因纯合而背景基因杂合方面有着巨大的应用价值。

（三）基因编辑育种

杂交和选育只能是对已有的资源进行组合，不能创制出新的基因，人工诱导突变能够创制出新的基因，但是由于创造突变位置是随机的，不能定向改造植物，也受到了一定的限制。近年来快速发展的基因编辑技术克服了这些缺点，能够定向地产生新的突变，创造出新的基因和表型，有望在药用植物育种中发挥巨大作用。经过不断的发展，基因编辑技术在改造基因功能上的形式越来越多，例如，基因编辑技术可以在基因的特定位置随机产生小的插入/缺失，在蛋白质翻译过程中产生移码，不能正确形成蛋白质；在特定位置进行碱基替换，从而改变功能蛋白的特定氨基酸，产生更高效的酶；在启动子区域进行编辑，可以改变基因的表达模式，从而影响表型变化；删除特定区段的 DNA 序列，可以是单个基因，甚至也可以是整条染色体；或是在特定区域敲入一段外源基因，实现全新的功能。这些不同的编辑模式在药用植物的育种中都有着巨大的应用潜力。

（四）种子智能化贮藏仓库

种子是中药材的生产之本，农业生产的基础，而优质的中药材种子是中药材可持续发展的基础。种子在贮藏过程中，其内部的蛋白质、可溶性糖、脂肪等代谢产物以及过氧化物酶、过氧化氢酶、超氧化物歧化酶等各种酶会发生复杂的生理生化变化。目前，中药材种子贮藏过程中常用到自然风干法、带果阴干法、晒干法、湿沙贮藏法、常温超干贮藏、超低温贮藏、超低氧贮藏、人工种子贮藏等方法。随着社会的发展，计算机等数字化技术也逐步被应用于农作物种子贮藏，为了促使中药材种子贮藏工作向现代化、自动化、智能化方向发展，用现代化设备合理控制贮藏条件，建立中药材种子智能化贮藏仓库势在必行。智能化贮藏仓库将会根据种子的类型智能选用不同的贮藏方法，合理控制仓储条件，降低种子劣变，保持种子发芽力和生活力，延长种子寿命从而确保种子的播种价值。

（五）宏条形码鉴定方法

DNA 条形码技术利用基因组中一段标准的、相对较短的 DNA 片段进行物种鉴定。相较于传统方法，DNA 条形码技术以物种的遗传信息为鉴定依据，不受植物生长环境、发育阶段、样品形态和组织部位的限制，具有通用性、客观性、准确性等特点。传统的 DNA 条形码技术主要用于单个样品的物种鉴定，随着高通量测序技术的发展，使快速大量地获取样品遗传信息成为可能。宏条形码技术结合了 DNA 条形码技术和高通量测序技术的各自优点，可以准确鉴定混合样品中的物种，进行多样性分析，这也使大量种子的物种构成和纯度分析成为可能，可以应用于在市售中药材种子的群体鉴定中，为中药材种子质量评价提供新的技术手段。这项技术将会给中药材种子鉴定技术的发展带来新的契机，将会极大程度推进我国中药材种子鉴定规范化建设进程。

（六）种子丸粒化技术

目前，绝大多数中药材种子仍以原种状态流通于市场，但中药材种子种类繁多，部分种子体积和质量均较小，几何形状不规则，在播种过程中影响了播种的深度及用量。种子丸粒化技术是一种新型种子加工技术，是种子包衣的一种方法，指利用黏着剂，将杀菌剂、杀虫剂、染料、填充剂等非种子物质黏着在种皮表面。在保证原种子生物学特性的基础上，将原种子加工成大小均一、强度适中、表面光滑的球形颗粒，从而将小粒种子大粒化。依据丸粒化的程度和用途不同种子丸粒化可分为重型丸化、结壳包衣、速生丸化、扁平丸化和集束丸化等 5 种类型。中药材种子丸粒化既可以实现种子带肥、带药下田，起到保苗壮苗、调节植物生长的目的，也为大部分种子实现机械化精量播种创造了条件，通过减少种子的用量，起到了降本增效的目的。为促使中药种业加快实现标准化、规范化、商品化的进程，应大力推进中药材种子丸粒化技术的研究及产业化推广，不断提升种子的品质，提高其适播性，增强苗期抗病虫害能力，为中药材品质的提升作出应有的贡献。

第三章　中药资源普查

中药资源是中医药产业发展的物质基础，国家高度重视中药资源保护和可持续利用工作。20 世纪 60 到 80 年代，我国分别开展了 3 次全国范围的中药资源普查。随着世界各地对中医药医疗保健服务需求的不断增加及中医药相关产业的蓬勃发展，中药资源的需求量也不断增加，中药资源状况发生了巨大变化。从 2011 年开始，国家中医药管理局以项目支撑工作的方式，陆续开展县域中药资源普查工作。2011 年 8 月，国家中医药管理局组织开展全国中药资源普查试点工作，截至 2017 年底，共开展 31 个省（区、市）1376 个县的中药资源普查工作。2018 年 6 月，第四次全国中药资源普查全面启动实施。截至 2020 年，共开展了 2 702 个县的中药资源普查工作。在各级管理组织和技术承担单位的共同努力下，全国中药资源普查工作取得了阶段性成果。

第一节　第四次全国中药资源普查基本情况

一、工作目的

按照普查与解决中药产业发展中的关键问题相结合，普查和资源基础条件建设相结合，普查和建立长效机制相结合的指导思想，在全国范围内开展中药资源调查及与中药资源相关的传统知识调查。通过开展全国中药资源普查，建立中药资源普查成果数据库，基本查清代表区域中药资源本底情况；构建信息网络化共享服务平台，形成中药资源动态监测体系；促进中药材种植规模化发展，服务区域经济发展和产业结构调整；提出中药资源管理、保护及开发利用的总体规划建议，为中药资源可持续利用提供支撑。

二、工作任务

在全国范围内以县域为基本单元，开展中药资源调查及与中药资源相关的传统知识调查。

1. 县域中药资源调查

了解我国各地中药资源家底，为国家（省、县）中药材资源保护、合理开发和利用提供基础数据。在全国范围内以县为单元开展中药资源调查，对全国近 1.3 万种中药资源的种类、分布等基本情况进行调查，掌握我国各地中药资源种类、分布等情况。在全国范围内针对当时《中华人民共和国药典》收载的 563 种中药材，进行专题调查，掌握其种类、分布、蕴藏量、质量等情况；在全国范围内开展动物药和矿物药专题调查。

2. 开展与中药资源相关的传统知识调查

挖掘、传承和保护与中药资源相关传统知识，构建我国传统药物知识数据库。重点针对我国 55 个少数民族，进行传统用药情况调查；针对我国特有的药用资源，进行药用方式和方法的专题调查。建立传统知识保护名录，进行传统用药知识整理挖掘。

3. 建立中药资源动态监测信息和技术服务网络体系

形成长效机制，实时掌握我国中药材的产量、流通量、价格和质量等的变化趋势，促进中药产业的健康发展。

4. 建立中药材种子种苗繁育基地和种质资源库

从源头上保证中药材的质量，促进珍稀、濒危、道地药材的繁育和保护。

第二节　全国中药资源普查阶段性进展简介

一、任务开展与人员队伍

中药资源普查工作，组建了国家、省和县3个层面的中药资源普查（试点）工作领导小组及其办公室、专家委员会和普查队。组织管理工作主要依托各级中医药管理部门包括卫生厅、中医药管理局、卫生局等，同时商请各级发改、财政、教育、科技、民委、农业、食药、林业、旅游、国土、统计等部门参与和协助。技术工作主要依托与中药资源相关的大专院校、科研院所和中医医院等。通过行政和技术两线并行的方式，共同推进中药资源普查（试点）工作。到2020年底，中药资源普查工作已基本覆盖所有县级行政区划单元。

通过联合多行业的模式整合资源，组建普查队伍，积极吸纳医药卫生、农业、林业等10多个行业的专业技术人员参加。同时，积极吸纳高校和科研单位的在校学生和参加过第三次中药资源普查的老专家、老药工等参与普查，共涉及大专院校、科研院所520多家，企业420多家，县级中医院1 500余家。基于"全国中药资源普查信息管理系统"统计，登记注册参加试点工作的人员有5万余人。

二、县域中药资源调查情况

（一）基础数据汇总概况

为充分利用信息化技术方法促进中药资源普查数据的收集汇总，研究开发了"全国中药资源普查信息管理系统"，实现了数据采集手段、管理方式、成果服务方式的转变。截止到2020年12月，县级普查队已经陆续将外业调查数据填报到全国中药资源普查数据系统。基于全国中药资源普查信息管理系统，汇总到全国1.3万多种药用资源的种类、分布信息，外业调查总记录数2 000万余条，数据总量70 TB。中国药用植物特有种为3 150种，特有种最丰富的是西南地区，也是药用植物特有种保护的重点区域。普查工作中发现100多个新物种，初步分析有近60%有潜在药用价值。基于100多万个样方的调查数据，可以估算2020年版《中华人民共和国药典》收载563种药材的蕴藏量。

（二）实物资料汇总概况

为了准确鉴定中药资源种类，长久保存全国中药资源普查所获得的实物标本，要求每一个县针对每一种药材，采集、制作并汇交1份标本实物，包括全部物种的原植物、原动物标本等，为中药资源相关研究、科普等工作提供实物基础。针对重点调查药材，采集1份优质的药材样品和种质资源，为区域间中药材质量评价及中药资源可持续利用提供物质基础保障。目前，全国已经采集药材样品、腊叶标本、种质资源 100 余万份，汇交至北京约 80 万份，已整理种子约 4.5 万份，存有种子约 1.2 万份。DNA 库已保存 DNA 共 9 万余份，包括 10 353 种、2 184 属、292 科。

（三）中药资源动态监测信息和技术服务体系建设

中药资源动态监测体系已建成包括 1 个现代中药资源动态监测信息和技术服务中心（以下简称"中心平台"）、28 个省级中药原料质量监测技术服务中心（以下简称"省级中心"）及其所覆盖的 71 个中药资源动态监测信息与技术服务站（以下简称"监测站"）。中药资源动态监测逐渐成为区域中药资源保护和利用工作的重要内容之一，其对摸清区域中药资源家底，了解中药原料价格波动变化，有计划地开发利用和保护中药资源，并为医药、食品及其他工业生产部门提供持续稳定的原料来源，以及对地方经济的发展和提高人民的经济收入等均有重要的现实意义。

2014 年开始建设中药资源动态监测系统，2015 年底中药资源动态监测系统 1.0 正式上线，2017 年研发并开通了中药资源动态监测系统 2.0，并获得中国地理信息产业协会 2018 年金奖。中药资源监测与服务平台微信公众号于 2015 年 4 月 15 日启用，2020 年全年发布 232 期共 793 篇图文信息，启用至今发布图文信息 3 652 篇。

各省级中心与各级政府组织专家现场指导中药材种植，开展中药资源相关培训数百次，累计培训数超万人次，免费发放中药材栽培实用技术培训材料或书籍，逐步推动中药材种植、采收及生产加工规范化，提高中药材质量。如湖北省级中心在蕲春开展了蕲艾绿色生态种植技术研究，在赤东镇王垱村和八里湖农场建立了示范种植基地。各省级中心根据各省市县政府需要，帮助出谋划策，协助制定和完善中医药及其相关的规划制订、制度设计、方案完善等工作，衔接科技扶贫。辽宁省级中心参与制定辽宁省《中药材保护和发展规划（2015—2020 年)》工作方案，助力辽宁省中药资源产业发展等。

各监测站采集价格、流通量和种植面积等 6 大类数据，数据采集以每周市场、产地走访调查为主，根据药材不同规格等级进行分级填报，已对外提供中药材种植、交易、信息咨询服务数百次。围绕精准扶贫，开展中药材种植品种选择、种子种苗繁育、栽培、病虫害防治、采收加工等技术培训数十次，累计培训人数千人次；开展定向扶贫和中药材栽培培训工作，组织专家现场指导中药材生产种植。

（四）中药材种子种苗基地与种质资源库建设

1. 国家基本药物所需中药材种子种苗繁育基地

先后在全国 20 个省区布局建设了 28 个中药材种子种苗繁育基地，在我国西北、西南、中部、东北、东南等地区均有分布，子基地合计近 180 个，涉及中药材种子种苗近 160 种，面积超过 5 万亩。各基地结合自身区域地理环境特点，对 5 种以上省域内道地的或稀缺的药材品种进行繁育生产。在充分考虑药材道地性、地区药材生产特点的基础上，2012～2013 年，分两批在吉林等 12 个省区建设中药材种子种苗繁育基地，基地繁育的药材种以大宗常用药材种为主。2015 年，在河北等 11 个省区建设中药材种子种苗繁育基地，基地繁育的药材种侧重考虑药材本身或相对市场需求稀缺，多方面保障药用种质资源的繁育与供应。各基地按照国家基本药物所需中药材种子种苗繁育基地建设要求完成了相应建设任务，建立了运行管理制度，对中药资源普查中收集的种子种苗进行保存、更新，制定中药材种子种苗质量标准、技术规程等，开展中药材种子种苗监测服务。各基地通过验收以来，继续发挥繁育生产功能，累计销售收入超 1.35 亿元，免费提供种子超 4.4 万千克，种苗超 2.2 亿株，面向社会服务约 1.3 万人次，培训超 5 万人次，带动贫困人口发展近 5.5 万人，指导 160 余个县（区）中药材种植。

2. 国家基本药物所需中药材种质资源库

国家基本药物所需中药材种质资源库（四川省）地处成都，主要开展正常型中药材种质资源的收集、保存及研究工作，总库容 20 万份，是第四次全国中药资源普查大部分种质实物的保存地。目前已接受第四次全国资源普查种子 175 科、999 属、2 597 种，共 3 万余份，是中药资源系统研究与开发利用省部共建国家重点实验室培育基地社会化服务团队的重要组成部分。

国家基本药物所需中药材种质资源库（海南省）位于亚热带地区，总库容 20 万份，是我国唯一的国家级以保存顽拗型种子为主的超低温南药基因库。目前已保存有 162 科、578 属、901 种，共 10 697 份种子，具备专业化种质资源服务体系，建立了中药材种质共享平台和中药材种质资源收集保存技术平台及人才培训平台。

3. 药用植物重点物种保存圃

自 2016 年起各省（区、市）在摸清中药资源家底的基础上，建设药用植物重点物种保存圃，保存区域内重点药用植物和普查收集的重点物种种质资源。全国重点药用植物保存圃累计面积为 4 149 亩，平均每个保存圃保存物种数在 300 种以上。

（五）创新工作与阶段性成果

中药资源普查中获得了不少新发现，包括新分类群、新记录、新认知等。如发现了兰科新属先骕兰属和荨麻科新属征镒麻属。普查工作期间普查队员已发现 100 多个新物种，如那坡栝楼、苦枸杞、务川人字果、黄花地黄、皖浙老鸦瓣、旋枝景天、巢湖铁线莲等，充分体现出了普查队员的专业素养，反映了普查队员调查工作的深入和全面，有力促进了中医药学的学科发展。这些新物种的发现，为我国生物多样性增添了新成员，对于丰富我国植物种类、加强对新植物的研究和保护、增加药用资源的开发和利用具有重要意义。

目前，全国 31 个省（区、市）已出版专著 220 余部，包括专题卷（山脉卷、图鉴卷、民族药卷）、地方卷等；发表论文 1 500 余篇，申请专利 67 项，起草相关标准 221 项，申请软件著作权 36 项。针对 31 个省中药资源管理人才培养的需要，每年组织一期中药资源管理人才研修班，目前已经组织了 3 期，培养省级骨干人才 200 余人。

三、2020 年度中药资源普查主要工作简介

2020 年中药资源普查工作重点集中在加快外业调查、内业整理，推进成果汇交与工作总结验收，做好普查成果凝练、加强普查专著编撰等方面。2020 年，各省区通过多种形式召开本省（区、市）工作推进会，持续推进中药资源工作顺利进行。2020 年，国家中医药管理局"中药资源管理人才研修班"第三期开办，进一步为中药资源普查工作培养优秀人才。

2020 年 9 月，《新编中国药材学》出版，该书是在系统梳理第四次全国中药资源普查成果的基础上，由 500 多位中药资源领域资深专家，历时 3 年编撰而成。全书分 8 卷，植物药材按其主产区大致划分为东北、华北、西北、华东、华中、华南、西南共 7 个片区，另动物药材、矿物药材分别收录编撰。全书详细介绍了 882 个中药材品种的药材别名、来源、本草考证、原植物、主产地、栽培要点、采收与加工、商品规格、药材鉴别、质量评价、化学成分、功能主治、药理作用、用药警戒或禁忌、分子生药等有关药材学知识与新技术、新方法及其现代研究成果，是一部具有较高学术参考价值的工具书。至此，"中国中药资源大典——中药材系列"丛书完成全部编撰出版工作。

　　2020 年 10 月，第三届中国中药资源大会在南京召开，由中药资源普查江苏省技术牵头单位南京中医药大学等单位承办，普查承担单位、普查专家和队员参加大会。大会认为应总结梳理好第四次全国中药资源普查成果，积极开展好中药材产业扶贫，以更好服务中药资源与产业高质量发展。

　　2020 年 10 月，中国中药协会中药区划与生产统计专业委员会成立，多名普查专家、普查队员参与专委会筹建，承担专委会工作。专委会开展中药区划与生产统计技术方法研究，促进中药资源信息化水平提升；开展重点区域、重点品种年种植面积和产量变化情况统计技术方法研究；编研重点区域、重点品种区划与生产统计报告；开展重点企业、重点品种的使用量及其变化情况监测；开展重点药材市场、重点品种交易量、交易价格等信息采集和统计分析等；根据行业发展需要，参与开展中药资源保护、利用相关技术研究工作。通过中药资源普查工作的开展，结合专委会职能，2020 年组织开展《全国中药材生产统计报告（2020）》的编研。

　　为有效激励参与中药资源普查工作的企事业单位，继续积极开展普查相关工作，调动科技人员的积极性和创造性，培育和整理普查工作中的科技成果，完成好各地中药资源普查相关工作任务，2020 年底在中国中医科学院科学技术奖励项目中增设中药资源普查科学技术奖，并于 2021 年开展首次评审工作。

第四章　中药资源质量与安全性

第一节　中药资源质量与安全性现状

一、中药资源质量现状

《中医药发展战略规划纲要（2016—2030 年)》将中医药提升至国家战略高度，中药资源作为中医药发展的物质基础，也自然成为国家战略资源。特别是新冠肺炎疫情暴发以来，中药彰显特色优势，为打赢疫情防控阻击战发挥了重要作用。中药是中国重要的战略性资源，不仅是一个重要的产业，更是一种文化的载体。中药资源的质量与安全关系到中医药战略的实施和中医药事业的可持续发展，是整个中药质量安全提升的关键。本节从我国中药资源质量与安全相关国家政策、中药饮片质量以及药材出口状况等方面，集中进行了发展现状的分析。

（一）我国中药资源质量与安全现状分析

中药资源是中医药继承和发展的基础，也是国家重要的战略性资源。中药资源的质量与安全是保证中医临床用药安全有效的关键，也是"健康中国"战略中中药现代化、产业化以及国际化的核心。中药材及饮片是中药产业中的重要部分，随着国家中医药管理局《中医药发展"十三五"规划》（2016年）的提出，对中医药的认知度逐步提升，中药材年交易额逐年提升，发展进入快速道。近年来，随着国家及有关部门出台了众多支持中医药发展的利好政策，中药材及饮片也得到了长足发展，越来越多的数据表明中药材及饮片市场规模呈逐年增长趋势。智研咨询数据显示我国中药材市场规模 2010 年为 232 亿元，至 2019 年为 685 亿元；中药饮片 2011 年市场规模为 813 亿元，至 2019 年达 1 960 亿元。在国际市场方面，据海关数据统计表明，2019 年我国中药材及饮片全年出口总量为 20.1 万吨，总金额 11.3 亿美元；进口总量为 19.5 万吨，总金额为 3.5 亿元。无论是中药材及饮片出口总量、出口总金额，还是进口总量、进口总金额，相比 2018 年全年来说，均为正增长。尤其是中药材及饮片进口总量，增长幅度最大，为 62.7%。而 2020 年上半年，我国中药材及饮片出口总量为 11.74 万吨，总金额为 6.18 亿美元；进口总量为 5.52 万吨，总金额为 1.21 亿美元，相比 2019 年上半年来说，出口总量、出口总金额均是正增长的。总体来说，2019—2020 年中药材及饮片出口量是呈增加趋势的，表明中药材及饮片的海外需求及市场正在扩大。同时，由于市场需求的不断扩大，国家对中药材扶持力度不断增加，中药材种植面积随之大幅增长。目前，我国常用中药材 600 种左右，有 300 种左右实现人工栽培。2017 年，中药材种植面积达到约 6 800 万亩，2018—2019 年平均增速超过了 20%，迫近 1 亿亩。随着中药材种植品种及规模的不断扩大，中药资源质量与安全问题日益成为重中之重。

（二）国家政策出台并有效实施，中药质量与安全得到加强和提升

1.《关于促进中药传承创新发展的实施意见》

2019 年 10 月 20 日，国家药监局发布《关于促进中药传承创新发展的实施意见》。该《意见》指出中医药学是中华民族的伟大创造，是中国古代科学的瑰宝，也是打开中华文明宝库的钥匙，为中华民族繁衍生息作出了巨大贡献，对世界文明进步产生了积极影响。党和政府高度重视中医药工作，特别是党的十八大以来，以习近平同志为核心的党中央把中医药工作摆在更加突出的位置，中医药改革发展取得显著成绩。同时也要看到，中西医并重方针仍需全面落实，遵循中医药规律的治理体系亟待健全，中医药发展基础和人才建设还比较薄弱，中药材质量良莠不齐，中医药传承不足、创新不够、作用发挥不充分，迫切需要深入实施中医药法，采取有效措施解决以上问题，切实把中医药这一祖先留给我们的宝贵财富继承好、发展好、利用好。

传承创新发展中医药是新时代中国特色社会主义事业的重要内容，是中华民族伟大复兴的大事，对于坚持中西医并重、打造中医药和西医药相互补充协调发展的中国特色卫生健康发展模式，发挥中医药原创优势、推动我国生命科学实现创新突破，弘扬中华优秀传统文化、增强民族自信和文化自信，促进文明互鉴和民心相通、推动构建人类命运共同体具有重要意义。为深入贯彻习近平新时代中国特色社会主义思想和党的十九大精神，认真落实习近平总书记关于中医药工作的重要论述，促进中医药传承创新发展，《关于促进中药传承创新发展的实施意见》提出以下六方面内容。一是健全中医药服务体系，加强中医药服务机构建设，筑牢基层中医药服务阵地，以信息化支撑服务体系建设；二是发挥中医药在维护和促进人民健康中的独特作用，彰显中医药在疾病治疗中的优势，强化中医药在疾病预防中的作用，提升中医药特色康复能力；三是大力推动中药质量提升和产业高质量发展，加强中药材质量控制，促进中药饮片和中成药质量提升，改革完善中药注册管理，加强中药质量安全监管；四是加强中医药人才队伍建设，改革人才培养模式，优化人才成长途径，健全人才评价激励机制；五是促进中医药传承与开放创新发展，挖掘和传承中医药宝库中的精华精髓，加快推进中医药科研和创新，推动中医药开放发展；六是改革完善中医药管理体制机制，完善中医药价格和医保政策，完善投入保障机制，健全中医药管理体制，加强组织实施。

2020 年 12 月 25 日，国家药监局再度发布《关于促进中药传承创新发展的实施意见》。该《意见》是国家药监局深入落实党中央、国务院高度重视中医药工作，强调要遵循中医药发展规律，传承精华，守正创新，在充分肯定中医药在新冠肺炎疫情防控中发挥的作用、作出的贡献，要求"改革完善中药审评审批机制，促进中药新药研制和产业发展"，为新时代中药传承创新发展指明方向、提供遵循，而进行的决策部署。《关于促进中药传承创新发展的实施意见》坚持以人民为中心的发展思想，全面落实"四个最严"要求，提出促进中药守正创新、健全符合中药特点的审评审批体系、强化中药质量安全监管、注重多方协调联动、推进中药监管体系和监管能力现代化等五方面共 20 项改革措施，涵盖了中药审评审批、研制创新、安全性研究、质量源头管理、生产全过程质量控制、上市后监管、品种保护等以及中药的法规标准体系、技术支撑体系、人才队伍、监管科学、国际合作等内容。

《关于促进中药传承创新发展的实施意见》促进中药守正创新，加强中药安全性研究。引导药品上市许可持有人主动开展中药上市后研究和上市后评价。建立符合中药特点的安全性评价方法和标准体系，建立以中医临床为导向的中药安全性分类分级评价策略。加大对来源于古代经典名方、名老中医验方、医疗机构制剂等具有人用经验的中药新药安全性评价技术标准的研究。根据药物组方、人用经验、制备工艺、用法用量、功能主治特点等，在临床试验期间或上市后，开展各阶段相应的非临床和临床安全性研究。

《关于促进中药传承创新发展的实施意见》全面强化中药质量安全监管。一是加强中药质量源头管理。修订中药材生产质量管理规范（GAP），制定实施指南，引导促进中药材规范化种植养殖，推动中药材产地加工，鼓励饮片企业将质量保障体系向种植加工环节延伸；规范新药所用中药材、中药饮片的质量管理，保护野生药材资源，严格限定使用濒危野生动、植物药材；加强开展中药新药资源评估，保障中药材来源稳定和资源可持续利用。二是强调全过程质量控制。通过加大飞行检查力度、修订药品生产质量管理规范（GMP）中药饮片附录、持续修订内控质量标准体系要求等监管举措，保证中药生产批间质量稳定可控。三是加强中药上市后监管。开展中药专项整治，加大抽检力度，严厉打击违法违规行为；针对中药材交易市场的属地管理原则，推动地方政府落实地方监管责任；基于中医药发展实际，研究完善按照省级饮片炮制规范生产中药饮片的流通政策。四是强化中药不良反应监测，对监测中发现的风险信号及时组织评估并采取风险控制措施。五是加强中药说明书和标签管理，对已上市中药说明书中"禁忌""不良反应""注意事项"等相关内容进行补充和完善。六是加大保护中药品种力度，修订《中药品种保护条例》，将中药品种保护制度与专利保护制度有机衔接，并纳入中药全生命周期注册管理之中；支持药品上市许可持有人或申请人按有关规定进行相关专利信息的登记、声明。

2.《中华人民共和国药品管理法（修订草案）》

2019 年 4 月 26 日，第十三届全国人大常委会第十次会议对《中华人民共和国药品管理法（修订草案）》进行了审议。新修订的《中华人民共和国药品管理法》经十三届全国人大常委会第十二次会议表决通过，于 2019 年 12 月 1 日起施行。相比于 2015 年修正版，章节中专设第二章"药品研制和注册"、第三章"药品上市许可持有人"、第七章"药品上市后管理"、第九章"药品储备和供应"，调整"药品管理""药品包装的管理"相应内容至其他章节。将药品定义由附则调整至总则，并将分类"中药材、中药饮片、中成药、化学原料药及其制剂、抗生素、生化药品、放射性药品、血清、疫苗、血液制品和诊断药品等"简化为"中药、化学药和生物制品等"；把药品管理和人民的健康紧密地结合起来，鲜明地提出药品管理应当以人民健康为中心。在整个药品管理全过程的制度设计中都坚持体现这个理念；坚持风险管理，将风险管理理念贯穿于药品研制、生产、经营、使用、上市后管理等各个环节，坚持社会共治。强化药品安全"社会共治"的理念，强化地方政府、有关部门、药品行业协会、新闻媒体等各方面的责任，齐心合力共同保障药品安全。

2015 年以来，我国药品产业快速发展，创新创业方兴未艾，药品审评审批制度改革持续深化，药品安全监管持续加强，药品监管国际化步伐持续加快，现行药品监督管理制度与党中央、国务院对药品监管工作的新要求、与新时代广大人民群众对药品安全的新期待、与药品工作所面临的新形势已经存在一定的差距，急需修改、完善，急需与时俱进。新修订的《药品管理法》，一是从篇章结构方面进行了重大调整，原来的《药品管理法》10 章 104 条，修订以后扩展为 12 章 155 条；新修订的《药品管理法》强化了药品研制这个阶段的管理，强化了上市后监管，也强化了药品的供应保障。二是完善了药品管理法的立法宗旨，将保护和促进公众健康作为药品监管的立法宗旨，实际上也是药品监管的使命，这样药品监管更加积极、更加开放、更加担当、更加作为。三是确定了药品管理的基本原则，即风险管理、全程管控、社会共治，并与之相适应，建立了一系列的监管制度、监管机制、监管方式等等，来推进药品监管的现代化。四是确立了药品上市许可持有人制度、药品全程追溯制度、药物警戒制度、附条件审批制度、优先审批制度等一系列的制度，实际上通过这些将近几十项重要制度，达到了我们国家药品监管法律的升级版，也是现代版。五是特别强调了药品监管体系和监管能力建设，特别强调了要建立职业化、专业化的检查员队伍。六是完善了药品安全的责任制度，坚持重典治乱，严惩各种违法行为。

3.《中华人民共和国药典》的增修

《中华人民共和国药典》（以下简称《中国药典》）四部收载了通用技术要求、药用辅料和药包材标准。其中，通用技术要求是药品标准的共性要求，是药典标准的基础，包括制剂通则、通用检测方法和指导原则三部分。《中国药典》2015 年版在归纳、验证和规范的基础上，突破性地将《中国药典》2010 年版各附录中的制剂通则、通用检测方法和指导原则整合单列成第四部中的通用技术要求部分，首次实现了药典各部共性技术要求和检测方法的协调与统一。通过 5 年实践，《中国药典》2020 年版对整合后的通用技术要求进行科学系统的增补修订，立足我国国情，注重与国际标准的协调，不断完善药品质量控制要求，借鉴和采用国际先进成熟分析技术，为进一步建立严谨的药品标准，提高药品安全性和有效性奠定基础。

专栏 4-1　2020 版《中国药典》第一部（中药）增修概况

1. 涉及有效性方面的增修订情况

强化中药标准的专属性和整体性。以下举例（部分）：①穿心莲。一标多测法同时测定 4 个主要成分。②银杏叶提取物。供试品指纹图谱中应呈现 17 个与对照提取物指纹图谱相对应的色谱峰。③冠脉宁胶囊。建立液相色谱条件同时测定丹参中的丹酚酸 B 和葛根中的葛根素的含量测定方法。

重点开展基于中医临床疗效的生物评价和测定方法研究。以下举例（部分）：①金银花。特征图谱项目中增加环烯醚萜苷类成分控制。②地黄、熟地黄。增加地黄苷 D 作为熟地黄饮片的含量测定指标，删去毛蕊花糖苷的指标。③女贞子、酒女贞子。前者含量指标为特女贞苷，后者修订为红景天苷。

2. 涉及安全性方面的增修订情况

制定重金属及有害元素、农药残留限量标准。①建立和完善重金属及有害元素、农药残留的限量标准，并将其列入相应通则项下。铅不得超过 5 mg/kg，镉不得超过 1 mg/kg，砷不得超过 2 mg/kg，汞不得超过 0.2 mg/kg，铜不得超过 20 mg/kg；禁用农药不得检出。②修订通则 2341 农药残留量测定法，增订药材及饮片（植物类）中禁用农药的残留测定法。③修订通则 9302 中药中有害残留物限量制定指导原则。

制定易霉变中药材及饮片真菌毒素限量标准。以下举例（部分）：①蜂房、土鳖虫等 4 个增加了黄曲霉毒素的限量要求。②薏苡仁增加玉米赤霉烯酮的限量要求。

有效控制内源性有毒成分对中药安全性产生的影响，重点解决符合中药特点的肝肾毒性预测及评价方法。以下举例（部分）：①九味羌活丸中肾毒性成分"马兜铃酸"的限量标准研究。②补骨脂中补骨脂二氢黄酮的限量标准研究。③附子中乌头碱的限量标准研究。

3. 增修订情况

修订药材标准 218 个（不含重金属、禁用农药涉及的数量）；

禁用农药通用要求涉及药典收载的植物类药材标准有 544 个，药材、饮片增加 18 个品种项下检测重金属；

植物油脂和提取物拟修订 7 个；

中成药拟新增加品种 117 个，修订品种 160 个。

资料来源：《中国药典》2020 年版第四部通用技术要求增修订概况［健康界（cn-healthcare.com）］

（三）中药饮片质量问题集中整治，整体质量稳步提升

近年来，我国中药材工业发展较为迅速，从总产值看，中药工业产值在国内生产总值（GDP）中的占比在 2016 年达到峰值后便出现下降趋势，见表 4-1。从产量看，2019 年中成药产量为 246.4 万吨，同比下降 2.9%；从收益情况看，中药工业销售收入和利润率呈逐渐下降趋势。经过数年的产能优化调整，我国中药材工业正走向集约化和品牌化，发展质量更高。

表 4-1　2011—2018 年中药工业产值及在全国 GDP 中的比重

年份	中药行业（亿元）	全国 GDP（亿元）	占比（%）	年份	中药行业（亿元）	全国 GDP（亿元）	占比（%）
2011	4 128.00	489 301	0.84	2015	7 696.32	685 993	1.12
2012	4 966.85	540 367	0.92	2016	8 503.88	743 586	1.14
2013	6 197.01	595 244	1.04	2017	7 760.70	820 754	0.95
2014	7 145.27	635 910	1.12	2018	6 370.10	900 309	0.71

2020 年，全国 31 个省（区、市）（不包含港、澳、台地区）共抽检中药材及中药饮片 45 712 批，合格 44 098 批。从抽检合格率看，各省的样品抽检合格率分布在 86.7%~100%，绝大部分省（区、市）的抽检合格率在 90% 以上，全国平均抽检合格率为 96%。总体质量状况与 2019 年（抽检 54 188 批，合格 49 188 批，合格率 91%）比较，抽检合格率提高约 5%。抽检合格率的提高在一定程度上体现了中药材及中药饮片的质量稳中向好的大趋势，说明加强药品质量监管所带来的积极影响，同时，也说明生产企业质量责任主体意识越来越强。在此基础上进一步分析了近 8 年来全国范围的中药饮片质量抽检数据，结果表明，自 2013 年开展全国中药材及中药饮片专项抽检工作以来，产品质量合格率逐年提高，从 2013 年的抽检合格率 64%，到 2020 年的抽检合格率 96%，说明中药材及中药饮片质量呈现逐年提升、稳步向好的发展态势，见图 4-1、4-2。

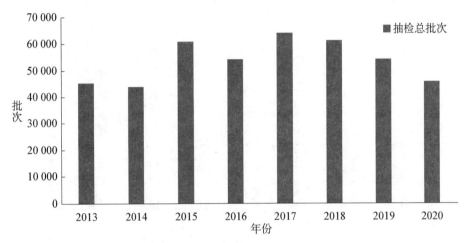

图 4-1 2013—2020 年中药材及中药饮片抽检总批次

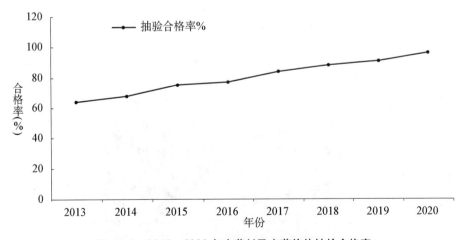

图 4-2 2013—2020 年中药材及中药饮片抽检合格率

虽然中药饮片作为临床使用和中成药制剂生产的原料药的市场发展非常迅速，但是，随着产业的快速发展，质量和安全等相关问题随之突显。过去几年，受资源紧缺、市场需求不断扩大、产业链条长、生产技术和规范不够完善及部分从业人员质量意识薄弱等多种因素影响，致使中药质量仍然存在诸多问题。同属近缘种掺伪掺杂；为掩饰掺伪、质劣等问题而染色、增重、过度硫熏；因贮藏与运输不规范导致的虫蛀、霉变；较多出现的饮片炮制不规范；因标准未统一而存在的配方颗粒质量问题等，严重影响了中药行业的健康发展。在相关政策的监管和规范下，2020 年上述大部分问题已好转或解决。

2019 年国家药监局组织开展了中药饮片专项抽检。主要针对近年来销量较大、使用范围较广的中药饮片常出现的掺假、正伪品混用、有害残留物质超限问题、采收与加工炮制不规范等造成的质量问题，开展检验和探索性研究。本次抽样环节以药企、药店、卫生社和医院等中药饮片生产企业和使用单位为主。2020 年，国家药品抽检共抽检 8 个中药饮片品种 1 368 批次。经检验，符合规定 1 341 批次，不符合规定 27 批次，见图 4-3。不符合规定项目主要涉及总灰分（2 批次）、性状（23 批次）、杂质（2 批次）、鉴别（4 批次）和含量测定（1 批次）等方面，分别占全部不符合规定项目的 6.3%、71.9%、6.3%、12.5% 和 3.0%，见图 4-4。

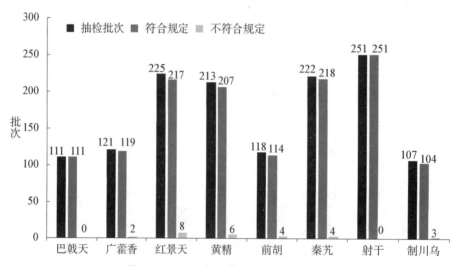

图 4-3　2020 年中药饮片专项抽检结果

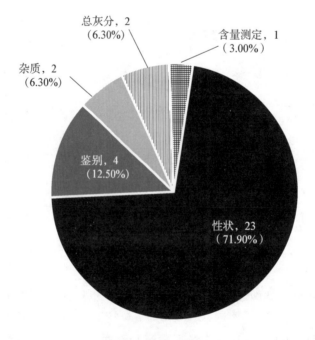

图 4-4　2020 年中药饮片专项抽检不符合规定项目分布

（四）药材质量持续好转，出口呈现较强的"抗压性"

据海关数据统计表明，2020 年上半年，相比 2019 年上半年，我国中药材及饮片出口总量、出口总金额均是正增长的，进口总量、进口总金额却是负增长的，其可能原因是受新冠肺炎疫情影响。2020年全年国内疫情控制得较好，中医药在其中也发挥重要作用，被认为是贡献给全球抗疫的"中国方案"之一。因此，助推了中药材及饮片的出口。同时，国外疫情严重，势必也影响了我国中药材及饮片的进口，所以，2020 年上半年我国中药材及饮片进口量及总额均双双下滑。总体来说，2019—2020 年中药材及饮片出口量是呈增加趋势的，表明中药材及饮片的海外需求及市场正在扩大。

中药材及饮片规格品种较多，常用 500 种，但出口排名前 10 的品种也较为稳定。如 2019 年排名前10 的品种为肉桂、人参、枸杞、红枣、西洋参、当归、鹿茸、半夏、黄芪、茯苓；2020 年排名前 10 的品种为肉桂、枸杞、人参、红枣、当归、黄芪、茯苓、半夏、西洋参、石斛。2019 年与 2020 年排名前10 的品种相同之处为具有共同的 9 个出口品种，即肉桂、枸杞、人参、红枣、当归、黄芪、茯苓、半夏、西洋参；不同之处为 2020 年石斛取代了 2019 年鹿茸出口排名前 10 的位置。除半夏外，其余均是药食同源品种。其中，人参、当归是 2014 年新增 15 种既是食品又是中药材名单中的品种；西洋参、黄芪、石斛（指铁皮石斛）是 2018 年新增 9 种既是食品又是中药材名单中的品种。说明了药食同源类品种是我国中药材及饮片的出口主力，具有很好的国际认可度和国际市场。

从 2019 年和 2020 年公开的数据来看，中药材及饮片出口量、出口额均呈增加趋势。进口量、进口额在 2019 年呈增长趋势，但 2020 年，受新冠肺炎疫情影响，呈下降趋势；主要出口市场较为稳定，主要为日本、韩国、中国香港、中国台湾、越南、马来西亚、美国、德国、新加坡、泰国，多为亚洲市场；出口排名前 10 的品种也较为稳定，基本为肉桂、枸杞、人参、红枣、当归、黄芪、茯苓、西洋参等药食同源品种；进口品种也相对集中，主要为血竭、乳香、没药、西红花等，总体原则是国内稀缺和贵细、国外物美价廉货丰。简言之，中药材及饮片进出口可用 2 个关键词概括，一为"增长"，即出口量、出口额、进口量和进口额基本呈逐年增长趋势；二为"稳定"，即出口市场、出口排名前 10 品种、进口品种和进口地等较为稳定。

中药类出口贸易额排名前 10 的品种依旧集中于药食同源类品种，其中，香料类品种表现突出。肉桂作为大宗香料类品种的社会需求巨大，同时挥发油的药用作用显著，社会需求明显。枸杞子具有滋肾、润肺、补肝、明目等作用，作为居家常用养生中药材近几年的社会需求较为显著，同时由于其润肺作用效果良好，产品用途的多样性得到很大程度的开发，社会需求增长显著。

八角茴香不仅在调料领域需求巨大，同时其挥发油对于流感类疾病的治疗效果突出，药用需求也增长显著。红枣的出口额快速增长，一方面得益于养生保健的旺盛需求；另一方面，也有红枣今年产新后价格快速上涨所致。因此，具有防疫效果（八角茴香、肉桂、半夏、菊花、川芎等）、提高免疫力（红枣、枸杞子、冬虫夏草、鹿茸、山药等）的中药材成为了出口中药材贸易的主力军。但由于疫情防控，餐饮行业低迷，全球对胡椒、孜然等大宗调料品种需求不足。

（五）人民大众关注程度增加，中药质量提升有望

通过网络大数据平台，我们分析发现 CNKI 上以"中药质量"为检索词，检索到的文献数量从 1983年到 2020 年呈不断上升趋势，见图 4 - 5。从 1983 年发文数量为 3 篇，到 2020 年增至 177 篇，其中2019 年达到了最大值 276 篇。此外，在此检索词下与之相关的主题分类数量达 30 个，其中文献数量最多的为"中药饮片"为 778 篇，其次为"中药饮片质量" 649 篇，见图 4 - 6。随着国家一系列政策的出台和实施，相关领域的学者和大众对中药质量的关注也持续增加，中药质量不断地得到提升。

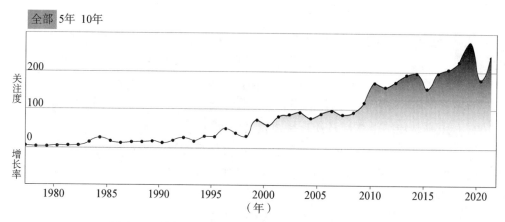

图 4-5　CNKI 不同年份中药质量相关文章发表数量统计

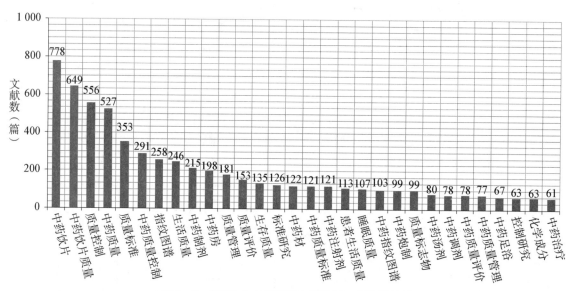

图 4-6　CNKI 上中药质量主题分类文献数量统计

二、中药质量存在的问题

随着原国家食品药品监督管理总局加强对中药的监管力度，中药饮片的质量得到了较大的提升，但也要清醒地看到仍然存在着不少不容忽视的质量问题。

（一）掺伪掺杂

随着近年来药品评价抽验工作的开展以及药监部门监管力度的不断加大，纯伪品冒充的现象较少出现，但由于资源短缺或价格等因素，一些贵细药及同属近缘种掺伪混用的现象仍有发生。掺伪混用现象相对常见于难以区分的同属近缘种，以及因外观性状或名称相似来源不同的药材，如麦冬与山麦冬、柴胡与藏柴胡、金银花与山银花等。掺杂主要涉及混入非药用部位的问题，涉及麻黄、金银花、黄芩、土鳖虫等药材原料。风寒感冒颗粒处方中麻黄，标准规定其药用部位为干燥草质茎，通过收集企业投料药材原料发现，有个别企业麻黄药材中含有木质茎非药用部位的情况。小儿咽扁颗粒处方中金银花，某企业批次金银花药材存在掺杂非药用部位茎和叶的现象。大黄䗪虫丸处方中黄芩，标准规定其药用部位为根，结果发现某企业提供样品中掺有根茎部位。土鳖虫标准规定为雌虫干燥体，有企业样品中存在雄虫混入及虫体覆盖沙土较多的情况。甘草标准规定药用部位为根和根茎，个别样品中掺有地上部位，且不同企业样品直径差异较大。炒苦杏仁，有企业样品未去皮，掺杂石子、杏仁壳等杂质及混入桃仁的现象。

（二）染色及增重

中药染色染料多为有害化工染料，对人体健康存在严重安全隐患。因此，国家药品监管部门相继批准了一系列补充检验方法作为这些问题产品认定的技术依据，以严厉打击染色问题产品。染色多为采用色素或有机染料将劣质药材及饮片或伪造品进行染色处理，以掩盖真实质量信息。经过近几年的市场监管和严厉打击，染色造假违法行为得到了有效遏制，但市场上仍然有一些品种存在少量的染色现象，如五味子、南五味子、朱砂、血竭、红花、西红花、丹参、蒲黄、延胡索、石斛、姜黄、黄芩、黄连、黄柏、关黄柏、乌梅、青黛、熟地黄、制何首乌等。曾发现用于中药材饮片染色的色素和染料有酸性红73、胭脂红、赤藓红、苏丹红Ⅰ、苏丹红Ⅳ、808猩红、柠檬黄、金橙Ⅱ、金胺O、孔雀石绿、铁黑等。

增重多为以追求经济利益为目的，采用无机盐、泥沙及其他物质增加中药材及饮片重量的违法行为，多见于一些贵重药、动物药及价格涨幅大的品种。问题较突出的品种有冬虫夏草、红参、西洋参、海马、海龙、穿山甲、全蝎、僵蚕、地龙、蛤蚧、水蛭、土鳖虫、紫河车、鸡内金、海金沙、蒲黄、白鲜皮、猪苓、菟丝子等。常见的增重行为有：土鳖虫喂入大量泥沙和饲料；全蝎腹内灌注泥沙或加过量矾水浸制；水蛭、海马体内注胶；炮山甲醋淬入硫酸镁溶液增重；海金沙药材掺入细沙等。对于增重的检验和监管，也可针对增重成分的性质建立相应的补充检验方法予以打击。例如，前些年红参过度掺糖增重现象普遍且严重，筛查发现市场上65%以上的红参有不同程度的掺糖增重现象，有的红参掺糖量达50%以上，严重损害了消费者的利益，也破坏了正常市场秩序。中国食品药品检定研究院联合部分省市药品检验部门，在广泛调查和研究基础上制定了红参掺糖增重补充检验方法，目前已用于市场监管，有效打击了增重违法行为，近两年红参过度掺糖增重现象得到了有效遏制。

（三）配方颗粒质量问题

目前，由于配方颗粒的标准未完全统一、各生产企业因提取原料差异大、设备及工艺或有不同、质量控制水平不同等原因，导致市场上配方颗粒产品一致性较差。检验发现，同一品种不同厂家的样品之间差异较大，可能因为不同厂家所用原料药材和生产工艺不同（煎煮方法、辅料、干燥方式等），以致有效成分的转移率存在差异。同为水提、浓缩、干燥、制粒这样一个简单工艺，理论上各企业之间差别应该不大，但市场抽验结果表明不同企业间差异较大，主要体现在化学成分的提取转移率上。如抽验发现不同厂家的金银花配方颗粒绿原酸的提取转移率可差4倍之多，大黄配方颗粒中总蒽醌的提取转移率差别近6倍。因此，统一配方颗粒国家标准，加强质量控制非常必要。

（四）外源性有毒有害物质残留问题

外源性有毒有害物质残留主要包括重金属及有害元素、真菌毒素、农药残留和二氧化硫残留，将直接影响药品安全性。从近几年中成药质量分析报告来看，部分中成药存在重金属及有害元素（铅、镉、砷、汞、铜）含量偏高的情况，主要涉及铅、砷和汞。真菌毒素由于具有致癌、遗传毒性、致畸等毒性作用，部分中药材由于储存条件等因素可能造成真菌污染，因此真菌毒素残留问题越来越引起关注。近几年总体情况表明，黄曲霉毒素等真菌毒素残留的风险控制效果良好。

（五）炮制不规范

炮制是中医临床用药的特色，其目的在于药材经炮制后，使其达到易于吸收、引药入经、改变药性、降低毒性、提高药效等作用。检验中发现，饮片不按炮制规范生产、加工不到位的问题较多，如：淡豆豉未发酵或发酵不够；盐菟丝子仅口尝有盐味而未炒制，无焦斑现象；法半夏炮制时未加甘草煮汁制；姜半夏炮制时，有的加入白矾过量导致超标，有的未加甘草煮汁制；制何首乌、熟地黄、制黄精炮制不到位；附子、制川乌为了减毒而炮制过度；杜仲盐制炒制未断丝；狼毒醋制表面未变色，炒制过轻。不规范的炮制必将影响中药饮片的安全性和有效性，应引起高度重视。

第二节　中药质量热点问题分析

一、栽培中药材有害物质残留问题

近些年来中药毒性事件多次发生，中药的毒性污染问题引起了各界人士的关注。中药是从动植物、矿物等天然资源中获取的药材，其作用功效受周边大气、水体和土壤等环境的影响。外界环境的污染会导致中药材蓄积大量毒素，常见的包括重金属、农药等。

（一）中药材农药残留问题

从近 5 年农残污染情况横向比较来看，有机磷类、有机氯类、拟除虫菊酯类、氨基甲酸酯类和其他类型的农药均有不同程度的检出。检出率在 9.76% ~ 26.24%，有机氯类最高（26.24%），依次为其他类（21.63%）、拟除虫菊酯类（16.07%）、氨基甲酸酯类（12.83%）、有机磷类（9.76%）；超标率均小于2%，有机氯类最高（1.77%），依次为有机磷类（1.48%）、氨基甲酸酯类（0.22%），拟除虫菊酯类和其他类型农药未存在超标，见表4-2。中药材中监测农药种类随着时间发生了一定的变化，从分析结果来看，有机氯类是关注度最早，也是最高的农药类型，频数为73，占总频数的42.44%；其次为啶虫脒等新型农药，频数为37，占比21.51%；有机磷类、氨基甲酸酯类和拟除虫菊酯类农药被检测的频数分别为23、22、17，占比13.37%、12.79%、9.88%，见图4-7。2001 年以前，主要监测有机氯类农药，检测的品种数量较少，为15种；2001—2005 年，检测的农药类型相较于2001 年以前，新增了有机磷类、氨基甲酸酯类，但仍以有机氯类为主，检测数量上也有大幅提升，是2001 年前的2倍；2006 年之后，除监测传统农药外，一些新型农药也逐渐受到关注，到2016 年成为监测的重点；2006 年之后在检测农药品种数量上相较于之前也有大幅增加（94~261 种），是2001—2005 年的3~8 倍，2021 年检测的农药品种数最多（261 种），见图4-8。

表4-2　不同类型农药残留的变化　　　　　　　　　　　　　　　　　　　　　　（%）

年限	有机氯类		有机磷类		拟除虫菊酯类		氨基甲酸酯类		其他类型	
	检出率	超标率	检出率	超标率	检出率	超标率	检出率	超标率	检出率	超标率
1983—2000	87	49	—	—	28.57	0	—	—	—	—
2001—2005	80.29	8.39	5.33	0	—	—	25	0	—	—

续表(%)

年限	有机氯类		有机磷类		拟除虫菊酯类		氨基甲酸酯类		其他类型	
	检出率	超标率	检出率	超标率	检出率	超标率	检出率	超标率	检出率	超标率
2006—2010	32.02	4.67	5.84	1.09	15.05	4.56	12.5	11	53.85	0
2011—2015	14.3	1.78	38.46	8.7	12.68	11.05	11.11	0	24.44	0
2016—2020	26.24	1.77	9.76	1.48	16.07	0	12.86	0.22	21.63	0

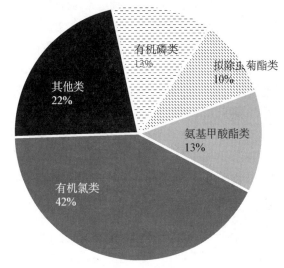

图4-7　不同类型农药检测频率

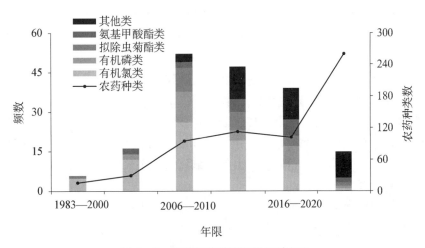

图4-8　检测农药类型和数量的变化

(二) 中药材重金属超标问题

中药材的安全性和有效性取决于所使用的中药材质量的高低,而重金属成为一种严重影响中药材品质的污染源。中药材中的重金属通常包括汞、铅、镉、铬、铜等比重在$>5\,kg/dm^3$的金属元素,能直接或通过积累对人体产生不良影响。通过相关数据显示,因为相关中药材的重金属含量超标,我国大约有

30%的中草药不合格。受中药材中重金属超标及质量标准混乱等因素影响，世界中药材的销量中只有1%左右是来自我国，许多国家都制定了专门的标准和法规来进行限制中药材中的重金属含量，例如，美国禁止含有铅、汞、朱砂成分的中药进口。

重金属通常是指一类密度>4.5 kg/dm³的金属或合金物质，中药中存在的重金属一般包括铅、汞、镉、铜、锑、锡、铬、镍、铁、锌、钨等，砷虽不属于重金属，但来源及危害与重金属相似，故通常也归为此列。重金属含量超标已成为国内外用药安全和人体健康的焦点问题，聂黎行等基于2010—2018年国家药品抽验大数据，分析了295个品种15 054批次中成药中铅、镉、砷、汞、铜、铬的残留特征，并对14 787批次样品和276个品种进行了健康风险评估。结果显示，所有样品各元素残留值和靶标危害系数均呈趋近于0的偏态分布，部分样品铅、砷、铜、汞、镉或铬残留值超过100 mg/kg，个别样品铅、砷或铜残留值超过1 000 mg/kg，586批中重金属总超标率为22%，镉、铅、砷、汞的超标率分别为19%、5%、2%、1%；从药用部位看，根、根茎类药材占所有超标药物的50%。李沛忆等对常见出口中药品种的重金属进行抽样检测，在磐安县中药材市场中抽样检测的16种药材中，厚朴的铅含量超标，白术、鱼腥草、山白竹叶、猪苓、黄连、白花蛇舌草和川芎等7种药材的镉含量超标，超标率达43.75%；亳州药材市场检测的53种药材，厚朴和黄连2种中药材的铅含量超标，白术、白芍、莱菔子、川芎（片）、牡丹皮、泽泻、贡菊花、白刀豆、黄连和姜黄11种中药材的镉含量超标，超标比例达20.7%；磐安外贸公司仓库中抽样检测的17种药材中，厚朴、鱼腥草和黄连3种药材的铅含量超标，猪苓、川芎、云木香、浙贝母、鱼腥草、厚朴和黄连7种药材的镉含量超标，超标率达41.18%，全部抽样药材均未见汞和砷含量超标。结果表明，常见的出口中药材中重金属铅和镉含量超标现象严重。综上所述，国内中药材重金属超标现象普遍存在。

二、中成药掺伪投料问题

2020年，中国食品药品检定研究院抽检涉及44个中成药品种，与历年数目基本持平。其中，参麦注射液、护肝片（胶囊）、九味羌活丸（颗粒）等10种为《国家基本药物目录》（2018年版）品种。剂型主要以片剂、胶囊剂和颗粒剂为主，还涉及丸剂、散剂、糖浆剂、口服液、注射液等多种传统剂型与现代剂型。共抽检5 842批样品，抽样环节仍以经营单位为主，生产单位和医疗机构抽样批次较少，抽样地域覆盖全国31个省（区、市）。执行标准包括《中华人民共和国药典》2015年版标准、卫生部部颁标准和国家药品监督管理局局颁标准等，共计176项。

随着监管力度的不断加大，目前采用纯伪品冒充正品的情况已得到有效遏制，但受经济利益驱使，一些贵细药掺伪混用的现象还时有发生。2020年，个别中成药品种涉及贵细药人参掺伪问题，如石斛夜光丸在探索性研究中针对人参可能存在劣质西洋参掺伪的问题，以西洋参特征性成分拟人参皂苷F11作为指标，研究建立了制剂中拟人参皂苷F11的高效液相色谱-蒸发光散射检测法（HPLC - ELSD）和液相色谱-质谱法（LC - MS/MS），结果部分企业样品中检出该指标成分，提示可能存在西洋参掺伪的问题。梳理发现，正品的同属近缘种混用的掺伪现象更为常见，这主要是由于两者外观性状等难以甄别，如川贝母与平贝母、伊犁贝母，薄荷与留兰香，麦冬与山麦冬，柴胡与藏柴胡，金银花与山银花，半夏与虎掌南星，白薇与老瓜头，重楼与延龄草等。由于中成药处方及成分十分复杂，为准确判定掺伪混用问题，探索性研究通常利用正伪品特征性指标成分，采用准确而灵敏的液质联用等现代分析技术来确定，如川贝母由于资源稀缺，其他贝母误用或混用的情况时有发生；小儿珍贝散探索性研究以伊犁贝母中特征性成分为指标，研究建立了相应的HPLC和LC - MS/MS检查方法；婴儿健脾制剂探索性研究以平贝母专属性特征成分为指标，研究建立了相应的超高效液相色谱-飞行时间质谱法（UPLC - Q - TOF/MS）。结果表明，上述品种分别有个别批次样品检出伊犁贝母、平贝母特征性成分；薄荷药材存在以留兰香代用或者混用的问题，两者同科同属、性状相近，但其主要成分与功能主治差异较大。

掺伪现象主要集中在正品来源较少、资源稀少的品种，多为同属近似种或名称和性状相似的品种。近年来，随着抽验监督力度的加大，中药材及饮片纯伪品冒充正品的现象越来越少，但同属近缘种的药材与正品药材混用现象逐渐增多，不加仔细甄别较难判断。问题较突出的有：反枝苋子或繁穗苋子与青葙子混用，薄荷掺入留兰香，参薯与山药混用，中华槲蕨与槲蕨混用，覆盆子与山莓混用，白头翁与朝鲜白头翁混用，水线草与白花蛇舌草混用，水白及冒充白及，西南绣球冒充小通草，野皂角刺冒充皂角刺，藏柴胡、锥叶柴胡冒充柴胡等。另外，不同来源的药材由于部分外观性状相似或名称部分相同常常被混用，如山麦冬与麦冬，木香与川木香，五味子与南五味子，黄柏与关黄柏，牛膝与川牛膝，射干与川射干，华南谷精草与谷精草，金银花与山银花，葛根与粉葛，广金钱草与金钱草，山豆根与北豆根，川木通与木通，五加皮与香加皮，淡豆豉生产使用黑芸豆冒充黑豆或混用等。

掺杂问题多为非药用部位的掺入。药用部位是药材来源的重要部分，药品标准对每一味药材都有明确的来源规定，中药材的来源必须与其标准规定一致，同样饮片必须由符合规定的中药材炮制而成。市场上存在一些药材采收和加工过程中不去除或少去除非药用部位的行为。在日常检验中发现，掺杂是造成中药材及饮片不合格的主要原因之一，问题较突出的品种有：柴胡、细辛等掺入较多地上部分；夏枯草使用整个地上部分；白鲜皮、远志、牡丹皮、巴戟天等未去芯；山茱萸果核过多；关黄柏、杜仲等残留未除去栓皮；蒲黄中雄花序过多；谷精草中花茎过多。另外，还有部分品种掺有泥沙等其他杂质，如黄连药材（鸡爪黄连）中夹杂的泥土未去除；僵蚕裹有大量石灰；地龙腹部泥土未去除；土鳖虫内脏中有大量泥沙或饲料等。

三、中药的不良反应

很多人认为中药是纯天然的，具有"生病时治愈，无病时保健"的作用，没有不良反应。然而，随着中药的广泛使用，被发现的不良反应也越来越多，最常见的是过敏反应和毒性反应。2020 年全国药品不良反应监测网络收到《药品不良反应/事件报告表》167.6 万份，见图 4 - 9，其中新的和严重药品不良反应/事件报告 50.6 万份，占同期报告总数的 30.2%，见图 4 - 10。

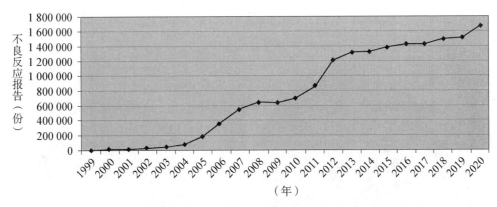

图 4 - 9　1999—2020 年全国药品不良反应/时间报告数量增长趋势

2020 年药品不良反应化学药品依旧占据大头，占比为 83%，中药略微提升，占 13.4%，生物制品下降至 1.1%，见图 4 - 11。按照给药途径统计，2020 年药品不良反应/事件报告中，注射给药占 56.7%、口服给药占 38.1%、其他给药途径占 5.2%。注射给药中，静脉注射给药占 91.1%、其他注射给药占 8.9%，见图 4 - 12。

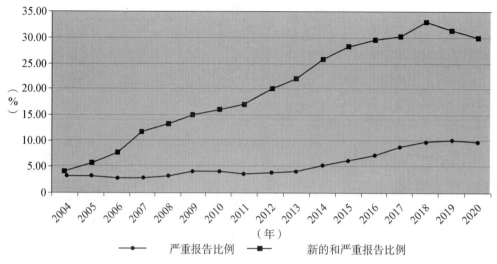

图 4-10　2004—2020 年新的和严重药品不良反应/事件报告比例

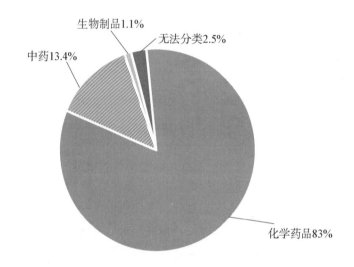

图 4-11　2020 年药品不良反应/事件报告涉及药品类别

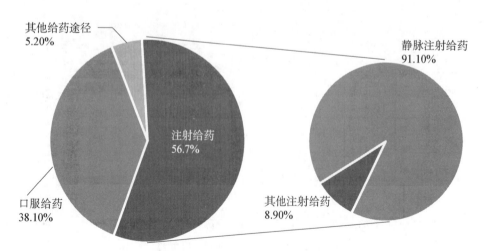

图 4-12　2020 年药品不良反应/事件报告涉及给药途径

近年来，中成药的临床应用逐渐增多，频发的安全问题也将部分药物推向"风口浪尖"，中成药不良反应成了临床的热点问题，在使用中成药的过程中很难在说明书的不良反应中找到有价值的信息。

专栏 4-2　雷公藤多苷片中生物碱组分的"效-毒"平衡研究

雷公藤多苷片（Tripterygium Glycosides Tablets，TGT），规格：10 mg/片，说明书功能主治：祛风解毒、除湿消肿、舒筋通络，用于风湿热瘀、毒邪阻滞所致的肾病综合征、类风湿关节炎、系统性红斑狼疮等。对于肾脏疾病，TGT 可有效控制肾间质的炎症细胞反应，抑制肾小管的抗原呈递功能，进而抑制小管间质纤维化过程，有效减少尿蛋白。

TGT 具有肝肾毒性、生殖毒性、骨髓抑制等较多的毒副作用，其中肾毒性发生率约占 19.1%。TGT 治疗窗狭窄，成分构成复杂，有些药效成分即是毒性成分，限制了其在临床上更为有效、精准的应用。因此明确 TGT 毒性物质基础，寻求在满足治疗需要的条件下减轻雷公藤毒副反应的方法至关重要。

何新课题组依托"影响慢性肾脏病患者预后因素的临床前瞻性观察性队列随访研究"项目，自 2016 年 12 月至 2018 年 10 月收集服用 TGT 片的肾脏疾病患者共计 36 例，收集含血清样本 60 份，尿液样本 47 份。疾病诊断为肾病综合征 23 例，慢性肾炎 8 例，肾衰 1 例，糖尿病肾病 4 例，全部受试者均进行有效性及毒副反应观察。

结果显示，TGT 对于肾病综合征降低尿蛋白非常有效，有效率高达 82.61%。所有的患者均在药品说明书和医师指导下服药，未出现超剂量服药，但是仍出现了不良反应，其中 3 例患者服药两周内出现明显的血常规异常，同时伴随肝功能 ALT 和 AST 的增高，停药后各项指标有所恢复，判断其为雷公藤相关不良反应，不良反应率为 8.33%；不良事件的发生与 TGT 在体内的暴露水平相关。在肾功能较差特别是血清肌酐较高的 CKD 患者体内，血清中尿毒症毒素含量水平明显高于肾功能正常患者，肌酐较高说明肾脏清除功能不佳，此时蛋白结合型尿毒症毒素易蓄积于体内；同时 CKD 患者血清、尿液样本中大部分 TGT 的检出成分在血清和尿液中浓度呈现正相关，其中三种生物碱（WFR、WFD、WFT）具有显著的正相关性。首次在临床试验中证实 CKD 患者体内雷公藤生物碱暴露水平与尿毒症毒素蓄积、与不良事件发生高度相关。

"多成分、多效应、多靶点、配伍应用、长期用药"的特点导致中药临床应用较为复杂，针对有毒中药，毒性成分是功效成分的情况，应考虑含量限度和"效-毒"平衡问题。国家药品标准 WS3-B-3350-98-2011 规定 TGT 片中雷公藤甲素不超过 10 μg 和雷公藤内酯甲不少于 10 μg。TGT 化学成分主要包括二萜类、三萜类及生物碱类，其中生物碱类成分约占 70%。

明确雷公藤生物碱的生物活性，阐明其体内暴露水平与尿毒症毒素蓄积的相关性及其机制，增效减毒，在保留临床疗效前提下降低靶器官不良反应，是亟待解决的关键问题。

资料来源：谷升盼，付淑军，MUSSA Ally，等. 雷公藤片中 5 种有效成分同时测定及其质量评价研究 [J]. 天津中医药，2015，32（01）：38-41.

根据《2010—2020 年我国中成药药品说明书修订情况分析》，2010 年 1 月到 2020 年 6 月期间，国家药监部门共修订了 107 个中药相关品种，口服中成药占比近七成。这表明，药监局一直重视中药的不良反应问题。

第三节　提高中药材及中药饮片质量与安全性的建议

一、全面落实国家政策，保障中药质量与安全

（一）遵法依规营造优质的政策法制环境

中医药学是我国各族人民在长期生产生活实践和与疾病作斗争中，逐步形成并不断丰富发展的医学科学。近年来，面对病毒性呼吸道传染病频发流行，中医药发挥自身优势，在治疗 SARS、甲型 H1N1 流感等方面取得明显成效，为应对新发突发传染病积累了丰富经验。在此次新冠肺炎疫情防控中，中医药同样表现优异。治疗新冠肺炎，中医药全过程起效，彰显其独特的优势和作用，为全球抗击疫情贡献了中国智慧。中医药日益受到人们的接受和青睐，中药需求量日趋增加。中药资源是重要的战略资源，是大健康产业的基础，是重大新药创制及产业化的物质保障，对国家医药体制改革具有重要意义。我国一直以来高度重视中药资源保护问题，在中医药法律法规及规划中，都将中药资源保护作为首要内容。聚焦聚力继承和发展中医药事业，离不开优先发展的政策环境，也离不开优质高效的服务环境，同样离不开亲民便民的法治环境。为提升中药质量，国家先后出台了《中药材保护和发展规划（2015—2020年）》《中医药发展战略规划纲要（2016—2030)》《中药饮片质量集中整治工作方案》等一系列法规文件，见表4-3、4-4，为中药产业的发展带来新机遇。

表4-3　中医药管理局出台文件（2019 年起）

时间	文 件 内 容
2019 年 1 月	关于印发加快落实仿制药供应保障及使用政策工作方案的通知
2019 年 3 月	《2019 年度中医药国际合作专项项目申报指南》
2019 年 4 月	《全国基层医疗卫生机构信息化建设标准与规范（试行)》
2020 年 2 月	《国家卫生健康委办公厅关于加强信息化支撑新型冠状病毒感染的肺炎疫情防控工作的通知》

表4-4　2019—2020 年中药质量相关政策出台情况

时间	出台部门或机构	政 策 内 容
2019 年 2 月	香港特区卫生署	《香港中药材标准》
2019 年 4 月	国家中医药管理局	《中药材商品规格等级通则》国际标准
2019 年 5 月	商务部、国家药品监督管理局等	《关于协同推进肉菜中药材等重要产品信息化追溯体系建设的意见》
2019 年 8 月	十三届全国人大常委会	表决通过修订后的《中华人民共和国药品管理法》
2019 年 10 月	中共中央、国务院	《关于促进中医药传承创新发展的意见》
2020 年 2 月	国家药品监督管理局	《关于省级中药材标准和饮片炮制规范中标准物质有关事宜的通知》

（二）完善相关法律法规制度，加强对中药质量与安全的监管

中共中央、国务院发布的《关于促进中医药传承创新发展的意见》指出，要探索建立中药材、中药饮片、中成药生产流通使用全过程追溯体系，逐步实现中药重点品种来源可查、去向可追、责任可究，达到中药全程质量的管控。2020 年国家药监局出台《关于促进中药传承创新发展的实施意见》（国药监药注〔2020〕27 号），进一步明确药品全生命周期质量安全责任，鼓励企业提升研发能力和管理能力，促进产业高质量发展。同时，进一步健全完善中药全生命周期监管制度体系，加强中药标准管理，优化国家药品标准形成机制，形成中药传承创新的新格局。

我国高度重视中药质量提升工作，加强中药生产全过程标准化建设。2015 年，国家中医药管理局会同国家发展改革委实施了新兴产业重大工程包"中药标准化"专项，支持 101 种中药饮片和 59 种中成药开展从种子种苗、中药材、中药饮片到中成药的全过程质量标准体系研究，强化全过程质量安全管理与风险控制。同时，积极支持建设"常用中药材、中药饮片及中成药标准实物库和基因库""化学成分库和种质基因库"及第三方质量检测技术平台等中药标准化支撑体系，进一步加强和提升中药全程质量管控能力。

下一步，国家药品监督管理局将继续联合各相关单位，建立多部门协同监管机制，不断优化和完善中药质量全程监管体系，完善国家药品标准制修订的工作流程，构建符合中医药特点的质量标准体系，充分发挥标准引导作用，为提升中药质量控制体系做出应有的贡献。

（三）加强中药材市场流通体系建设和跨部门监管协调机制

（1）完善中药材流通行业规范。完善常用中药材商品规格等级，建立中药材包装、仓储、养护、运输行业标准，为中药材流通健康发展夯实基础。

（2）建设中药材现代物流体系。规划和建设现代化中药材仓储物流中心，配套建设电子商务交易平台及现代物流配送系统，引导产销双方无缝对接，推进中药材流通体系标准化、现代化发展，初步形成从中药材种植养殖到中药材初加工、包装、仓储和运输一体化的现代物流体系。

（3）完善中药材流通行业规范。健全 200 种常用中药材商品规格等级，建立包装、仓储、养护、运输行业标准。

（4）现代中药材仓储物流中心建设。在中药材主要产区、专业市场及重要集散地，建设 25 个集初加工、包装、仓储、质量检验、追溯管理、电子商务、现代物流配送于一体的中药材仓储物流中心，开展社会化服务。

二、推进技术改革，促进优质中药材规范化种植

（一）鼓励中药材种子种苗市场发展与完善

种业是促进农业长期稳定发展的根本，是农业发展的"芯片"。最新修订的《种子法》于 2016 年 1 月 1 日起正式实施，首次将中药材纳入《种子法》管理，为《中药材种子管理办法》的制定奠定了法律基础，中药种业发展由此进入新的历史时期。2016 年 3 月，农业农村部、国家中医药管理局召开协商会，着手研究并起草《中药材种子管理办法》，经多次实地调研、研讨、座谈，起草了《中药材种子管理办法（草案）》。《中药材种子管理办法（草案）》在《种子法》体系框架下，涵盖了对中药材种子管理的品种登记制度、生产经营许可制度、资源保护制度、档案管理制度及标签标识制度等内容，力图通过规范主体生产经营行为、严格产品质量管理、强化资源保护等措施，促进中药种业转型升级。

目前，《中药材种子管理办法（草案）》已完成意见征集。健康中国行动的实施，进一步带动了对优质

中药材的需求。中药材种子种苗是保障中药产量与质量的源头，但中药种业发展较晚，相较于农业领域，尚处于起步阶段，大多数品种仍处于自选、自留、自繁阶段，生产主体规模仍较小，生产加工过程较为粗放。绝大部分中药材种子既无国家标准、检验规程与权威检验检测机构，也没有专门针对中药材种子的管理条例或办法。包括法制化规范化意识宣传、标准体系完善、监督检验检测平台搭建、人才队伍培养、龙头企业培育等，中药种业要做的工作还有很多，需求也较为迫切。未来一段时间内，需要进一步加强扶持，逐步建立中药种业的创新、产业和治理三大体系，并推动市场健康发展，早日实现中药种业"四化一供"。

（二）实施道地中药材提升工程

加强道地药材良种繁育基地和生产基地建设；制定中药材采收、产地初加工、生态种植、野生抚育、仿野生栽培技术规范，推进中药材规范化种植，鼓励发展中药材种植专业合作社和联合社；推动建设一批标准化、集约化、规模化和产品信息可追溯的现代中药材物流基地，培育一批符合中药材现代化物流体系标准的初加工与仓储物流中心；引导医疗机构、制药企业、中药饮片厂采购有质量保证、可溯源的中药材；深入实施中药标准化项目；加强中药材质量安全风险评估与风险监测，促进快速检测装备研发和技术创新，建设第三方检测平台。

（三）重视人才培养和学科建设

中药材产业的问题很多，其中较为突出的有种源混杂、缺乏优良新品种、加工技术落后等。要解决这些问题，需要足够多的研发人才和技术储备，也需要较为充足的资金。从事药材种植的主体是农民，他们不具备足够的专业知识，没有科研团队，很难研发出新技术或新品种。随着中药资源作为国家战略资源地位提高，同时以中药及天然药物资源为原料的资源产业链日益延伸，中药资源经济在国民经济和生物医药行业的地位日益凸显，国内外消费市场对绿色产品的需求不断提高，该领域对专业人才的需求日益高涨，必然要求中药资源学科建设应服务于该领域创新型、综合型高层次人才的培养，其主要内容仍集中于中药资源人才培养理念的更新与创新、中药资源人才培养教育教学改革、课程教材体系创新、新的教学模式、方法手段的应用等方面。

专栏 4-3　道地药材种子种苗繁育体系建设

（1）濒危稀缺道地药材种质资源保护。建设濒危稀缺道地药材生产基地，开展野生资源保护和抚育，加强野生抚育与人工种植驯化技术研究。

（2）道地药材良种繁育。分品种、分区域集成道地药材种子种苗繁育技术规范，开展道地药材提纯复壮、扩大繁育和展示示范，提升优良种子（苗）供应能力。

（3）道地药材品种创新。加大科研联合攻关力度，加快现代生物技术在中药材育种领域的应用，选育一批道地性强、药效明显、质量稳定的新品种。

资料来源：《全国道地药材生产基地建设规划（2018—2025年）》。

三、推进中药的标准化行动，建立适合中药特色的质量标准

（一）中药材种子种苗质量标准化服务

我国中药材种子种苗市场存在假种劣种混杂、种子检验不规范、监管力度不够等问题，大大制约了

中药材产业的发展。因此，在推进国家中医药标准化的大背景下，制定中药材种子种苗质量标准，成为从源头上提升中医药国际竞争力的重要手段。目前，我国常用的300多种中药材中，仅人参等少数中药材的种子质量有国家标准，当归、党参、黄芩、牛蒡、板蓝根、秦艽、羌活、菘蓝、北柴胡、西红花等中药材种子质量有地方标准，其余品种均无种子标准。近年来，随着国家标准化战略的推进，中药材规范化生产对于中药材种子质量标准化的需求日益明显，出现了一系列中药材种子质量分级标准方面的研究成果。

为扎实推进中药材种子种苗标准化工作进程，应着重进行以下几方面相关研究：①综合现代检测技术如DNA分子标记、HPLC等方法进行种子品种鉴定，保证种子的真实性及纯度。②对已进行种子质量分级的中药材，及时开展种苗分级工作，完善该药材种子种苗质量标准化研究。③针对已有的研究成果，广泛调研，多次验证修订，申报地方标准，继而推向国家标准。④中药材种子种苗质量分级标准化应与中药材种子种苗生产加工、包装、运输、贮存等环节有效衔接，确保良种生产，真正实现中药材种子种苗标准化。

（二）种植标准化服务

药材种植标准是道地药材标准化体系的第一要求，种植标准信息化成为道地药材标准化服务的重中之重。药材的生长环境、品质选定、种植技术、施肥技术、病虫害防治等标准，建立道地药材的种植标准管理体系。成立中国中药协会中药材商务交流专业委员会，该专委会主任委员刘峻杰表示，将大力推广运用互联网、大数据等信息化技术手段，推进中药材种植、中药材高科技提取及加工、中药材质量追溯管理、中药材物流规范、中药材海外贸易等，推进中药材产业振兴发展。中药材产业走向标准化和"互联网+"是大势所趋。

近年来，中药产业快速发展，人民群众对高品质中药的需求使得中药质量问题成为各方关注的焦点。"十三五"期间，多部门持续发力，我国中药质量总体水平稳步提升。其中，国家发展改革委与国家中医药管理局联合实施中药标准化项目，支持101种中药饮片和59个中成药品种开展重点产品标准化建设，并支持包括中药质量标准库和第三方检测平台在内的支撑体系建设。通过项目实施，凝聚了中药产业发展质量标准先行的行业共识，建立了一系列的中药质量标准，形成了一系列中药质量控制技术规范，有效提升了中药质量，促进中药产业全链条优化升级。但是，中药生产链条长，质量影响因素多，中药制造设备落后、自动化水平低的问题较为突出，影响了中药质量进一步提升，制约着中药产业发展水平提高。2019年，《中共中央　国务院关于促进中医药传承创新发展的意见》提出大力推动中药质量提升和产业高质量发展，加强中药材质量控制，促进中药饮片和中成药质量提升，加强中药质量安全监管。此后，国务院办公厅印发《关于加快中医药特色发展若干政策措施》提出深入实施中药标准化项目。

国家发展改革委继续支持实施中药标准化项目，开展200种常用中药饮片和50种常用中成药标准化建设，推动构建符合中药自身特点的质量评价技术、方法和标准，构建从原料来源、生产过程、成品到流通的质量可溯源体系。深化中药质量标准库和第三方检测平台建设，为构建中药农业、中药工业及消费大众提供可靠的质量信息服务，为我国中药的质量与安全保障体系的建设奠定坚实基础。

（三）国际标准化服务

标准化是对经济和社会发展的技术支持，是构成国家核心竞争力的基本要素，也是国家综合实力的集中体现。在当今的经济全球化中，标准化已成为行业发展的重要推动力。中医药作为祖国传统文化的瑰宝之一，在继承和发扬传统经验的同时，如果想要跟上时代的步伐，更上一个台阶，乃至走出国门，造福全人类，就离不开中医药的标准化。中药材作为中医用药的源头，其质量直接影响着后续中药饮片和中成药的安全性、有效性，进而决定了医师开方的有效性。因此，发展科学完善的中药材标准，是中医药标准化的基础和关键任务。

国际标准化组织（International Organization for Standardization，ISO）成立于1947年，总部在日内瓦，是世界上最大的国际标准化机构，不属于联合国，是一个非政府性国际组织。ISO的组织机构主要有全体大会（General Assembly）、理事会（Council）、技术管理部（Technical Management Board）、技术委员会（Technical Committee）、中央秘书处（Central Secretariat）。ISO的技术工作是通过技术委员会来进行的，其中涉及中医药国际标准化的技术委员会有2个，分别为ISO/TC249、ISO/TC215，主要关注与国际贸易相关的标准，如ISO/TC249的工作范围主要包括中草药、中药制成品、机械和设备以及信息等4个领域中的质量和安全使用规范。

2009年9月，国际标准化组织ISO成立中医药技术委员会，代号为ISO/TC249，由我国担任秘书处工作，秘书处落址在上海中医药研究院，就此正式开始ISO中医药国际标准的制定。这标志着我国在参与ISO活动中取得了实质性进展，我国中医药标准化发展进入了一个新的阶段，为我国中医药登上国际舞台提供了技术平台。

截至2019年12月，ISO/TC249已经发布中医药领域国际标准47项，其中有药物领域标准15项，见表4-5。47项国家标准中我国主导34项、韩国7项、日本5项、加拿大1项。这些标准的制定将会对规范提高传统草药及其制成品、中药相关的医疗设备、信息领域的安全使用和质量安全有重要作用，将会对推动包括我国中药在内的传统医药走入国际市场、打破国际市场贸易壁垒有深远的影响。

表4-5　ISO颁布药物领域标准

标准号	中文名称	提交单位
ISO 17217-1：2014	中医药—人参种子种苗-第一部分：亚洲人参	中国中医科学院中药研究所
ISO 18664：2015	中医药—中草药重金属检测方法	中国中医科学院中药研究所
ISO 20759：2017	中医药—艾叶	中南民族大学药学院
ISO 20408：2017	中医药—三七种子种苗	昆明理工大学
ISO 19824：2017	中医药—五味子种子种苗	中国农业科学院特产研究所
ISO 20311：2017	中医药—丹参种子种苗	上海华宇药业有限公司
ISO 19610：2017	中医药—红参工业生产过程的通用要求	韩国
ISO 20409：2017	中医药—三七	昆明理工大学
ISO 21315：2018	中医药—灵芝	浙江寿仙谷医药股份有限
ISO 22584：2019	中医药—当归	上海中医药大学
ISO 21314：2019	中医药—丹参	上海华宇药业有限公司
ISO 21316：2019	中医药—板蓝根	上海中医药大学
ISO 21370：2019	中医药—铁皮石斛	浙江寿仙谷医药股份有限
ISO 21317：2019	中医药—金银花	临沂大学
ISO 22212：2019	中医药—天麻	昆明理工大学

四、中药质量安全风险管控

(一) 以风险控制的科学理论指导中药有害物质标准建设

国家药典委员会提出以"风险控制"为核心开展中药质量安全标准建设。近年来，在广泛开展中药重金属、农药残留等外源性有害残留物风险控制研究的基础上，已逐步开展基于内源性有毒物质的有毒中药风险控制研究。如补骨脂、山豆根、淫羊藿以及含有雷公藤甲素、马兜铃酸等毒性成分的中药风险控制研究已有报道。风险评估是风险控制研究的基础，由危害识别、危害特征描述、暴露评估和风险特征描述 4 个核心步骤组成。危害识别是风险评估的第一步，即一种因素能引起生物系统或人群发生不良反应作用的类型和属性的过程，其核心是对毒性效应、毒性物质及毒性机制进行定性表述，并考虑成分迁移代谢及相互作用。"一药多源"历史由来已久，《中国药典》2020 年版收载多基原中药 147 种，占收录品种的 23.9%。有毒中药的多基原性导致药材品种混杂，毒性物质及机制未知，这为有毒中药的危害识别带来极大挑战。此外，由于中药毒理学发展相对较晚，除少数品种以外，大多数有毒中药不同基原物种间毒性物质类别和含量不明确，毒性效应和机制亦未知，多基原有毒中药临床互用及同一质量标准是否合理还缺乏科学阐释。因此，为保证多基原有毒中药临床用药的安全性和质量可控性，亟需以危害识别为导向，从其关键三要素毒性效应、毒性机制及毒性物质出发，开展多基原有毒中药安全性的一致性和特征性研究。

(二) 原料风险及资源保障

在几千年的发展积累中，中医药形成了一整套完善的风险管控体系，如讲究药材的道地性，通过炮制改性、组方配伍，到药物用量、用法的掌握，乃至辨证施治等系列措施，有效地控制了中药的安全性。今天大众对中医药安全性好的总体感认，正是源自传统中医药对安全性的高度重视，并采取了系列行之有效的风险管控措施。根据现代药品全生命周期理念，企业应对上市后药品的安全性进行持续性跟踪和监督，及时发现过程中出现的安全性隐患，并将相应的问题详细收集和汇总，并向监管部门汇报。长期以来，部分中成药企业对于上市后中药的安全性问题认识不足，"只管销售，不管问题"，一方面热衷于扩展说明书规定外的适应证应用，一方面却又疏于监测及研究产品安全风险，一旦出了问题，再想办法事后"摆平"。近年来，安全问题已经越来越成为决定部分中药产品生死存亡的关键因素。安全风险同样是中药大品种成长道路上重要的制约因素。2013 年，多家媒体爆出，槟榔早已被世界卫生组织国际癌症研究中心认定为一级致癌物，随之，以槟榔为原料的四磨汤口服液等中成药遭遇重创。只有充分认识到潜在的风险，未雨绸缪，才能防患于未然。有效甄别出安全性存在问题或者隐患的品种，才能避免辛苦培育的大品种因"先天不足"而导致"流产"。中药毒性分级的概念在我国具有悠久的历史，中医药形成了一系列用药原则和方法，形成了具有独特内涵的"药毒"理论，为认识中药的性质、功能、毒性等提供了理论和实践依据。在传统的本草文献和现行的《中国药典》中，均有中药有毒、无毒的记载及毒性强弱的分级（如大毒、有毒、小毒）。2020 年版《中国药典》（一部）共收载 83 种毒性饮片，其中大毒 10 种、有毒 42 种、小毒 31 种。除了传统意义上的有毒中药，业界以往普遍对一些潜在毒性药材关注较少。这些药物在我国古代本草中通常并无明确的毒性记载，但在临床或动物实验中却已表现出一定的毒性，导致临床用药的各种安全隐患。随着中药的临床应用越来越广泛，一些在传统中被认为不具有毒性的中药，如刺五加、何首乌、补骨脂、决明子、大黄、淫羊藿、柴胡等中药的肝肾毒性事件发生，给临床用药的安全性和合理用药带来了挑战，也应引起中药企业的关注。

（三）药物不良反应控制风险

在开展具体药品风险信号流程中，要根据药品不同而有所调节，根据药品临床进展阶段不同可采取的风险信号控制手段也不同。可能所需要采取的药品风险提示信号信息控制措施包括：进行风险信号综合管理控制干预，通过媒体发布宣传修改相关中药说明书不良反应部分，也可以制定相关执业住院医师健康管理用药安全管理指南，发布药物安全性通知告知医务人员，通过地方政府发布相关公告，对相关执业住院医生及其他医务人员组织开展健康用药教育工作等；通过干预医务人员行为进行风险管理控制，包括进行药品销售登记注册、签署药品知情同意书、提供国家实验室药品检验合格证明、提供药品可获得合格证明、限制药品使用、限制药品超说明书剂量使用和限制，药品处方的续配、药物不良反应监测；药品市场供应干预也是重要的渠道，例如药品召回、撤市、中止或暂时撤销药品上市销售许可、特殊药品供应等，药品主要生产经营企业同样可以提供更多的风险信息、对风险信号定期进行审核、制定药品风险影响最小化控制措施、开展市场研究等。

安全、有效是对药物最基本的要求，也是中药持续发展的必备条件。正确认识中药的安全性，需要对中药不良反应、安全性评价等问题进行深入研究和全面认识。药物的临床安全性评价与有效性评价从理念上不同。有效性评价是对人群绝大多数情况的评价，因此要通过统计学发现规律，而安全性评价则不一定基于统计学，有时候个案也具有极其重要的临床意义。因此安全性研究需要从多源证据中找到线索，相互印证和统一指向，以此来发现药物不良反应的风险信号。而对于中成药，具有源自天然、生命周期长、风险环节多、靶点效用等特点，要进行中成药的风险信号发现与风险管控必须从药品源头进行控制，从中药生长的土壤环境、采收、炮制、生产工艺、质量标准、运输贮存以及临床应用中的剂量、联合用药等各个环节，采取全链条的风险管控模式，构建安全性证据体。须充分继承中药毒性理论，重视中药的临床应用，加强药品安全性管理，以此减少药物不良反应的发生。

专栏 4-4　基于黄药子的药代动力学探究中成药白蚀丸致肝损伤的机制

黄药子曾收载于《中国药典》1963 年版一部、卫生部药品标准中药材第一册（1992 年版）、广东省中药材标准（2011 年版）等，虽然文献报道黄药子中有二萜内酯、甾体皂苷、黄酮、酚类、有机酸类、芪类、多糖等诸多成分，但尚无质控标准成分。

近几年有研究发现黄药子二萜内酯类（Diterpene Lactone）成分是发挥药效和引起肝脏毒性的主要物质基础，也是药物代谢酶 CYP3A4 的作用底物。黄药子中二萜内酯类成分剂量达到一定程度时，药代动力学特征发生变化，半衰期较长，易蓄积，应注意给药间隔和用量。

中成药白蚀丸的处方为：盐补骨脂（357 g）、制何首乌（595 g）、黄药子（71 g）、丹参（71 g）、红花（71 g）、蒺藜（1010 g）、紫草（71 g）、灵芝（595 g）、降香（71 g）、海螵蛸（48 g）、牡丹皮（71 g）、苍术（泡）（24 g）、甘草（48 g）、龙胆（24 g）。

其中补骨脂的主要成分为（异）补骨脂素，研究发现其对药物代谢酶 CYP3A4 具有抑制作用，进一步影响了黄药子中二萜内酯类成分（黄独素 B）的代谢，从而在肝脏中的蓄积，产生较大的肝损伤作用。

面对此类药物相互作用产生的不良反应，可以限定黄独素 B 在药物中的含量范围，并对长期服用的患者时刻进行药物代谢酶活力的监测，预防肝毒性损伤的发生。

资料来源：①杜乐梅，付淑军，吴增光，等. 黄独素 B 的体外代谢通路及其代谢产物研究 [J]. 中草药，2019，50（23）：5760-5766. ②第十届全国药物和化学异物代谢学术会议暨第三届国际 ISSX/CSSX 联合学术会议。

（四）药品市场风险控制评估

现代中药药品安全性使用问题日益备受社会关注，国内外专家学者从现代中药使用安全性风险监测、临床研究及中药实验结果研究等多个方面对常用中药使用安全性问题做了大量深入研究。中药药物安全性能的研究成果可用于借鉴药物安全警戒中相关信号的挖掘和分析处理，应用多种方式进行风险信号的挖掘或分析筛选相关信号，以准确判断服用药物和不良反应之间是否存在因果关系。中药药品安全性监测信号采集挖掘技术是开展中药上市后药物安全风险管理的重要技术基础，是药物安全警戒管理工作的核心内容。如何根据中药特点，准确收集中药安全性风险信号，并对信号来源进行有效、快速地筛选以及确认、评估，是进行药品风险管理的重要技术组成部分。安全性风险信号发现的根本目的是使药品从一个高风险作用级别逐渐降到低药品风险作用级别，直至进行常态化药品风险管理，即广泛性地收集药品风险预测信号，通过海量数据挖掘等信息技术对药品风险信号进行准确识别，用过程化的质量风险控制手段进行药品风险评估，采取药品风险影响最小化管理措施进行风险管理，应用于药物临床上并进行治疗后效果的评估。

药物与不良反应之间究竟是否可能存在因果相关性，药物的不良反应风险范围有多大以及哪些因素可能通过增加或间接降低这种反应风险，都是中药安全性风险评估的主要研究内容。关于药品风险管理控制措施的停止使用，撤市不是唯一手段，只是最极端的一种手段。此外，还可以通过修改中药药品使用说明书、加黑框粘贴警告、向专业医务人员上门寄发药品警示说明信件等方法，都可能是对中药药物使用风险控制的有效办法。中药风险管理的设计目的主要是为了确保每种中药及其在特定目标应用人群中的实际效益最大化，并使得每种药物应用风险达到最小化，而不是追求零风险。

五、建立中药全产业链质量追溯系统，保障中药质量有溯可循

（一）中药追溯法律规制现状

目前，我国关于中药追溯的主要法律规范从法律层级上看，有 2 部法律，1 部部门规章，另外 8 部为国务院及其部门发布的规范性文件。2012 年 8 月 5 日，商务部办公厅、财政部办公厅联合颁布《关于开展中药材流通追溯体系建设试点的通知》（以下简称《中药材追溯体系》），提出通过强化中药材经营者和市场开办者的质量安全第一责任人意识促其自觉落实追溯管理制度。这是运用现代信息技术实现中药材各环节交易凭证电子化，提高生产经营安全责任意识的尝试。2013 年 4 月 11 日，商务部办公厅发布了《关于做好第一批试点城市中药材流通追溯体系建设工作的通知》（以下简称《做好试点建设的通知》）。2016 年 1 月 12 日，国务院办公厅发布了《关于加快推进重要产品追溯体系建设的意见》。2016 年 9 月 22 日，国家食品药品监督管理总局发布了《关于推动食品药品生产经营者完善追溯体系的意见》（以下简称《完善追溯体系的意见》）。这些文件的出台，层层递进地提出了落实质量安全主体责任，完善制度并细化明确生产经营者责任和义务的要求。2018 年 10 月 31 日，国家药品监督管理局发布了《关于药品信息化追溯体系建设的指导意见》（以下简称《药品信息化追溯体系》），在追溯体系建设、追溯责任及追溯管理责任三方面从主次责任层面做出了明确要求，将主体具体为药品上市许可持有人、生产企业、经营企业、使用单位。2017 年 7 月 1 日施行的《中医药法》第二十四条提到"国家鼓励发展中药材现代流通体系……建立中药材流通追溯体系"。2019 年 8 月 26 日新修订的《中华人民共和国药品管理法》（以下简称《药品管理法》）共有 5 条关于药品追溯的条款，分别为第七条、第十二条、第三十六条、第三十九条、第一百二十七条。2020 年 1 月 22 日，国家市场监督管理总局发布了《药品生产监督管理办法》（以下简称《管理办法》），规定药品上市许可持有人、药品生产企业应当建立并实

施药品追溯制度。

（二）强化质量安全全程追溯管理

在国家药品抽检评价、各省级药监、药检部门的监督抽检、专项抽检等工作中，针对不合格的中药材及中药饮片，严厉追查上游来源和下游去向，进行质量追踪，强化质量溯源管理。强化企业主体责任和政府监管责任，严把中药材及中药饮片各环节、各层次关口，进一步强化全过程、全链条、全方位监管，加强全面质量管理，切实保障质量安全。

探索建立以中药材或中药饮片编码管理为溯源手段的产品质量信息监督平台，形成来源可查、去向可追、责任可究的信息链条。鼓励药品生产经营企业推行质量管理规范，建立符合全过程管理及质量控制要求的追溯系统，实现中药材及中药饮片从采购、生产到销售、使用的全程可追溯监管，建立内部监管与外部监管相结合、资源共享、信息互通的机制。同时，加强中药饮片安全风险评估与监测防控管理，从危害识别、暴露评估、危害特征描述和风险特征描述4方面进行临床风险评估，保障公众用药安全，引导中药产业健康、有序、规范发展，提升中医药行业的整体水平。

专栏4-5 甘肃琦昆中药材全链条绿色工程

甘肃琦昆农业发展有限公司的"公司+基地+合作社+农户"的宕昌模式，现已成为当地药农稳定增收的主要途径，该公司通过绿色种植、无硫加工、气调养护、溯源赋码，切实做到了农民绿色种植保收益，企业绿色加工保质量，储存绿色养护保品质，生产全程追溯保真实。

1. 规范种植

琦昆中药材仓储物流基地与宕昌县政府合作，为当地中药材种植大户、种植合作社等提供追溯管理系统服务，并通过与APP配套的物联网设备实现种植信息的报备、自动采集和过程监控。

2. 质量检验

该公司依托基地现有检测资源与协会的第三方检测机构联合建立"中药材第三方检测技术服务中心"，采取"预检、抽检、快检"相结合的方式开展社会化质检服务。该公司在中药材出入库及流通的关键节点均进行质量检测，并将检测报告上传至追溯系统，为质量安全提供保障。

3. 入库赋码

追溯管理APP所记录的种植环境、田间管理过程，加工工艺环节、加工过程、分级包装信息以及质检报告，统一进行规范化、数字化、智能化管理，最后对合格药材进行赋码。赋码后进入仓储、养护、交易以及运输过程，实现全程可追溯。

4. 仓储管理

立足于当地实际情况和产业发展现状，宕昌基地建成5.3万平方米的生产车间与现代化仓库；实现静态仓储5万吨，动态15万吨的仓储能力。着力强化初加工、仓储、精加工等环节，进行规范化、智能化管理，降低以前传统仓储加工带来的损失，为行业提供质量保证可溯源、检测包装标准化、养护仓储为一体的道地药材、中药饮片及一站式电子交易服务。

5. 气调养护

养护是确保中药材在库管理和流通过程中品质安全的重要工作，气调养护具有防治虫蛀、防止霉变、抑制变色、保持水分、保持品质等功效，降低综合养护成本，确保药材质量；同时配套物联网远程监控设备、气调箱的应用，真正做到品质有保证、全程可溯源，产品质量好，安全更有效。

资料来源：https://med.sina.com/article_detail_103_1_110379.html

（三）体现全过程质量控制和全生命周期管理理念

要使中药追溯充分发挥作用，首先需要从立法层面上逐步完善中药追溯制度，做好顶层设计；其次，政府作为信息记录和传递有效进行的保障者，应统一部门职能并以落实企业主体责任为基础实现全流程信息化监管。一般而言，企业是建立追溯系统的主体，是追溯信息的记录者和传递者，当前需立足于中药产业链主体的复杂性立法明确责任义务主体。同样重要的是，在中药追溯系统建设中，需要统一的标准来确保信息互联互通，避免信息孤岛，以规范促进中药标准化与国际化。

中药新药药学研究应加强药材/饮片、生产工艺、质量标准等全过程质量控制研究，建立健全符合中药特点的全过程质量控制体系。药学研究不但体现在新药上市前，也应在上市后继续研究，保证上市产品质量与确证性临床试验样品质量的一致性，并对药品的安全性、有效性和质量可控性进一步研究。随着对产品认知的提高和科学技术的不断进步，持续改进药品生产工艺、加强质量控制，实施全生命周期管理，促进产品质量不断提高。鼓励运用现代信息技术建立追溯体系，保证全过程信息真实、准确、完整和可追溯。

（四）中药质量标志物（Q-marker）的提出，完善中药源头和全过程质量控制

中药质量控制方法作为中药质量监管的重要技术手段之一，目前包括性状检查、显微鉴别、定性定量检查、指纹图谱等方法，这些方法各有优缺点，但在实践中均不能完全保证中药质量的稳定可控，无法满足人民群众对高质量中药的需求。为了加强中药药材和中药制剂质量评价研究，确立稳定可控的质量标准，从而加强对中药产品生产过程控制和质量监督管理，"中药质量标志物（Q-Marker）"的概念应运而生。中药 Q-Marker 于 2016 年由刘昌孝院士创造性提出，是指存在于中药材、饮片、提取物、单方或复方制剂中与功效相关的物质，可以进行定性和定量分析，具有生物学效应的特异性和来源的溯源性，同时，Q-Marker 要在中医理论指导下、体现组方配伍原则。Q-Marker 的概念引入中药原料药及其制剂的质量控制中，有利于确立稳定可控的中药质量评价体系，便于对中药生产过程和产品质量进行把控，从而达到控制中药质量、确保疗效和安全性的目的。

中药 Q-Marker 是一个整合性和开放性的概念，有效融合了其他观点，是与有效性、安全性相关联的，可以用于定性和定量的，具有来源的溯源性和产业过程的传递性，并能够体现中药组方配伍的，可以涵盖和融合化学成分、生物效应、性状、显微特征、DNA 条码、指纹图谱等多种质控指标和方法，体现整体和多元性特点的质量控制概念。该概念的提出为中药质控指标的合理选择，以及实现中药全过程质量控制提供了较好的研究路径。

中药材经产地加工、炮制后形成饮片，饮片经提取浓缩、制剂成型制成中成药，中药制剂质量与药材、饮片质量密切相关。中药制剂的质量控制研究包括药材、饮片、制剂等全过程的研究，中药 Q-Marker 的研究着眼于全过程的传递性、溯源性，建立 Q-Marker 中药产业链的全过程控制体系，最终实现中药制剂质量的有效控制。中药 Q-Marker 的研究强调质量的传递与溯源，通过从药材源头到成品全过程的质量、标准和控制研究，构建全程可溯源的控制和基于中药 Q-Marker 的中药产品质量追溯系统，是保证中药质量和产业全程控制的关键。药材、饮片、中间体到制剂的全过程中各个环节、过程是紧密联系和相互影响的，源头药材的质量决定了后续饮片以及制剂的质量，工艺决定了有效物质能否稳定传递，确定的制剂标准反过来也会影响对药材的质量要求等。应重视中药制剂生产过程中，定量或质量可控的药用物质从药材到饮片到中间体到制剂的传递过程，基于"质量源于设计"的思路和理念对药用物质及关键质量属性在不同环节之间的量质传递进行研究，确定影响药材、饮片和制剂的关键质量控制指标及范围，构建从药材、饮片、中间产物到制剂的质量标准体系，建立质量可追溯体系，体现饮片、中间产物及制剂的特点及其与安全有效性的内在联系，提高中药质量可控性。

专栏 4 - 6 中药质量标志物（Q-marker）的应用

张铁军等提出了基于"五原则"的复方 Q-Marker 研究思路，通过对药材-制剂-血中移行成分进行系统辨识，同时进一步将制剂中的成分与入血后的效应成分进行对比归属，阐明了质量"传递"和"溯源"的过程。指出中药质量控制应着眼于中药形成的全过程，应对植物中的合成成分、药材中的原有成分、饮片中的转化成分、制剂中的原形成分和入血的效应成分的传递和变化进行分析，建立基于质量传递与溯源的全程质量控制体系。并以疏风解毒胶囊为例，首先从药材-制剂-血中移行成分进行了系统辨识，处方 8 味药材中共辨识出 174 个化合物，制剂中分析确定了 94 个化学物，血浆中共筛选得到46 个外源性化合物，包括 27 个原型药物成分和 19 个代谢产物。通过将血中成分、制剂成分与药材成分进行比对归属，明确了质量属性的传递过程。疏风解毒胶囊中辨识出的 94 个成分，来源于虎杖的有 12个、板蓝根有 14 个、连翘有 18 个、马鞭草有 11 个、甘草有 22 个、柴胡有 8 个、败酱草有 14 个、芦根有 5 个。大鼠血浆中筛选得到的 46 个成分，主要来源于虎杖、马鞭草、连翘、甘草，为过程传递与溯源研究提供了示范性研究。

资料来源：张铁军，白钢，陈常青，等 . 基于"五原则"的复方中药质量标志物（Q-Marker）研究路径 [J] . 中草药，2018，49（1）：1 - 13.

第五章　中药资源价格

价值规律是商品经济的基本规律，在市场正常运行时，商品的价格在真实供求关系的影响下，围绕价值上下合理波动。对中药资源来说，价值规律具有强烈的有限性、地域性、多样性与多用性。我国中药资源的开发，有很长一段时期都是依赖野生药材的开发，随着野生资源的枯竭和种养殖技术的进步，繁育出野生变家种、家养品种，而野生中药资源与家种的价格又有极大的差距；地域对中药资源的影响表现在道地产区和非道地产区的差异，道地产区的药材价格往往高于非道地产区；此外，有很多中药资源不仅用于临床和中成药生产，药食同源物质在食品、农林生产、调味香料等也有广泛的应用，价格也受到其他产业发展的影响。本章回顾了 2020 年中药资源价格大体情况，对主要影响因素进行讨论，并对涨跌幅度较大的 20 个品种做重点分析，以期能够帮助市场各主体理性参与中药资源的生产和经营，促进中药资源市场的健康发展。

第一节　2020 年中药资源价格的整体回顾

随着中医药产业的蓬勃发展，中药材市场的供需受到越来越多因素的影响，越来越难以按照以往的"经验"来判断市场行情，进而做出科学合理的种植与投资策略、制定稳定行业健康发展的宏观调控政策。中药材价格指数能够反映中药材价格总体变动的相对数，为市场各方参与者提供了价格变动的趋势和程度，反映出交易市场繁荣与否的态势，反映了中药材价格变化趋势和程度的经济指标，中医药产业各方参与者可以通过中药材价格指数清晰直观地了解中药材行业的情况，辅助药农制订合理的种植计划、药商做出适时的收购决策，政府发布宏观的调控政策，以促进中医药行业的健康发展。现行的价格指数为官方授权或企业自行编制的指数，康美中国中药材价格指数是国家发改委授权发布，也是首个编制的价格指数，本节数据均选自康美中国中药材价格指数。

2020 年中药材市场一波三折：一季度疫情暴发，除部分疫情、清热解毒类品种，多数品种流通停摆，行情低迷；二、三季度倒春寒、南方暴雨成灾，导致部分品种减产严重，但后疫情时期，医院直接需求服务人流减少，互联网医院提升，终端需求下降，市场疲软，减产价未涨，疲软掩盖或者推迟行情暴发，前三季度 GDP 转正，市场仍是低迷不前；三季度末、四季度初，随着国家经济数据持续向好，国内疫情管控科学、国际国内需求增强，紧信用、宽货币的政策下，压抑的有效需求得以集中释放，市场从低迷一步跨入火爆，走出了强势的"V"型反转势态。

一、从中药资源价格总指数看 2020 年中药材价格整体变化

从中药资源价格总指数上来看，2020 年全国中药资源价格指数整体趋势上涨，其中有两次较大的

涨幅。1~4 月明显上涨，从 1 246.17 点上涨至 1 294.59 点；5~7 月小幅下跌至 1 275.74 点，随后价格持续上涨，到 12 月涨至 1 327.53 点。与年初相比，价格指数上涨 81.36 点，涨幅为 6.53%，整体波动不大，见图 5-1。

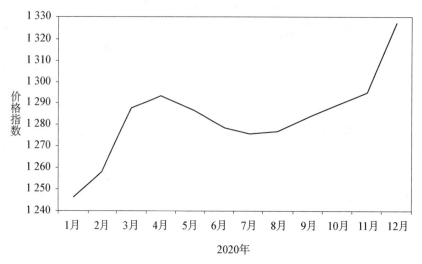

图 5-1　2020 年全国中药资源价格指数

二、野生药材指数

野生药材指数选取赤芍、蒺藜、水蛭等 29 种野生药材进行编制。从野生药材指数上来看，2020 年野生药材指数与中药资源价格总指数整体走势相同，1~6 月价格指数一路走高，从 2 091.78 点涨至 2 260.15 点，7 月、8 月价格指数下行，9 月后价格指数一路上涨，到 12 月已涨至 2 467.79 点。与年初相比，上涨 376.01 点，涨幅达 17.98%，变化幅度高于 2020 年中药材价格总指数，见图 5-2。

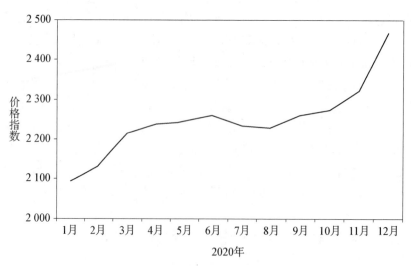

图 5-2　2020 年野生药材价格指数

三、全国中药资源价格变化趋势

HP 滤波分析法是 Hodrick 和 Prescott（1981）在分析美国二战后经济景气时首次提出的一种滤波方法，可用于时间序列的长期分析和周期波动分析。将 2013—2020 年中药资源价格指数采用 HP 滤波模型进行分析，得到图 5-3。从图中可以看出，2013—2020 年全国中药资源价格指数呈上升趋势；从周期波动来看，2013—2016 年初有一次波动，2016—2019 年末有一次波动，基本呈现 3 年一次小波动周期。目前中药材价格处于波动小周期的上升阶段，处于正常波动范围内；从近两次波动情况来看，中药材价格仍有一定的上升空间。

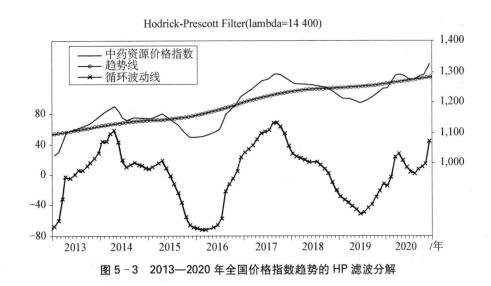

图 5-3　2013—2020 年全国价格指数趋势的 HP 滤波分解

四、从单品种药材价格看具体品种的价格波动

2020 年中药材价格持平的品种居多，上涨品种数量略高于下跌品种。在中药天地网统计的 623 个品种中，有 191 个品种价格上涨，255 个品种持平，177 个品种价下跌，见图 5-4。从图 5-5 中可以看出，价格波动在 0~40% 的下跌品种有 175 个，上涨品种有 150 个；波动幅度在 40% 以上的下跌品种有 2 个，上涨品种有 41 个，上涨品种多且上涨幅度大，拉动 2020 年整体大盘的上涨。下跌幅度最大的品种为吴茱萸、木香、百合，与 2019 年同期相比，分别下跌 69.23%、41.94% 和 38.46%；涨幅最大的品种为蛇莓、大枫子、萹蓄，与 2019 年同期相比，分别上涨 200.00%、146.67% 和 140.00%。

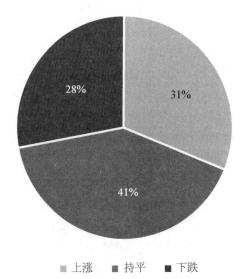

图 5-4　2018 年中药材价格涨跌比

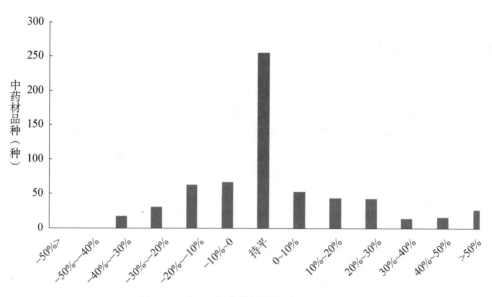

图 5 - 5　2020 年中药材价格涨跌幅分布图

第二节　中药材价格波动的因素分析

一、质量因素

质量是影响中药材价格的一大因素，"一分价钱一分货"，体现了质量对价格的重要性。目前，中药材常见的质量问题有栽培药材品质下降，体现在外观性状差异大、成分含量不合格；非药用部位掺杂的比例较多；重金属及农药残留的污染依然存在；资源紧缺的药材多出现近缘种属药材混用等情况。2019 年 12 月 1 日起，新修订的《药品管理法》开始实施，对中药相关内容做出多项修订。增加"国家鼓励运用现代科学技术和传统中药研究方法开展中药科学技术研究和药物开发，建立和完善符合中药特点的技术评价体系，促进中药传承创新"。这一修改为解决中药传承创新发展中的技术评价体系建立问题提供了法律支撑。另外，新版药品管理法将现行药品管理法中的"国家保护野生药材资源，鼓励培育中药材""国家实行中药品种保护制度，具体办法由国务院制定"修改为"国家保护野生药材资源和中药品种，鼓励培育道地中药材"，凸显了道地中药材的价值。值得注意的是，建立中药饮片追溯体系也被写入新版药品管理法。新版《药品管理法》明确，中药饮片生产企业履行药品上市许可持有人的相关义务，对中药饮片生产、销售实行全过程管理，建立中药饮片追溯体系，保证中药饮片安全、有效、可追溯。同时明确了对生产、销售不合格中药饮片行为的处罚，规定生产、销售的中药饮片不符合药品标准，尚不影响安全性、有效性的，责令限期改正，给予警告；可以处 10 万元以上 50 万元以下的罚款。对中药材行业来说，道地药材道地产区生产，整体规划统一监管，闭环流通，是中药在新管理法下的生存之道；中药材生产的小、散、乱、低现象，是中药产业一直落后于化药产业的重要原因。新版《药品管理法》的实施，对中药材提出了新的要求，不符合溯源要求、不符合药材标准的中药材被清除出市场，容易促进优质药材价值得以充分体现的现象。

二、气候因素

中药材具有农产品的属性，属于农副产品中的一类特殊产品。农业生产的产量和效益在很大程度上受自然条件的影响，引起供需关系的不断变化，从而导致中药材的价格出现持续波动。2020 年厄尔尼诺现象的回归，引发各种极端恶劣的天气。"倒春寒"如期而至、局地冰雹、大范围寒潮、干旱轮流上场，影响正值采收期品种的采收进度、加工、晾晒等环节，更是对一些怕多雨的家种品种生长提出挑战。河南西峡遇到强降雪的侵袭，连翘生长受影响，2020 年产新后价格上涨；南方地区从暴雨转为雨水连绵，此次"倒春寒"冷空气影响面积较广，从河北到湖南都有降雪、降温、降雨。7 月末，随着降雨带北移，华北、东北进入主汛期，北方多平原，且是根茎类药材主产区，安徽降雨多，产新后价格略微上涨。

三、疫情因素

疫情是影响中药材价格的一大因素。历经"非典""甲流"，并在新冠疫情常态化管理的条件下，传统抗疫产品金银花、板蓝根、苍术、薄荷等难以掀起大的浪潮，国人对抗疫中药的态度回归理性，不再盲目跟风囤货。另一方面，由于疫情原因，进口药材原产国封国，进口药材来货受阻，西红花、山慈菇、孜然、进口枣仁、豆蔻等受海外疫情严重影响，国外关口封闭，市场流通货源量减少，引起药材价格上涨。以豆蔻为例，市场主流货源为印尼、越南、泰国等东南亚地区，2019 年疫情暴发前为 52 元/kg，此后价格不断上涨，最高价达 350 元/kg，到 2020 年底价格开始出现松动，收于 260 元/kg，最高价位为 2019 年年初的数倍之高。

四、政策影响

2020 年第十三届全国人民代表大会常务委员会第十六次会议通过《关于全面禁止非法野生动物交易、革除滥食野生动物陋习、切实保障人民群众生命健康安全的决定》，全面禁食野生动物。受到人工养殖技术和成本的限制，目前很多动物类中药材的主要来源为仍野生，如桑螵蛸、全蝎等，在禁野令的影响下乌梢蛇、水蛭、蛤蚧价格不同程度上涨；在地方有食用习惯的动物类药材，如蝉蜕，由于已经严令禁食，反而使此类中药材货源产出量的增多，价格下跌。

专栏 5-1　我国全面禁止非法野生动物交易、革除滥食野生动物陋习

为了全面禁止和惩治非法野生动物交易行为，革除滥食野生动物的陋习，维护生物安全和生态安全，有效防范重大公共卫生风险，切实保障人民群众生命健康安全，加强生态文明建设，促进人与自然和谐共生，十三届全国人大常委会第十六次会议 24 日下午表决通过了《关于全面禁止非法野生动物交易、革除滥食野生动物陋习、切实保障人民群众生命健康安全的决定》（以下简称《决定》），《决定》自公布之日起施行。

《决定》明确规定，凡野生动物保护法和其他有关法律禁止猎捕、交易、运输、食用野生动物的，必须严格禁止。全面禁止食用国家保护的"有重要生态、科学、社会价值的陆生野生动物"以及其他陆生野生动物，包括人工繁育、人工饲养的陆生野生动物。全面禁止以食用为目的猎捕、交易、运输在野外环境自然生长繁殖的陆生野生动物。

《决定》规定了严厉惩治非法食用、交易野生动物的行为。对违反野生动物保护法和其他有关法律规定，猎捕、交易、运输、食用野生动物的，在现行法律规定基础上加重处罚。对本《决定》增加的非法食用和以食用为目的猎捕、交易、运输野生动物的行为，参照适用野生动物保护法等法律关于同类违法行为的处罚规定进行处罚。

对于鸽、兔等人工养殖、利用时间长，技术成熟，人民群众已广泛接受的人工饲养的动物，《决定》规定，列入畜禽遗传资源目录的动物，属于家畜家禽，适用畜牧法的规定。

《决定》还规定，因科研、药用、展示等特殊情况，需要对野生动物进行非食用性利用的，应当按照国家有关规定实行严格审批和检疫检验。国务院及其有关主管部门应当及时制定、完善野生动物非食用性利用的审批和检疫检验等规定，并严格执行。

材料来源：http://npc.people.com.cn/n1/2020/0304/c14576-31616523.html

第三节　重点品种价格波动分析

一、涨幅最大的10个品种

（一）萹蓄

萹蓄是蓼科植物萹蓄 *Polygonum aviculare* L. 的干燥地上部分，味苦，性微寒。归膀胱经，具有利尿通淋、杀虫、止痒的功效，可用于热淋涩痛、小便短赤、虫积腹痛、皮肤湿疹、阴痒带下。现代研究表明，萹蓄中含有黄酮、苯丙素类、酚酸类、萜类及甾醇类化合物、氨基酸等成分，具有利尿、抑菌、杀螨杀虫、降压、降血糖、舒张血管的作用。

萹蓄为一年生草本植物，多为野生，全国均有分布，临床用量不大，为小品种药材。在2020年12月以前，萹蓄价格持续低迷，基本维持在3元/kg左右，2020年12月，萹蓄价格由约2.5元/kg上涨至6元/kg，涨幅达140%，见图5-6。萹蓄为小品种，价格变动主要受当年产新量影响。由于萹蓄前几年

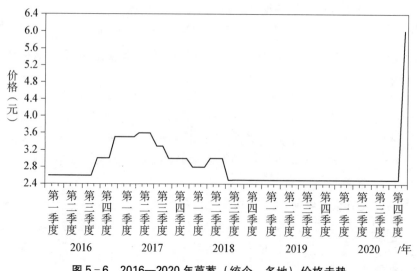

图5-6　2016—2020年萹蓄（统个，多地）价格走势

持续低价，农户采挖积极性不高，市场库存不多；加之城市扩张，野生资源逐渐减少，在2020年上新后，价格开始上涨。

（二）广藿香

广藿香是唇形科植物广藿香 *Pogostemon cablin*（Blanco）Benth. 的干燥地上部分，性微温，归脾、胃、肺经，具有芳香化浊、和中止呕、发表解暑的功效，可用于湿浊中阻、脘痞呕吐、暑湿表证、湿温初起、发热倦怠、胸闷不舒、寒湿闭暑、腹痛吐泻、鼻渊头痛。目前，越来越多的广藿香化学成分被分离和报道，从广藿香中已发现包括黄酮类、萜类、苯丙素类、甾体、生物碱类等90余种化合物，具有抗病原微生物、调节胃肠功能、止咳、平喘、抗炎、镇痛等作用。

2016—2020年，广藿香价格出现了3次较大变动，见图5-7。2016年1月—2017年1月，广藿香价格一路下跌，从19元/kg跌至10.5元/kg，跌幅达44.74%；2017年1月—2020年2月，广藿香价格持续低迷，在12元/kg上下浮动。仅2020年一年，广藿香价格就经历了两次大的波动，2020年3月，价格从13元/kg涨至21元/kg，但仅在高位运行3个月，产新后价格就跌至16元/kg；2020年11月价格继续上涨，到12月涨至28元/kg，达到近几年价格最高位。

广藿香一直是抗疫明星产品，主要种植在广东湛江、阳春、茂名、肇庆，海南万宁等地。2020年年初疫情，广藿香货源得到了良好的消化，到下种期相对于往年数倍的高价对产区生产带来了不少的刺激，新老产区大量发展种植，面积倍增。但是广藿香是对生长要求比较苛刻的品种，容易受病菌的影响大面积死苗。湛江、高州、阳春老产区多使用扦插苗种植，死苗现象普遍，造成增种不增收。目前广藿香新陈货源继续显缺，加上疫情依然存在，价格仍有上涨空间，预计新的产新期后，价格或可能回落。

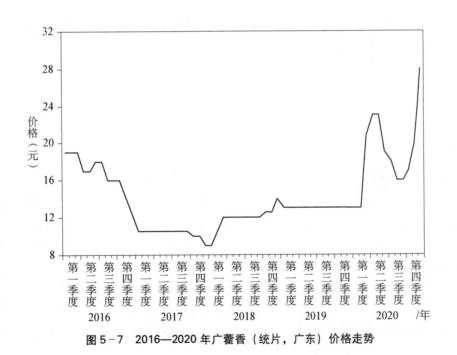

图5-7 2016—2020年广藿香（统片，广东）价格走势

（三）莲须

莲须为睡莲科植物莲 *Nelumbo nucifera* Gaertn. 的干燥雄蕊，味甘、涩，性平，归心、肾经，具有固

肾涩精的功效，可用于遗精滑精、带下、尿频。现代研究表明，莲须中含有黄酮类、脂肪酸类、萜烯类化合物，具有收缩子宫、弱雌激素样、抗腹泻、抗氧化、镇痛等作用。

2016—2020 年莲须价格在经历 4 年的蛰伏期后，价格从陡然上涨，见图 5−8。2016—2019 年 8 月，莲须价格稳定在 70 元/kg 左右；2020 年产新后，价格迅速上涨，从 80 元/kg 涨至年末 170 元/kg，涨幅达 113%。莲须、莲子、莲子心原植物均为莲，为同一植物的不同用药部位，其中莲子为药食两用中药材。随着人们的保健意识增强，买莲子自行食用者增多，煲汤、熬粥等方面的使用，使莲子进入了寻常百姓的餐桌，莲子需求日益增加。但莲须的采摘会影响莲子的产量，加之莲须需求量远不及莲子，因此在莲子需求旺盛、价格日益走高的情况下，莲须价格也随着上涨。目前莲须价格刚攀至高位，预计仍会在高价运行。

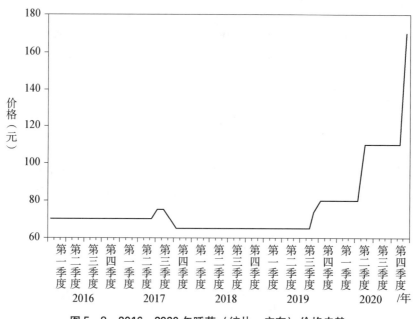

图 5−8　2016—2020 年睡莲（统片，广东）价格走势

（四）八角茴香

八角茴香是木兰科植物八角茴香 *Illicium verum* Hook. f. 的干燥成熟果实，味辛，性温，具有温阳散寒、理气止痛的功效，可用于寒疝腹痛、肾虚腰痛、胃寒呕吐、脘腹冷痛。现代研究表明八角茴香含有大量的化学成分，包括挥发油、苯丙素、倍半萜内酯、黄酮等物质，具有杀虫、抗菌、消炎止痛、抗疲劳、抗焦虑、抗动脉粥样硬化、神经营养等活性作用。八角属于药食两用的品种，虽在中药临床中用量不大，但大量用于副食调料、日用香料等。

2016—2020 年八角茴香价格一路上涨，主要有 3 次较大幅度的变动，见图 5−9。2016 年 8 月产新后，八角茴香价格从 18 元/kg 开始上涨，年底收于 29 元/kg；2017 年价格开始回落并逐渐趋于平稳，年底基本回归到 2016 年涨价初价位，达 19 元/kg；第二次上涨从 2018 年起，八角茴香价格开始一路上涨，直到 2019 年 8 月产新前，价格达 52 元/kg，与 2016 年年初相比，价格上涨近 2 倍，2019 年产新后价格稍有回落；2020 年 3 月产新后，八角茴香继续上涨，年底达 90 元/kg 高价。八角茴香价格与 2020年年初相比价格上涨 1 倍；与 2016 年相比，价格上涨 4 倍。究其原因，2018 年之前八角茴香价格偏低，产区种植户生产管理积极性低，植株老化加上病虫害严重，产量明显下降，加之近年库存得到良好的消化，两方面的原因导致货源供应趋紧，产区、市场人气旺盛，大红产新期间行情一日一个价地上涨。虽然八角茴香价格已经达到历史较高位，但 2020 年产新不多，2021 年仍会在高位运行一段时间，预计产新后价格会逐渐回落。

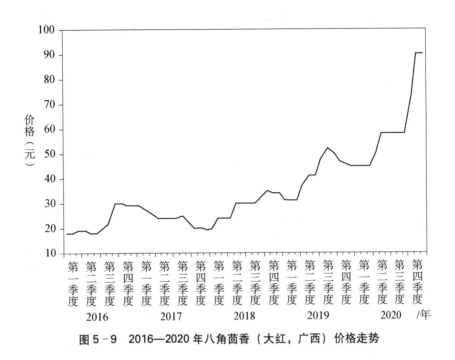

图 5 - 9　2016—2020 年八角茴香（大红，广西）价格走势

（五）海螵蛸

海螵蛸为乌贼科动物无针乌贼 *Sepiella maindroni* de Rochebrune 或金乌贼 *Sepia esculenta* Hoyle 的干燥内壳，味咸、涩，性温，归脾、肾经，具有收敛止血、涩精止带、制酸止痛、收湿敛疮的功效，可用于吐血衄血、崩漏便血、遗精滑精、赤白带下、胃痛吞酸；外治损伤出血、湿疹湿疮、溃疡不敛。现代研究表明，海螵蛸中含有碳酸钙、氨基酸、海螵蛸多糖、多种微量元素等成分，能够中和胃酸、保护黏膜、抗溃疡、止血清创。

2016—2020 年海螵蛸价格稳步上涨。2016—2018 年价格相对平稳，在 14 ~ 20 元/kg 之间浮动；2019 年开始进入上升期，从 22 元/kg 一路上涨，到 2020 年 12 月已达 55 元/kg，与 2019 年年初相比价格上涨150%，见图 5 - 10。海螵蛸临床应用范围较窄，在需求方面难以拉动价格的大幅度上涨；但由于海螵蛸加工程序多，乌贼鲜货去除软体后，收集乌贼骨，需要经过晒干、漂洗、干燥、去硬壳等步骤，工值较高；加之近两年疫情影响，口岸来货量少，国内货源不足，多重因素导致价格上涨。目前全球疫情形势依然紧张，海螵蛸刚攀升至高位，预计仍会维持高价运营一段时期。

（六）豆蔻

豆蔻为姜科植物白豆蔻 *Amomum kravanh* Pierre ex Gagnep. 或爪哇白豆蔻 *Amomum compactum* Soland ex Maton 的干燥成熟果实。按产地不同分为"原豆蔻"和"印尼白蔻"。味辛，性温，归肺、脾、胃经，具有化湿行气、温中止呕、开胃消食的功效，可用于湿浊中阻之不思饮食、湿温初起、胸闷不饥、寒湿呕逆、胸腹胀痛、食积不消。现代研究表明，挥发油为白豆蔻的主要成分，其中 1，8 -桉叶素达 66.81%；此外还含有甲基化的黄酮醇类化合物。

2016—2019 年 4 月，白豆蔻价格相对稳定在 50 元/kg 上下波动，最低价 34 元/kg，最高 62 元/kg。

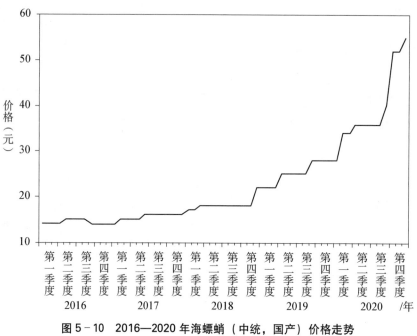

图 5-10　2016—2020 年海螵蛸（中统，国产）价格走势

从 2019 年 5 月起，白豆蔻价格进入上升通道，2020 年 11 月达最高价 340 元/kg，与 2020 年年初的 140
元/kg 价格相比，价格上涨 2 倍之多，见图 5-11。白豆蔻价格的上涨，一方面与主要进口国印尼的产
量有关。2019 年 5—10 月，印尼发生森林大火，并持续着干旱天气，产地白豆蔻库存量本来不多，且有
许多游资关注相关情况，在各种因素叠加下，使得来货量持续偏少，价格从此迈向上升的通道。11 月
上旬关口虽然陆续有来货，但受森林大火和干旱的影响，产地来货量依然偏小，一直观望的商户和游资
从中嗅到了机会，资本纷纷进入，行情持续上涨，价格一路高歌猛进。另一方面，2019 年 3 月中旬开

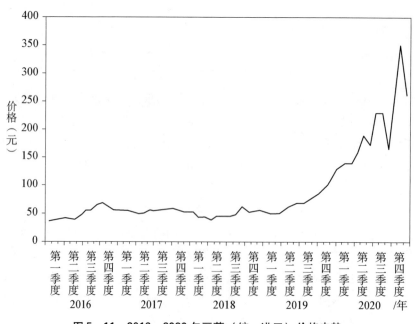

图 5-11　2016—2020 年豆蔻（统，进口）价格走势

始，我国海关严厉打击走私与边贸进口，使得不合法入关的白豆蔻难以有出路，正规手续流程多，使得入关成本骤然上升，关口来货量减少。此外，由于 2020 年疫情原因，各国进出口贸易量均大幅降低，加之白豆蔻前期库存不丰，2020 年仍表现出强劲的上涨态势。随着印尼白豆蔻产地的恢复和贸易恢复，白豆蔻价格开始回落，在 2020 年 12 月也已表现出此态势，目前还未回归到往年价格。

（七）蛤蚧

蛤蚧为壁虎科动物蛤蚧 *Gekko gecko* Linnaeus 的干燥体，味咸，性平，归肺、肾经，具有补肺益肾、纳气定喘、助阳益精的功效，可用于肺肾不足之虚喘气促、劳嗽咳血、阳痿、遗精。蛤蚧的化学成分以氨基酸、脂类、脂肪酸类及常量和微量元素为主，具有平喘、调节免疫、抗疲劳、抗肿瘤、抗抑郁、延缓衰老及性激素样作用。

2016—2020 年，蛤蚧价格变化可分为两个阶段。第一阶段为 2016 年 1 月到 2019 年 6 月价格相对平稳，从 10 元/对涨至 12 元/对；2019 年下半年起，进入价格飞速上涨的第二阶段，到 2020 年 12 月涨至 32 元/对，见图 5 - 12。蛤蚧以野生为主，由于生态环境的破坏，适合生存和繁衍条件地域逐渐缩小，加上群众乱捕滥捉，使蛤蚧的野生资源逐年减少，1989 年我国将其列为国家二级保护动物并制定了相关保护措施，野外种群数量有所回升。20 世纪 50 年代南方各地发展人工饲养，产卵少、孵化率低、疾病多、死亡率较高是其普遍养殖难点。关键技术目前没有得到有效解决，严重制约着家养蛤蚧产业发展；随着"禁野令"的出台，蛤蚧的来源只能依靠野生。目前我国主要通过口岸或边境（泰国、越南、缅甸）贸易进口野生来货，供应亦趋紧张。蛤蚧主要用途为药酒等保健品企业及饮片厂，需求相对固定。2019 年的贸易战导致通关形势严峻，外交冲突平息后，口岸对蛤蚧进口流程并不畅通，登记不易、边检趋严，导致蛤蚧来货量减少，直接引起价格的飞速上涨。目前蛤蚧价格刚刚抬到高价，国内需求一时不会发生大的变化，在进关通道未顺畅之前，蛤蚧仍会在高位运行一段时间。

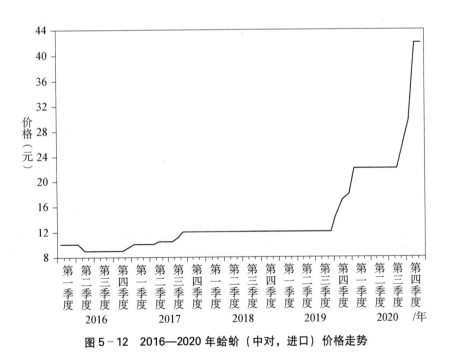

图 5 - 12　2016—2020 年蛤蚧（中对，进口）价格走势

（八）威灵仙

威灵仙为毛茛科植物威灵仙 *Clematis chinensis* Osbeck、棉团铁线莲 *Clematis hexapetala* Pall. 或东北铁线莲 *Clematis manshurica* Rupr. 的干燥根和根茎，味辛、咸，性温，归膀胱经具有祛风湿、通经络的功效，可用于风湿痹痛、肢体麻木、筋脉拘挛、屈伸不利。相关化学成分及药理研究表明，威灵仙中含皂苷类、黄酮类、木脂素类、酚类、生物碱类成分，具有抗炎镇痛、抗肿瘤、抗菌、利胆、保护软骨、免疫抑制、解痉的作用。

2016—2020 年威灵仙价格一路上涨，见图 5-13。威灵仙多为野生，主要产自黑龙江的牡丹江市、佳木斯市，吉林省的吉林市、通化市等和辽宁省的铁岭市、抚顺市、鞍山市、丹东市、大连市等地区。其中吉林产区随着无序采挖，当地资源已经匮乏，辽宁产区已成为目前货源的主产省份。此外朝鲜也有一定量货源产出，货源从丹东、长白等口岸流入国内。但近几年口岸来货极少，且药典中以东北威灵仙为标准，朝鲜货源质量不佳，进一步拉动其价格的上涨。尽管近几年家种威灵仙开始发展，但中药材生产具有滞后性，目前货源不足以对价格产生冲击，因此价格仍有一定的上涨空间。

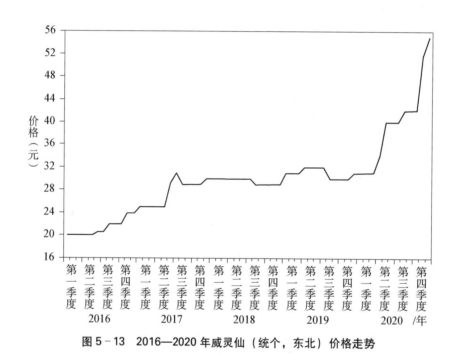

图 5-13　2016—2020 年威灵仙（统个，东北）价格走势

（九）乌梢蛇

乌梢蛇是游蛇科动物乌梢蛇 *Zaocys dhumnades*（Cantor）的干燥体，味甘，性平，归肝经，具有祛风、通络、止痉的功效，可用于风湿顽痹、麻木拘挛、中风、口眼㖞斜、半身不遂、抽搐痉挛、破伤风、麻风、疥癣。乌梢蛇主要成分为蛋白类和脂肪类，含有丰富的天冬氨酸、苏氨酸、丝氨酸，具有镇静、抗惊、镇痛、抗炎作用。

2016—2020 年乌梢蛇价格有两次较大上涨，见图 5-14。第一次是 2016 年 10 月，乌梢蛇价格从 300 元/kg 涨至 350 元/kg，仅半年时间，就涨到 500 元/kg；此后步入约 3 年的平台期，价格在 500~530 元/kg 波动；2020 年起开始新一轮上涨，从 520 元/kg 涨至 12 月的 950 元/kg，上涨幅度达 82.69%。乌梢蛇是药食两用的品种，多年来用蛇胆作原料的中成药品种不断增加，需求量也日益增加。药用乌梢蛇商品主要来源于野生，虽然资源分布广泛，但难以捕收，难以满足市场需要，目前由于野生资源破坏比较严重，家养难以形成规模，而且效益较低，所以它属于长期供应紧张的动物药材。近年来随着中医事业的快速发展，药用量增加很快，更因为随着人们生活水平的不断提高，蛇肉成了餐桌上的畅销物，虽价格高昂，仍十分畅销。乌梢蛇蛇皮花纹雅致美观，坚固耐用，是加工皮带、皮包、乐器等轻工业产品的上等原料，市场需求十分抢手。所以，仅近年食用及工业使用所增加的需要量便十分巨大，争夺了药用资源，使本来供应紧张的乌梢蛇更加紧缺，乌梢蛇属于野生资源。目前随着产地管理力度加大，野生资源逐年减少，目前已发展饲养但是其规模均不是很大。预计后市乌梢蛇价格仍有一定上涨空间。

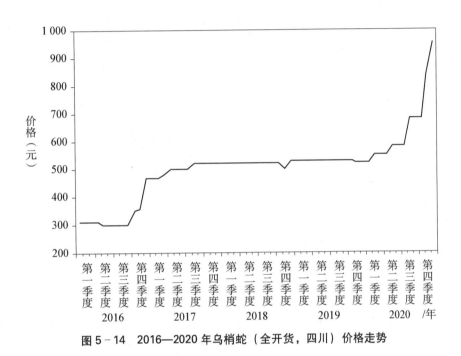

图 5-14　2016—2020 年乌梢蛇（全开货，四川）价格走势

（十）半边莲

半边莲为桔梗科植物半边莲 *Lobelia chinensis* Lour. 的干燥全草，味辛，性平，归心、小肠、肺经，具有清热解毒、利尿消肿的功效，可用于痈肿疔疮、蛇虫咬伤、臌胀水肿、湿热黄疸、湿疹湿疮。半边莲中含有生物碱、黄酮、生物碱、多糖、香豆素等成分，具有抗肿瘤、镇痛抗炎、抑制 α-葡萄糖苷酶、抗心肌缺血再灌注等药理作用。

2016—2020 年半边莲价格有一次较大起伏。2016 年 1 月—2017 年 5 月为快速上涨期，由 18 元/kg 涨至 40 元/kg；此后价格迅速回落，到 2019 年 4 月跌至 4 元/kg，与高位时相比，价格相差 10 倍；2020 年产新后，价格开始略有上涨，到 2020 年底，涨至 7 元/kg，与年初相比，上涨 75%，见图 5-15。半边莲属于小冷品种，为一年生草本药材，一年采收 3~4 茬，亩产量高，生产易恢复，适宜发展种植的区域较广，主产于江苏、江西、安徽、贵州、湖南，适种面很广。2016—2017 年的高价，刺激了产区药农的种植积极性，一些药材、种苗公司更是大力推广，产区生产规模迅速扩大，包地大户种植数百亩、数千亩者比比皆是，散户种植更是普遍。疯狂盲目扩种之后，伴随生产严重过剩，行情大幅下跌。目前半边莲价格已达到历史低位，随着库存的逐渐消化，预计后市价格会逐渐上涨。

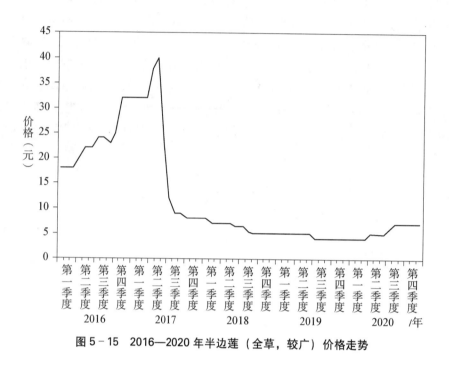

图 5 - 15　2016—2020 年半边莲（全草，较广）价格走势

二、跌幅最大的 10 个品种

（一）吴茱萸

吴茱萸为芸香科植物吴茱萸 *Euodia rutaecarpa*（Juss.）Benth.、石虎 *Euodia rutaecarpa*（Juss.）Benth. var. *officinalis*（Dode）Huang 或疏毛吴茱萸 *Euodia rutaecarpa*（Juss.）Benth. var. *bodinieri*（Dode）Huang 的干燥近成熟果实，味辛、苦，性热，有小毒，归肝、脾、胃、肾经。具有散寒止痛、降逆止呕、助阳止泻的功效，可用于厥阴头痛、寒疝腹痛、寒湿脚气、经行腹痛、脘腹胀痛、呕吐吞酸、五更泄泻。生物碱类成分是吴茱萸的主要成分，包括吲哚类、喹诺酮类，另外还含有苦味素、挥发油、黄酮类成分等，具有保护心肌细胞、扩张血管、抗肿瘤、抗氧化等作用。

2016—2020 年吴茱萸价格经历了大起大落。2016 年 1 月—2018 年 4 月，吴茱萸价格急剧上涨，从 77 元/kg 涨至 500 元/kg，涨幅达 549%。2018 年产新后，价格急剧下跌，到 2020 年 12 月，跌至 40 元/kg，已经跌回 2016 年涨价前水平，见图 5 - 16。吴茱萸前期价格上涨与气候有关，2015、2016 年连续暴雨致吴茱萸落花，导致当年产量不高，价格一次又一次攀升，带动药市行情，湖南、湖北、贵州等多个地区都在高价买苗，产区面积不断扩张。但由于吴茱萸生产具有滞后性，2018 年产新后，产量暴增，但实际消耗并未大量增加，导致价格骤跌。吴茱萸为果实类型药材，树势稳健抗灾，生命周期长，生产一旦上来，就很难调减，盲目种植造成各产区的生产面积依然庞大，价格持续下跌，行情低迷。由于吴茱萸还需要一些采收和加工的成本，目前吴茱萸价格已基本达到谷底，但产能仍在，低价仍会继续运行；若产区开始砍树换苗，腾地种粮，降低产能，吴茱萸价则有望反弹。

（二）川木香

木香为菊科植物川木香 *Vladimiria souliei*（Franch.）Ling 或灰毛川木香 *Vladimiria souliei*（Franch.）

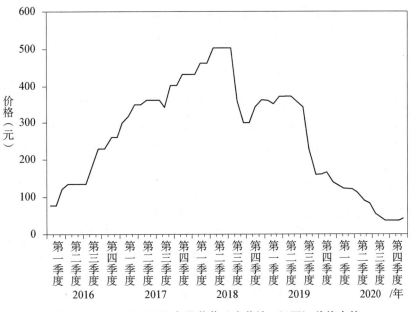

图 5-16　2016—2020 年吴茱萸（中花统，江西）价格走势

Ling var. *cinerea* Ling 的干燥根，味辛、苦，性温，归脾、胃、大肠、胆经，具有行气止痛的功效，用于胸胁、脘腹胀痛、肠鸣腹泻、里急后重。川木香中主要包括倍半萜类、木脂素类和挥发油类化合物。药理学研究表明，川木香在治疗胃肠道疾病方面具有较高的活性，同时也有学者表明川木香及其倍半萜类成分在抗炎、抗肿瘤、解痉中具有一定的作用。

2016—2020 年川木香价格经历了两次大的波动。第一次是 2016 年 2—7 月，为价格下跌期，从 30 元/kg 跌至 20 元/kg，随后进入长达近 3 年的平稳期，价格在 20~23 元/kg 之间波动；直到 2019 年产新期后，价格急剧上涨，从 23 元/kg 涨至 35 元/kg，尽管 2019 年底到 2020 年初出现小的波动，但整体价格维持在 35 元/kg 左右的高位；2020 年产新期后，川木香价格急剧下跌，到 12 月跌至 18 元/kg，几乎下跌

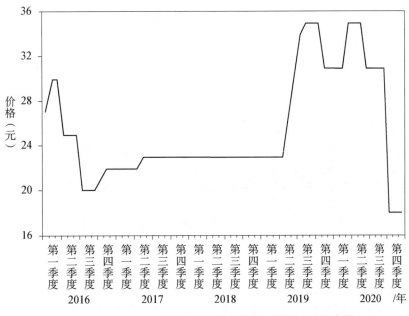

图 5-17　2016—2020 年川木香（统个，四川）价格走势

100%，见图 5‑17。川木香为小品种，临床用量不大，其价格受大盘影响较大。目前川木香价格由高位刚刚跌入低位，尚有库存未消耗，预计会在低价运行一段时间，产新价格有望上涨。

（三）蒲黄

蒲黄为香蒲科植物水烛香蒲 *Typha angustifolia* L.、东方香蒲 *Typha orientalis* Presl 或同属植物的干燥花粉。味甘，性平，归肝、心包经，具有止血、化瘀、通淋的功效，可用于吐血、衄血、咯血、崩漏、外伤出血、经闭痛经、胸腹刺痛、跌扑肿痛、血淋涩痛。目前从蒲黄中分离得到的有黄酮类、甾醇类、烷烃类、有机酸类、多糖类以及鞣质等化学成分，具有凝血、保护心肌细胞、调节脂代谢及抗动脉粥样硬化、调节糖代谢、抗炎等活性。

2016—2020 年蒲黄的价格变化为"涨—跌—涨"。2016—2019 年 4 月为价格上涨期，虽有价格波动，但基本趋势上涨，从 32 元/kg 涨至 52 元/kg；2019 年 5 月，蒲黄产新前，价格开始快速回落，到 2019 年底跌至 28 元/kg；2020 年开市后价格继续上涨，并在 2020 年底上涨至 65 元/kg 高位，见图 5‑18。蒲黄的涨价与产量减少和人工成本增加有关。蒲黄的主产区为宁夏银川、青铜峡、永宁，内蒙古巴彦淖尔市乌拉特前旗、中旗、杭锦后旗等地，近年来大片湿地被开发利用，造成蒲黄的生存环境急剧萎缩，产量大幅下降。另外，因大部分农村青壮年进城打工，使得留守在家劳动力急剧减少，采收蒲黄需要下水作业，又苦又累，而剩余在家的多为老弱妇孺，多不愿从事此项工作，此为蒲黄减产及价格走高的另一重要原因。此外，随着各市场规范整治力度的深入，不少的假冒伪劣中药材被清理铲除。以前以面粉、锯末粉冒充蒲黄，以滑石粉增重蒲黄的不法行为得到有效遏制或杜绝，优质蒲黄价格水涨船高。目前，国家对中药饮片的监管力度不断加强，蒲黄品质进一步得到保障，价格仍有一定的上涨空间。

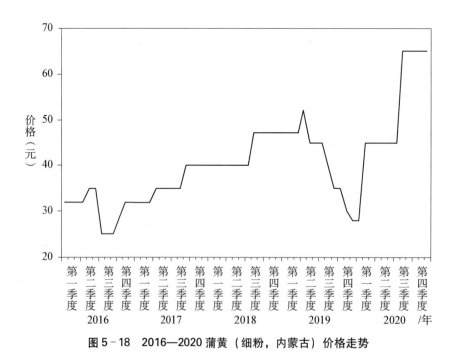

图 5‑18　2016—2020 蒲黄（细粉，内蒙古）价格走势

（四）百合

百合为百合科植物卷丹 *Lilium lancifolium* Thunb.、百合 *Lilium brownii* F. E. Brown ex Miellez 或细叶百合 *Lilium pumilum* DC. 的干燥肉质鳞叶，味甘，性寒，归心、肺经，具有养阴润肺、清心安神的功

效，可用于阴虚燥咳、劳嗽咳血、虚烦惊悸、失眠多梦、精神恍惚。现代研究发现，百合中含有甾体皂苷、多糖、黄酮、酚类糖苷及甾体生物碱等成分，具有抗肿瘤、抗氧化、抗炎、免疫调节、降血糖、抗真菌等活性。

2016—2020 年百合价格呈 M 型波动。2016—2017 年 3 月，百合价格第一次上涨，从 17 元/kg 涨至 30 元/kg，当年产新后价格迅速跌至 20 元/kg；此后价格开始震荡回调，到 2019 年产新前重新攀至 32 元/kg 高位，产新后价格开始新一轮下跌，到 2020 年 12 月已跌至 16 元/kg，创近五年最低价，见图 5－19。百合为药食两用中药材，一部分以鲜用供应市场，单产量强，极易产能过剩。兰州百合口感良好，主要做食用，在大健康概念环境下，其在药食两用市场受到极大欢迎；湖南百合口感不佳，以药用为主，市场应用面窄。由于疫情原因，人流量减少，百合出现了阶段性需求萎缩，表现为餐饮和滋补养生的需求短暂空缺，湖南百合价格也表现低迷。整体上来看，百合现已处于历史低价，预计后市价格会逐渐上升。

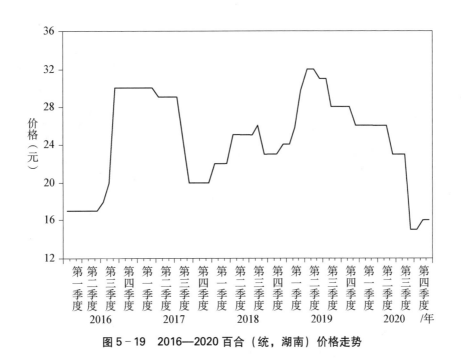

图 5－19　2016—2020 百合（统，湖南）价格走势

（五）白及

白及为兰科植物白及 *Bletilla striata*（Thunb.）Reichb. f. 的干燥块茎，味苦、甘、涩，性微寒，归肺、肝、胃经，具有收敛止血、消肿生肌功效，可用于咯血、吐血、外伤出血、疮疡肿毒、皮肤皲裂。白及中含有氨基酸、皂苷类、类胡萝卜素、糖苷类、蒽醌类等化合物，具有止血、调节免疫、促进伤口愈合、抗菌、抗炎、抗肿瘤、抗氧化等活性。

2016—2020 年白及价格可谓经历了大起大落。白及是典型的野生变家种品种，在 2013 年以前市场货源主要以野生资源为主；由于野生资源的逐年缩减，并且白及的价值在不断开发，需求也在逐渐增多，白及价格开始上涨，人们开始疯狂采挖，不管大小通挖，这导致野生资源遭到毁灭性破坏，甚至部分产区资源出现枯竭现象，然而每年的产出货源依然捉襟见肘，行情一路飙升，到 2017 年产新后白及达到 950 元/kg 的高价，见图 5－20。与此同时，受到价格不断高升的刺激，人们不再满足于仅有的野生资源，开始了承包土地进行家种培育，并取得了成功，科研院所也积极探索白及组培技术。随着家种驯化进程的不断加快，白及种植面积也不断扩大，加上精准扶贫政策的大力支持与推广，各地种植白及的热情高涨。随着时间的推移，市场趋于饱和，存货量大，供过于求的矛盾开始显现。白及家种化普及后，高价一去不复返。虽解决了野生资源稀缺带来的难题，但白及产能过剩，价格大幅跳水，从 950元/kg 高价不断下跌，到 2020 年 12 月，价格已达 80 元/kg，与高位时相差 10 倍之多。目前白及价位已基本达到底价，但由于家种规模已经成熟，不会出现暴涨的行情，预计会稳定一段时期后缓慢上涨。

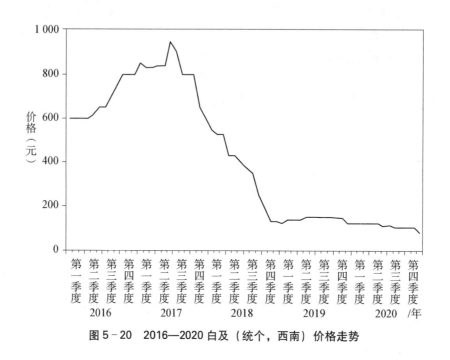

图 5-20　2016—2020 白及（统个，西南）价格走势

（六）梅花

梅花是蔷薇科植物梅 *Prunus mume*（Sieb.）Sieb. et Zucc. 的干燥花蕾，味微酸，性平，归肝、胃、肺经，具有疏肝和中、化痰散结的功效，可用于肝胃气痛、郁闷心烦、梅核气、瘰疬疮毒。梅花中的化学成分主要包括黄酮类、苯丙素类、有机酸类、挥发性等，其中以异槲皮苷、金丝桃苷为代表的黄酮类和以绿原酸为代表的苯丙素类化合物是目前分离鉴定出的主要化学成分。现代药理学研究表明，梅花具有抗抑郁、抗氧化、抑制醛糖还原酶活性、抗凝血等作用。

2016—2020 年梅花价格先涨后跌，见图 5-21。梅花属于冷背药材，分布在安徽、江苏、浙江等地，其中尤以安徽黄山的歙县种梅历史较悠久，种植面积最大，品质最好。梅花在 1~2 月寒冬季节产新，正值雨雪、冻害等天气多发时期，或多或少会对梅花产出量有所影响。2016 年，产新天气正常，新货量大冲击市场，价格逐步下滑；2017 年采摘时期天气正常，但产新量不大，库存薄弱已成事实，行情开始上涨，受价高影响，吸引了许多商家介入；2018 年产新后，新货量依然不大，加之库存的消耗，货商惜售心理加强，行情稳步上升；2019 年新年期间正值梅花产新，采摘时节受持续雨雪天气影响，采摘无法进行，上新缓慢，价格一度攀升至 500 元/kg，与 2016 年 150 元/kg 相比，价格上涨 3 倍，而随着新货逐渐上市，价格开始逐渐下滑；2020 年务工人员返乡滞留时间长，在家劳动力多，城市高端需求被压抑，由于产地高价促进采收，鲜货采集情况较好，加上天气良好，花蕾密度大，采收容易，新货不断加工上市，高价行情快速滑落，到 2020 年 12 月，梅花已经跌到 280 元/kg。梅花临床用量不大，目前价格已基本稳定，预计后市价格以小幅波动为主。

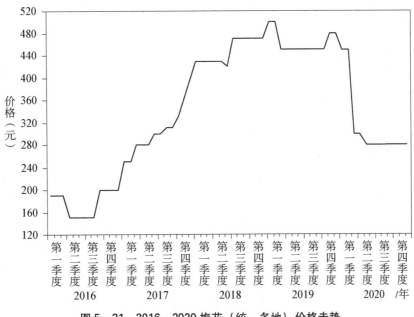

图 5-21 2016—2020 梅花（统，多地）价格走势

（七）龟甲胶

龟甲胶为龟板经水煎煮、浓缩制成的固体胶，味咸、甘，性凉，归肝、肾、心经，具有滋阴、养血、止血的功效，可用于阴虚潮热、骨蒸盗汗、腰膝酸软、血虚萎黄、崩漏带下。龟甲胶的成分比较复杂，主要含有氨基酸、蛋白质和多种微量元素，具有补血、健骨、抗肿瘤、延缓衰老、增强免疫的作用。

龟甲胶为龟板的制成品，其价格主要受龟板价格的影响。结合近 5 年龟板的价格，龟甲胶和龟板价格走势一致，呈之字型变化，但龟甲胶的价格变化稍滞后于龟板。2018 年 4 月到 2019 年 4 月，龟板的价格从 300 元/kg 跌至 140 元/kg 左右，此后价格震荡下跌，2020 年 12 月跌至 125 元/kg。2016—2018 年龟甲胶的价格略有上涨，从 2 650 元/kg 涨至 2 850 元/kg；2019 年全年龟甲胶价格稳定在 2 850 元/kg；2020 年 4 月价格开始下跌，到 2020 年 12 月跌至 1 800 元/kg，与 2020 年年初相比，价格下跌 36.84%，见图 5-22。龟甲胶为贵重且冷背药材的滋补类药材，在疫情影响下，民众对滋补品的消费需求降低，且龟甲胶原材料价格下跌，成本和需求都减少，引起龟甲胶价格大幅跳水；在没有较大需求的拉动下，龟甲胶价格恐难以回归，预计后期以仍会持稳或小幅下调。

（八）秦艽

秦艽是龙胆科植物秦艽 *Gentiana macrophylla* Pall. 、麻花秦艽 *Gentiana straminea* Maxim. 、粗茎秦艽 *Gentiana crassicaulis* Duthie ex Burk. 或小秦艽 *Gentiana dahurica* Fisch. 的干燥根。味辛、苦，性平，归胃、肝、胆经，具有祛风湿、清湿热、止痹痛、退虚热的功效，可用于风湿痹痛、中风半身不遂、筋脉拘挛、骨节酸痛、湿热黄疸、骨蒸潮热、小儿疳积发热。秦艽中主要含多种环烯醚萜苷类成分，除此之外还有黄酮类、三萜类和一些其他成分，具有抗炎镇痛、抗氧化、润肠通便、抑制乙酰胆碱酯酶活性等作用。

2016—2020 年秦艽价格变化可分为两个阶段。第一阶段为价格上涨期，2016—2019 年产新前，价格从 18 元/kg 涨至 120 元/kg；2019 年产新后进入第二阶段下降期，价格持续下跌，到 2020 年 12 月跌

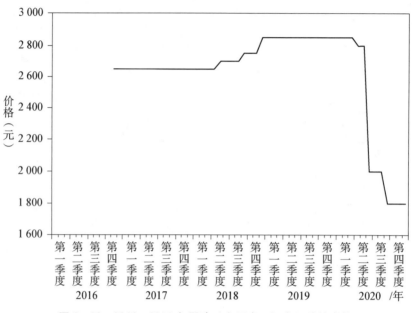

图 5－22　2016—2020 龟甲胶（老君堂，河南）价格走势

至 55 元/kg。秦艽为野生变家种品种，由于滥采乱挖现象严重，且秦艽生长缓慢，有濒临灭绝的风险，野生秦艽已被《国家重点保护野生药材物种名录》收载的Ⅲ级保护野生物种，市场上秦艽多为家种品种。2018 年 8 月中旬和月末，秦艽产地遭遇强降雨影响后，导致在地植株发生不同程度的病虫害，造成秦艽单产量下滑；在 11 月上旬左右，秦艽在生长期间再次受到极端天气影响，导致当年秦艽减产，2019 年产新前价格达到最高价位 120 元/kg，见图 5－23。2020 年秦艽价格下滑的原因有三：一是 2018—2019 年规模扩大，药农采挖上市时，遇到了疫情阻隔；二是云南交通不便，中药材市场开市又晚，采购需求被抑制，出口需求停滞；三是秦艽有抗风湿功效，报复性消费的可能性低，错过了就难以

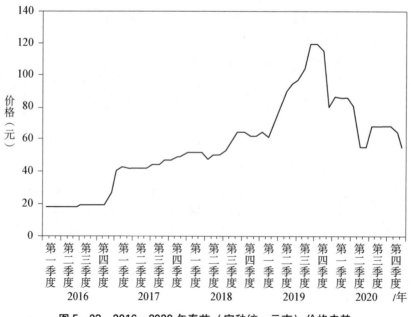

图 5－23　2016—2020 年秦艽（家种统，云南）价格走势

再形成采购需求。以上原因，促使供求矛盾双重激化，货堆在药农手里，价格只能一跌再跌。另外，2019 年秦艽高价时，苗子价格也不低，种植成本高，导致目前种植户有惜售心理，不愿采挖在地秦艽的情况。目前秦艽价位处于下行阶段，虽还未到历史最低价位，但继续大幅降价的可能不大，预计以小幅震荡为主。

（九）广金钱草

广金钱草是豆科植物广金钱草 *Desmodium styraci folium*（Osb.）Merr. 的干燥地上部分，味甘、淡，性凉，归肝、肾、膀胱经，具有利湿退黄、利尿通淋的功效，可用于黄疸尿赤、热淋、石淋、小便涩痛、水肿尿少。目前研究发现，广金钱草中含有黄酮、生物碱、酚类、鞣质、多糖、挥发油类等化合物，其中以黄酮类化合物研究最多，主要以黄酮、异黄酮类为主。现代研究表明，广金钱草具有利胆利尿、抗结石、抗炎、抗氧化、保护心血管系统等药理作用。

2016—2020 年，广金钱草价格经历了两次大的起伏。2016 年 1 月到 2017 年 4 月，广金钱草价格持续上涨，从 5.5 元/kg 涨至 14 元/kg，涨幅超过 150%；在高位运行半年后，2017 年产新前后价格断崖式下跌至 8 元/kg，且下跌态势一直持续到 2019 年 9 月，跌至 4.5 元/kg 的最低价；2019 年产新后，价格又一次上涨，但只持续了两个月后开始回落，到 2020 年 12 月，广金钱草价格稳定在 6.5 元/kg，见图 5-24。广金钱草目前的市场货源主要是以家种为主，春播秋收，生长周期较短，生产易受行情的影响，变化规律较强；反过来行情又受生产的制约，价格高低与产量丰歉紧密相随。从近 5 年的价格波动来看，广金钱草两次波动也都与产新有关。广金钱草的主要产区位于广东湛江及广西大部分地方，近年经济飞速发展，随着地方生活水平或种植其他经济作物收益的提高，种植习惯和种植规模逐渐不如以前。比如湛江地区，处于经济发达的省份，热带经济作物多样，2016 年之前广金钱草多年的低价使种植户失去了种植的欲望；广西的南宁、百色、玉林等地，因价低近年生产也是难成规模，这直接导致2016 年产新后价格急剧拉高，并刺激农户种植热情。但由于广金钱草生长周期短，产能恢复快，第二年产新后价格又迅速回落；2019 年产新前后的价格变化也与前期价格有关。从目前价格走势来看，广金钱草价格基本接近往年历史低价，预计后期价格会开始上扬。

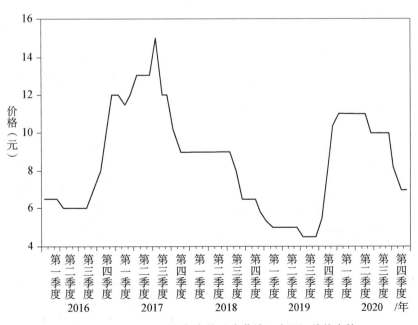

图 5-24　2016—2020 年秦艽（全草统，广西）价格走势

（十）板蓝根

板蓝根是十字花科植物菘蓝 *Isatis indigotica* Fort. 的干燥根，味苦，性寒，归心、胃经，具有清热解毒、凉血利咽的功效，用于温疫时毒、发热咽痛、温毒发斑、痄腮、烂喉丹痧、大头瘟疫、丹毒、痈肿。板蓝根中含有生物碱、有机酸、蒽醌、黄酮、苯丙素、甾醇等化合物，具有抗病原微生物、抗菌、抗病毒、抗内毒素、抗炎、免疫调节等活性。

板蓝根是传统的抗疫中药，在"非典"、禽流感中都掀起极高的需求浪潮。2016—2020 年，板蓝根经历了近 4 年的蛰伏期，价格维持在 10 元/kg 左右；在 2020 年初疫情暴发之际进入快速上涨期，一度攀至 24 元/kg，与低价 7.3 元/kg 相比，价格上涨 3 倍多。随着新冠疫情逐步得到控制，民众购药也逐渐理性，板蓝根 20 元/kg 以上的高价仅维持了半年，尤其是产新后，价格更是急剧下滑，到 2020 年 12 月，已跌落至 10 元/kg，见图 5 - 25。目前板蓝根回归到历史正常价位，尽管目前疫情仍有零星分布，但防疫措施不断完善，国民也越发理智，且板蓝根属于大宗药材，市场上库存仍在，产地面积短期内不会大面积增减，预计其价格主要以小幅波动为主。

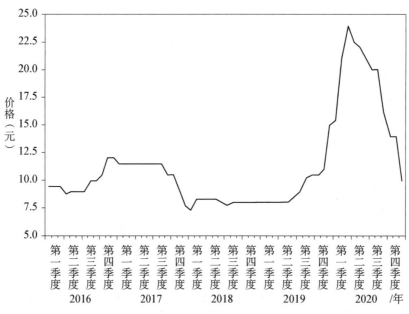

图 5 - 25　2016—2020 年板蓝根（统个，多地）价格走势

回顾 2020 年中药资源价格的发展和变化趋势，自然灾害仍是其主要影响因素，自然灾害具有突发性和不可预见性，其造成的损失也是大量的，需要政府作为强有力的后盾参与到中药材保险的经营中，发挥财政补贴的作用，减少市场供需不匹配现象。目前保险市场已有专门的巨灾保险产品及再保险措施进行农业生产的风险管理，可参考农业保险模式推行中药种植保险，提升中药生产自然灾害风险管理的效果，积极应对自然灾害导致的农户财产损失，从供货端稳定中药材价格。

在中药材的道地产区和适宜产区，可适当进行中药材种植的财政补贴，以稳定供货端货源；在耕地和中药材种植面积寻求平衡点，同时对不适宜粮食种植的山区、梯田、丘陵、盐碱地带，合理引导耐干旱，兼顾保水土、耐盐碱的中药材种植；大力发展林下经济，在保障粮食需求的情况下，推广中药材与农作物间种、套种。

对于贸易因素导致国内货源稀缺而引起中药材价格上涨的情况，应积极建立海外原料基地，同时在国内与原生生境相适应的区域引种种植，降低对国外资源的依赖。如我国从东南亚成功引种成功胖大海，使我国摆脱长期依靠进口的局面；砂仁也在西双版纳地区引种栽培成功，结束了我国砂仁货源长期依赖进口的局面。对珍稀濒危的动植物，如乳香、没药、羚羊角，加强人工繁育研究和替代品研究，减少对野生药材的消耗。

第六章　中药资源产量

第一节　中药资源产量总体情况

2000 年以来，我国中药工业总产值增长迅速，2000 年为 493 亿元，2010 年上升到 3 172 亿元，2020 年已达到 6 196 亿元。中药材是中医药事业发展的基础，全国每年中药材种植面积，由于统计口径、统计渠道、统计方法和统计尺度等方面的差异，统计出的数据结果也存在较大差异。中药材的供给和再生量，能否满足中药工业增长需求、支持中医药事业健康持续发展，回答这些问题都需要有中药材生产统计数据作为支撑。

一、基于文献资料的全国中药资源产量情况

通过查阅各省级人民政府、统计局、农业厅、林业和草原局网站，各地市、县级政府网站，知网数据库、万方数据库等，收集 31 个省域的中药材种植种类数及种植面积数据，结果显示，全国中药材种植面积 8 423.46 万亩，各省（区、市）种植中药材种植面积见图 6－1，其中四川、广西、云南和贵州中药材种植面积均超过 600 万亩，是中药材种植的主要地区，湖北、湖南、甘肃种植面积在 400 万~500 万亩，而北京、天津、上海和西藏中药材种植面积均不足 10 万亩，中药材种植面极少。

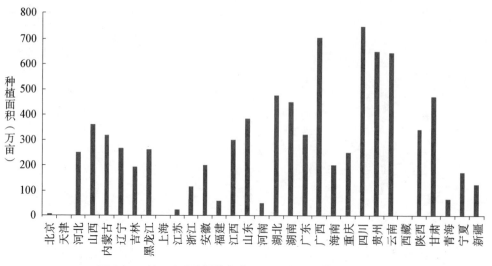

图 6－1　基于文献资料的各省（区、市）中药材种植面积

二、基于专委会的中药资源产量情况

基于国家统计局、农业农村部关于中药材生产统计的样表，收集各省（自治区、直辖市）地市、县级行政区划单元的中药材生产（种植、养殖）统计数据。基于专委会各委员上报28个省（区、市）中药材生产情况表，汇总中药材种植、养殖数据，共计1727条记录。

截至2020年12月30日汇交的数据，汇总统计到28个省（区、市）的中药材种植面积共8339.46万亩，涵盖329种中药材的种植面积，养殖类中药材鹿茸、牡蛎等13种。各省（区、市）中药材的种植面积见图6-2，其中广西中药材种植面积最多，超过1000万亩；甘肃种植面积次之，超过800万亩；其次为云南、四川和河南，面积超过600万亩；而北京、天津、上海和西藏中药材种植面积均不足10万亩，中药材种植面极少。

按生活型对329种中药材进行统计分析，结果表明乔木和灌木类约占58%，草本和藤本类约占42%。191种临床常用中药材的种植面积约5773.98万亩，占总面积的69.24%，其中草本类的种植面积占比较大。77种药食同源类中药材的种植面积约5486.31万亩，占总面积的65.79%，其中乔木类的种植面积占比较大。不是药食同源但为临床常用中药材的种植面积约占28.77%，既不是药食同源又不是临床常用中药材的种植面积约占5.44%。

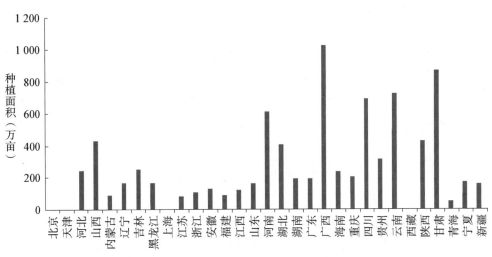

图6-2　基于专委会的各省（区、市）中药材种植面积

三、基于国家中药材产业技术体系的中药资源产量情况

基于国家中药材产业技术体系各试验站和岗位科学家，汇总统计2020年度31个省（区、市）中药材种植面积见图6-3。结果表明，2020年全国中药材种植面积约8796万亩，稳中有升，同比2019年的7475万亩增加17.67%，其中云南、贵州、四川的种植面积分别为873万亩、711万亩、700万亩，河南、湖南、广东、广西、甘肃5个省（区）的种植面积在450万~500万亩，山西、山东、湖北3个省份在300万~400万亩，山西、河北、辽宁、吉林、黑龙江、安徽、江西、海南、重庆9个省（市）在200万~300万亩，内蒙古、江苏、新疆3个省（区）在100万~200万亩。

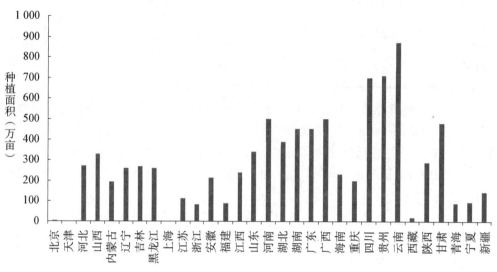

图6-3　中药材生产技术体系统计各省（区、市）中药材种植面积

四、不同来源数据对比分析情况

虽然不同统计口径统计结果有差异，但总体看来，2020年全国中药材种植面积超过8 000万亩。从各省域角度看，由于统计口径、统计渠道不同，各省域中药材种植面积数据存在差异，但总体趋势基本一致，广西、云南、四川、甘肃、河南、贵州、湖北、湖南、广东、山西、陕西等为我国中药材生产重点省（区），见图6-4。

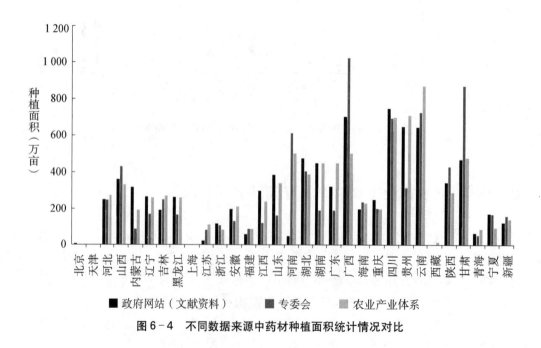

图6-4　不同数据来源中药材种植面积统计情况对比

第二节　不同区域中药资源产量

一、华北地区

北京市中药材种植面积 8.06 万亩，共种植中药材 23 种。中药材种植重点分布在怀柔、房山、门头沟、延庆等地，种植品种以京郊传统种植品种为主，包括黄芩、西洋参、玫瑰、板蓝根、黄精等。黄芩在延庆区有 4 万余亩种植面积，在门头沟有 1.5 万亩种植面积，在怀柔约有 120 亩种植面积；玫瑰花在门头沟有 1 万亩种植面积；牡丹皮在延庆有 5 000 亩种植面积；金银花在门头沟有 1 000 亩种植面积；怀柔适宜种植西洋参，是北部山区种植西洋参最早、种植面积最大的区，自引种以来，种植面积已达 700 亩；苍术在怀柔区有 500 亩种植面积；赤芍在怀柔有 400 亩种植面积；板蓝根在平谷有 95 亩种植面积；射干在平谷有 45 亩种植面积；丹参在平谷有 40 亩种植面积；桑树在怀柔有 40 亩种植面积；桔梗在平谷有 37.5 亩种植面积。除此以外，门头沟区种有紫苏等；怀柔区种有黄精、鬼箭羽、赤芍、木香、黄芪、蒲公英等，种植面积 1 600 亩；延庆区种植黄芩、射干、柴胡等 6 类总面积达 6 000 余亩。

天津市中药材种植产业基础薄弱，在天津北部宝坻区及蓟州区零星散布，且种植品种及面积较少。天津共种植中药材 6 种，总面积 6 540 亩，其中大口屯镇试种紫苜蓿 1 000 亩，牛家牌镇种植板蓝根 2 000 亩，新开口镇种植射干、决明子、知母、蒲公英等中药材 3 540 亩。

河北省中药材种植 178 种，种植面积共有 246.33 万亩，产量约 87 万吨，种植面积达到 1.05 万亩的大宗品种 35 个，中药种植呈区域化、规模化的发展趋势，逐渐形成了涉县柴胡、邢台酸枣仁、巨鹿金银花、安国"八大祁药"、承德热河黄芩等优势产区，同时酸枣仁、天花粉、王不留行、祁紫菀、苦杏仁等产量占全国总产量的 60%，柴胡、连翘、金银花等品种产量也达到全国总产量的 1/3。河北省在全国中药材生产中占有重要地位，主要中药材种植面积见图 6 - 5。种植面积占比从高到低依次为：黄芩 50.97 万亩（20.69%）、柴胡 19.54 万亩（7.93%）、山药 18.04 万亩（7.32%）、金银花 15.36 万亩（6.24%）、酸枣仁 14.85 万亩（6.03%）、枸杞子 13.42 万亩（5.45%）、连翘 12.20 万亩（4.95%）、山楂 10.80 万亩（4.38%）、黄芪 9.80 万亩（3.98%）、桔梗 7.86 万亩（3.19%）、苦参 6.36 万亩

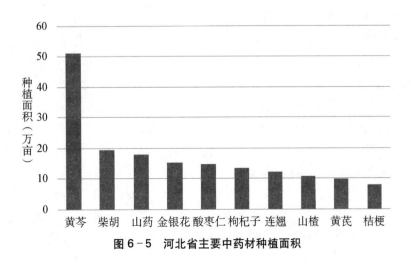

图 6 - 5　河北省主要中药材种植面积

（2.58%）、知母 6.23 万亩（2.53%）、防风 6.19 万亩（2.51%）、牡丹皮 5.27 万亩（2.14%）、丹参 4.50 万亩（1.83%）、板蓝根 4.38 万亩（1.78%）、菊花 4.31 万亩（1.75%）、天花粉 3.57 万亩（1.45%）、桃仁 3.35 万亩（1.36%）、荆芥 3.24 万亩（1.32%）、王不留行 3.24 万亩（1.32%）、半夏 2.50 万亩（1.01%）、紫苏子/紫苏梗/紫苏叶 2.44 万亩（0.99%）、天南星 2.43 万亩（0.99%）、黄柏 2.42 万亩（0.98%）、沙棘 2.10 万亩（0.85%）。其他药材种植面积 10.96 万亩（4.45%），共计 9 种，其中白术 1.78 万亩、金莲花 1.70 万亩、苍术 1.30 万亩、白芷 1.25 万亩、牛膝 1.09 万亩、五味子 1.02 万亩、地黄 1.01 万亩、射干 1.01 万亩、北沙参 0.80 万亩。

山西省共统计中药材种植品种 20 种，种植面积共 430.85 万亩，主要中药材种植面积见图 6-6。种植面积占比从高到低依次为：连翘 262.40 万亩（60.90%）、黄芪 38.5 万亩（8.94%）、柴胡 34.50 万亩（7.95%）、黄芩 32 万亩（7.43%）、山楂 17.80 万亩（4.13%）、远志 13.50 万亩（3.13%）、苦参 6.50 万亩（1.51%）、党参 5.69 万亩（1.32%）、赤芍 4.68 万亩（1.09%）、白芍 4.34 万亩（1.01%）、丹参 3.90 万亩（0.91%）、山茱萸 3.00 万亩（0.70%）、地黄 1.70 万亩（0.39%）、板蓝根 0.60 万亩（0.14%）、野菊花 0.60 万亩（0.14%）、山药 0.50 万亩（0.12%）、甘草 0.37 万亩（0.09%）、桔梗 0.32 万亩（0.07%）、冬凌草 0.10 万亩（0.02%）、亚麻子 0.10 万亩（0.02%）。

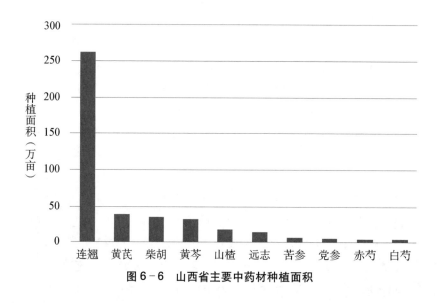

图 6-6　山西省主要中药材种植面积

内蒙古自治区共统计中药材种植品种 51 种，种植面积共 88.72 万亩，主要中药材种植面积见图 6-7。种植面积占比从高到低依次为：肉苁蓉 30.00 万亩（33.82%）、水飞蓟 10.00 万亩（11.27%）、黄芩 9.96 万亩（11.23%）、菟丝子 8.00 万亩（9.02%）、牛膝 6.53 万亩（7.36%）、桔梗 5.58 万亩（6.29%）、黄芪 4.53 万亩（5.11%）、赤芍 3.00 万亩（3.38%）、防风 2.70 万亩（3.04%）、北沙参 2.50 万亩（2.82%）、枸杞子 1.00 万亩（1.13%）、麻黄 0.83 万亩（0.93%）、甘草 0.72 万亩（0.81%）、苍术 0.50 万亩（0.56%）、还魂草 0.50 万亩（0.56%）、柴胡 0.40 万亩（0.45%）、锁阳 0.30 万亩（0.34%）、茺蔚子 0.30 万亩（0.34%）、亚麻子 0.23 万亩（0.26%）、草芍药 0.20 万亩（0.23%）、苦参 0.14 万亩（0.16%）、蒺藜 0.10 万亩（0.11%）、金莲花 0.10 万亩（0.11%）、沙棘 0.10 万亩（0.11%）。其他药材共计 0.50 万亩（0.57%），涉及 27 种药材，包括板蓝根、丹参、款冬花、射干、大青叶、半夏、蒲公英、文冠果、土木香、知母、党参、连翘、五味子、白芍、瞿麦、牛蒡子、黄精、益母草、白鲜皮、紫菀、马齿苋、远志、蓖麻子、红花、郁李仁、急性子、接骨木。

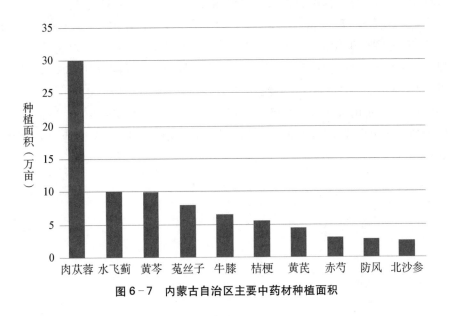

图 6-7　内蒙古自治区主要中药材种植面积

二、东北地区

辽宁省共统计中药材种植品种 31 种，种植面积 168.93 万亩，主要中药材种植面积见图 6-8。种植面积占比从高到低依次为：人参 132.99 万亩（78.73%）、山楂 10.57 万亩（6.26%）、五味子 4.26 万亩（2.52%）、威灵仙 3.20 万亩（1.89%）、西洋参 3.09 万亩（1.83%）、玉竹 2.90 万亩（1.72%）、苦参 1.90 万亩（1.12%）、细辛 1.84 万亩（1.09%）、水飞蓟 1.80 万亩（1.07%）、龙胆 1.17 万亩（0.69%）、白鲜皮 1.00 万亩（0.59%）、苍术 1.00 万亩（0.59%）、藁本 1.00 万亩（0.59%）、黄精 0.50 万亩（0.30%）、苦杏仁 0.50 万亩（0.30%）、益母草 0.30 万亩（0.18%）、黄芩 0.20 万亩（0.12%）、酸枣仁 0.20 万亩（0.12%）、桔梗 0.15 万亩（0.09%）、黄芪 0.10 万亩（0.06%）。其他药材种植面积 0.26 万亩（0.15%），共计 11 个品种，包括白薇、草乌、防风、柴胡、白附子、拳参、赤芍、升麻、旋覆花、地榆、白头翁。

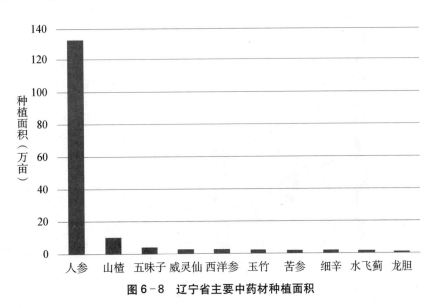

图 6-8　辽宁省主要中药材种植面积

　　吉林省共种植中药材 23 种，种植面积 250.95 万亩，主要中药材种植面积见图 6 - 9。种植面积占比从高到低依次为：人参 230.08 万亩（91.68%）、西洋参 7.62 万亩（3.04%）、五味子 5.50 万亩（2.19%）、黄芪 1.50 万亩（0.60%）、赤芍 1.37 万亩（0.55%）、苍术 1.00 万亩（0.40%）、刺五加 0.83 万亩（0.33%）、防风 0.48 万亩（0.19%）、平贝母 0.45 万亩（0.18%）、还魂草 0.40 万亩（0.16%）、白鲜皮 0.38 万亩（0.15%）、桔梗 0.38 万亩（0.15%）、甘草 0.20 万亩（0.08%）、轮叶党参 0.20 万亩（0.08%）、穿山龙 0.15 万亩（0.07%）、百合 0.10 万亩（0.04%）、玉竹 0.10 万亩（0.04%）。其他中药材种植面积 0.21 万亩（0.08%），包括龙胆 0.09 万亩、细辛 0.05 万亩、天麻 0.03 万亩、淫羊藿 0.02 万亩。

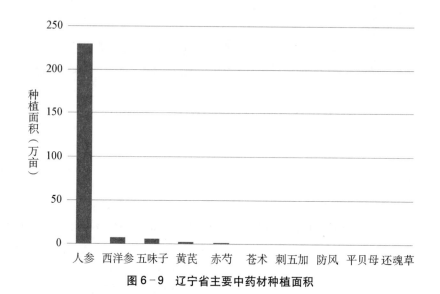

图 6 - 9　辽宁省主要中药材种植面积

　　黑龙江省共统计中药材种植品种 27 种，种植面积约 165.74 万亩，主要中药材种植面积见图 6 - 10。种植面积占比从高到低依次为：紫苏子/紫苏梗/紫苏叶 29.16 万亩（17.59%）、板蓝根 25.00 万亩（15.08%）、人参 23.10 万亩（13.94%）、防风 20.00 万亩（12.07%）、赤芍 18.00 万亩（10.86%）、白鲜皮 10.80 万亩（6.52%）、五味子 10.40 万亩（6.27%）、刺五加 5.27 万亩（3.18%）、关苍术 5.00 万亩（3.02%）、黄芪 5.00 万亩（3.02%）、金莲花 3.10 万亩（1.87%）、黄芩 3.00 万亩（1.81%）、

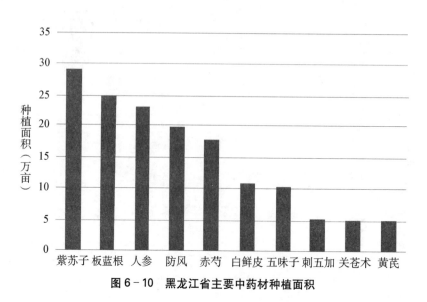

图 6 - 10　黑龙江省主要中药材种植面积

月见草 3.00 万亩（1.81%）、桔梗 1.00 万亩（0.60%）、细辛 0.65 万亩（0.39%）、蒲公英 0.53 万亩（0.32%）、山楂 0.50 万亩（0.30%）、平贝母 0.48 万亩（0.29%）、柴胡 0.30 万亩（0.18%）、菟丝子 0.30 万亩（0.18%）、西洋参 0.30 万亩（0.18%）、还魂草 0.20 万亩（0.12%）、龙胆 0.20 万亩（0.12%）。其他药材种植面积 0.45 万亩（0.27%），包括沙棘 0.15 万亩、水飞蓟 0.15 万亩。

三、华东地区

上海市中药材种植区域主要集中在上海的崇明区，种植的中药材有西红花和苦草，2020 年的种植面积分别为 956 亩和 800 亩。

江苏省共统计中药材种植品种 29 种，种植面积共 82.14 万亩，主要中药材种植面积见图 6-11。江苏省道地、大宗中药资源丰富，包括银杏、苏薄荷、白首乌、太子参、白菊花、薏苡仁、茅苍术、夏枯草、百合、蟾酥、浙贝母、延胡索、珍珠、女贞子、野马追、明党参、番红花、半夏、丹参、白花蛇舌草、荆芥、芡实、板蓝根、蜈蚣、土鳖虫、白僵蚕、鳖甲、龟甲、玉竹、蒲黄、桔梗、杜仲、莳萝、瓜蒌、益母草、香橼、三棱、玫瑰花、乌梢蛇等。种植面积占比从高到低依次为：银杏叶/白果 18.56 万亩（22.60%）、菊花 14.01 万亩（17.06%）、芡实 11.50 万亩（14.0%）、桑白皮/桑叶/桑枝/桑椹共 9.57 万亩（11.65%）、荷叶/莲子心/莲子共 8.46 万亩（10.30%）、瓜蒌/瓜蒌子/瓜蒌皮 4.07 万亩（4.95%）、女贞子 4.07 万亩（4.26%）、浙贝母 2.8 万亩（3.41%）、延胡索 2.28 万亩（2.78%）、金银花 1.18 万亩（1.44%）、红豆杉 1.00 万亩（1.22%）等。其他种植品种还有黄蜀葵花、玫瑰花、薄荷、何首乌、白芍、丹参、栀子、葛根、半枝莲、蒲公英、白术、藿香、白芷、茅苍术、桔梗、麦冬、枳壳、吴茱萸等，合计占比 6.34%。据专委会不完全统计，江苏省养殖牡蛎 3.88 万亩。

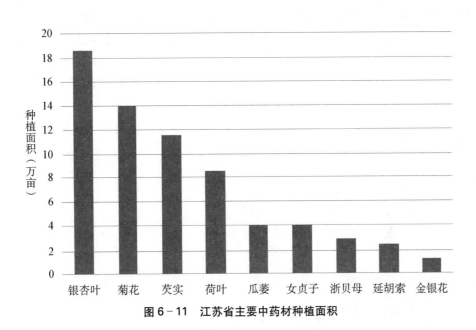

图 6-11　江苏省主要中药材种植面积

浙江省共统计中药材种植品种 66 种，种植面积约 108.75 万亩，主要中药材种植面积见图 6-12。种植面积占比从高到低依次为：厚朴 13.60 万亩（12.51%）、覆盆子 11.39 万亩（10.47%）、枳壳 10.50 万亩（9.65%）、栀子 6.50 万亩（5.98%）、浙贝母 6.47 万亩（5.95%）、山茱萸 5.48 万亩（5.03%）、瓜蒌/瓜蒌子/瓜蒌皮 5.25 万亩（4.83%）、菊花 5.03 万亩（4.63%）、青皮 5.00 万亩（4.60%）、黄精 4.47 万亩（4.11%）、铁皮石斛 3.85 万亩（3.54%）、延胡索 3.60 万亩（3.31%）、红豆杉 3.49 万亩（3.21%）、荷叶/莲子心/莲子/莲房 2 万亩（1.84%）、前胡 1.64 万亩（1.51%）、三叶青 1.55 万亩（1.43%）、金银花 1.55 万亩（1.43%）、白术 1.52 万亩、（1.40%）、莪术 1.44 万亩（1.32%）、杜仲 1.32 万亩（1.21%）、水栀子 1.31 万亩（1.21%）、吴茱萸 0.86 万亩（0.79%）、金线莲 0.82 万亩（0.75%）、白及 0.8 万亩（0.74%），其他药材 9.31 万亩（8.56%）。据不完全统计，浙江省养殖牡蛎约 6.12 万亩。

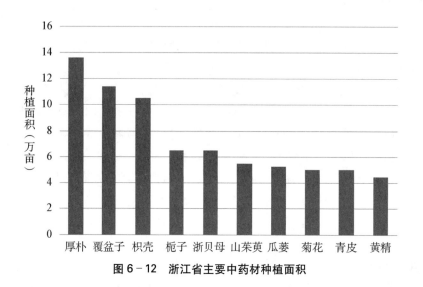

图 6-12　浙江省主要中药材种植面积

　　安徽省共统计中药材种植品种 65 种，种植面积约 130.74 万亩，主要中药材种植面积见图 6-13。种植面积占比从高到低依次为：白芍 30.15 万亩（22.89%）、牡丹皮 22.00 万亩（16.70%）、桔梗 20.00 万亩（15.18%）、白芷 8.00 万亩（6.07%）、菊花 8.00 万亩（6.07%）、瓜蒌/瓜蒌子/瓜蒌皮 5.00 万亩（3.80%）、黄精 3.00 万亩（2.28%）、前胡 3.00 万亩（2.28%）、板蓝根 2.60 万亩（1.97%）、白术 2.30 万亩（1.75%）、山茱萸 2.03 万亩（1.54%）、红豆杉 2.00 万亩（1.52%）、生姜 2.00 万亩（1.52%）、太子参 2.00 万亩（1.52%）、野菊花 2.00 万亩（1.52%）、茯苓 1.50 万亩（1.14%）、香榧 1.50 万亩（1.14%）、1.40 万亩（1.06%）、灵芝 1.15 万亩（0.87%）、石斛 1.10 万亩（0.83%）、乌梅 1.10 万亩（0.83%），白及、薄荷、辛夷、连翘各 1.00 万亩（0.76%），其他品种 5.91 万亩（4.49%）。

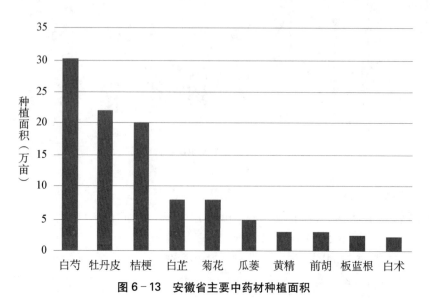

图 6-13　安徽省主要中药材种植面积

福建省共统计中药材种植品种 30 种，种植面积共有 90.48 万亩，主要中药材种植面积见图 6-14。种植面积占比从高到低依次为：厚朴 12.00 万亩（18.74%）、荷叶/莲子心/莲子/莲房 10.00 万亩（15.61%）、薏苡仁 8.00 万亩（12.49%）、枇杷叶 5.00 万亩（7.81%）、雷公藤 3.00 万亩（4.68%）、龙眼肉 3.00 万亩（4.68%）、太子参 3.00 万亩（4.68%）、余甘子 3.00 万亩（4.68%）、栀子 3.00 万亩（4.68%）、青果 2.80 万亩（4.37%）、山药 2.00 万亩（3.12%）、三叶青 1.50 万亩（2.34%）、沉香 1.00 万亩（1.56%）、黄精 1.00 万亩（1.56%）、乌梅 1.00 万亩（1.56%）、肿节风 1.00 万亩（1.56%）、南板蓝根 0.80 万亩（1.25%）、青黛 0.80 万亩（1.25%）、巴戟天 0.60 万亩（0.94%）、白术 0.30 万亩（0.47%）、金线莲 0.30 万亩（0.47%）、重楼 0.30 万亩（0.47%）、罗汉果 0.20 万亩（0.31%）、鱼腥草 0.10 万亩（0.16%），其他品种 0.35 万亩（0.55%）。据不完全统计，福建省养殖牡蛎约 55.07 万亩。

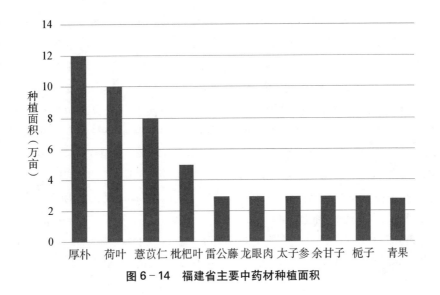

图 6-14 福建省主要中药材种植面积

江西省共统计中药材种植品种 23 种，种植面积约 122.89 万亩，主要中药材种植面积见图 6-15。种植面积占比从高到低依次为：栀子 30.00 万亩（24.41%）、枳壳 12.00 万亩（9.76%）、芡实 10.95 万亩（8.91%）、山药 8.00 万亩（6.51%）、吴茱萸 5.50 万亩（4.48%）、艾叶 4.90 万亩（3.99%）、

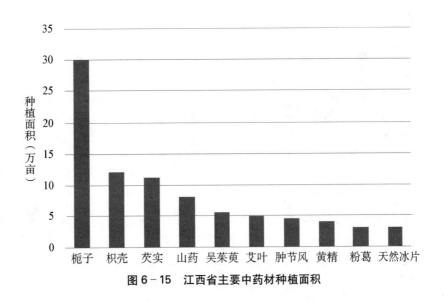

图 6-15 江西省主要中药材种植面积

肿节风 4.50 万亩（3.66%）、黄精 3.90 万亩（3.17%）、粉葛 3.00 万亩（2.44%）、天然冰片 3.00 万亩（2.44%）、车前子 2.00 万亩（1.63%）、防己 2.00 万亩（1.63%）、石菖蒲 1.50 万亩（1.22%）、覆盆子 0.50 万亩（0.41%）。其他药材包括前胡、香薷、夏枯草、八角茴香、岗梅、野菊花、地锦草、泽泻等，面积 1.14 万亩（0.93%）。

山东省共统计中药材种植品种 15 种，种植面积共有 162.78 万亩。种植面积占比从高到低依次为：金银花 83 万亩（50.99%）、丹参 31.00 万亩（19.04%）、山楂 31.00 万亩（19.04%）、西洋参 8.96 万亩（5.51%）、山药 3.05 万亩（1.87%）、白芍 2.00 万亩（1.23%）、连翘 1.46 万亩（0.90%）、黄精 1.00 万亩（0.61%）等。据不完全统计，山东省养殖牡蛎面积约为 52.69 万亩。

四、中南地区

河南省共统计中药材种植品种 41 种，种植面积约 613.09 万亩，主要中药材种植面积见图 6-16。种植面积占比从高到低依次为：连翘 187.14 万亩（30.52%）、山茱萸 57.05 万亩（9.31%）、艾叶 36.00 万亩（5.87%）、杜仲 30.00 万亩（4.89%）、辛夷 30.00 万亩（4.89%）、银杏叶 30.00 万亩（4.89%）、山药 26.85 万亩（4.38%）、苦参 25.00 万亩（4.08%）、皂角刺 25.00 万亩（4.08%）、金银花 21.64 万亩（3.53%）、夏枯草 18.20 万亩（2.97%）、山楂 16.00 万亩（2.61%）、丹参 13.00 万亩（2.12%）、地黄 11.20 万亩（1.83%）、栀子 11.00 万亩（1.79%）、白花蛇舌草 8.00 万亩（1.30%）、白术 6.00 万亩（0.98%）、半枝莲 5.00 万亩（0.82%）、黄精 5.00 万亩（0.82%）、桔梗 5.00 万亩（0.82%）、蒲公英 5.00 万亩（0.82%）、重楼 5.00 万亩（0.82%）、冬凌草 4.86 万亩（0.79%）。其他药材 18 种，总面积 31.15 万亩（5.08%），包括猫爪草 3.4 万亩、牛膝 3.10 万亩、板蓝根 3.00 万亩、射干 3.00 万亩、菊花 2.05 万亩、白及 2.00 万亩、柴胡 2.00 万亩、迷迭香 2.00 万亩、益母草 2.00 万亩、淫羊藿 2.00 万亩、麦冬 1.60 万亩、红花 1.00 万亩、决明子 1.00 万亩、五味子 1.00 万亩、何首乌 0.80 万亩、苍术 0.50 万亩、野菊花 0.50 万亩、半夏 0.20 万亩。

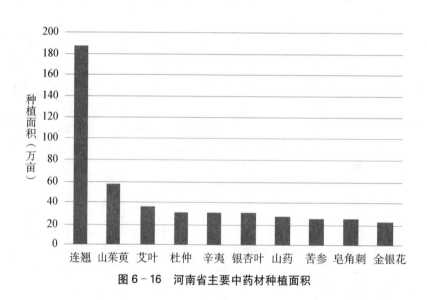

图 6-16　河南省主要中药材种植面积

湖北省共统计中药材种植品种 70 余种，种植面积 475 万亩，主要中药材种植面积见图 6-17，其中人工种植 359.7 万亩，总产量达到 68.5 万吨，总产值 115.2 亿元。种植面积占比从高到低依次为：杜仲 48.00 万亩（12.24%）、黄柏 40.35 万亩（10.29%）、厚朴 34.56 万亩（8.81%）、艾叶 27 万亩

（6.89%）、木瓜 20.66 万亩（5.27%）、黄连 15.39 万亩（3.93%）、菊花 12.60 万亩（3.21%）、银杏叶/白果 11.90 万亩（3.04%）、五倍子 11.3 万亩（2.81%）、姜黄 10.10 万亩（2.58%）、大黄 8.30 万亩（2.12%）、茯苓 8.10 万亩（2.07%）、湖北贝母 7.54 万亩（1.92%）、虎杖 6.83 万亩（1.74%）、天麻 6.80 万亩（1.73%）、葛根 6.70 万亩（1.71%）、苍术 4.70 万亩（1.20%）、百合 4.26 万亩（1.09%）、白术 4.00 万亩（1.02%）、山药 4.00 万亩（1.02%）、红豆杉 3.65 万亩（0.93%）、连翘 3.60 万亩（0.92%）、山茱萸 3.60 万亩（0.92%）、贝母 3.50 万亩（0.89%）、半夏 3.40 万亩（0.87%）、生姜 3.32 万亩（0.85%）、黄精 3.27 万亩（0.83%）、川牛膝 3.24 万亩（0.83%）、独活 3.09 万亩（0.79%）、白前 3.00 万亩（0.77%）。其他药材种植面积 65.33 万亩（16.74%），包括绞股蓝 2.85 万亩、梭罗 2.60 万亩、野菊花 2.50 万亩、山银花 2.40 万亩、玄参 2.36 万亩、夏枯草 2.15 万亩、吴茱萸 2.10 万亩、竹节参 2.08 万亩、白及 2.00 万亩、地肤子 2.00 万亩、山麦冬 2.00 万亩、紫苏子/紫苏梗/紫苏叶 2.00 万亩、瓜蒌/瓜蒌子/瓜蒌皮 1.60 万亩、党参 1.53 万亩、柴胡 1.30 万亩、鱼腥草 1.35 万亩、云木香 1.30 万亩、金银花 1.20 万亩、玉竹 1.20 万亩、射干 1.00 万亩，重楼、栀子、芍药、何首乌、续断、金刚藤、枳壳/枳实、牛蒡子、白芷、骨碎补、当归、川乌/附子、川芎、灵芝、火麻仁、百部、丹参、辛夷、南五味子、地黄、车前子等药材种植面积均在 1 万亩以下。

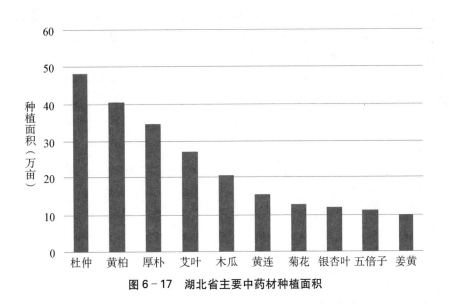

图 6-17　湖北省主要中药材种植面积

湖南省共统计中药材种植品种 16 种，种植面积共 191.85 万亩，主要中药材种植面积见图 6-18。种植面积占比从高到低依次为：杜仲 30.00 万亩（15.64%）、厚朴 30.00 万亩（15.64%）、山银花 30.00 万亩（15.64%）、荷叶/莲子心/莲子/莲房 25.00 万亩（13.03%）、玉竹 18.00 万亩（9.38%）、百合 12.70 万亩（6.62%）、黄柏 12.70 万亩（6.62%）、枳壳 11.00 万亩（5.73%）、黄精 9.00 万亩（4.69%）、青蒿 8.00 万亩（4.17%）、栀子 1.70 万亩（0.89%）、吴茱萸 1.50 万亩（0.78%）、颠茄草 1.00 万亩（0.52%）、罗汉果 0.85 万亩（0.44%）、白及 0.30 万亩（0.16%）、岗梅 0.10 万亩（0.05%）。

广东省共统计中药材种植品种 92 种，种植面积共有 194.06 万亩，主要中药材种植面积见图 6-19。种植面积占比从高到低依次为：肉桂 115.50 万亩（59.76%）、砂仁 11.18 万亩（5.78%）、沉香 10.12 万亩（5.24%）、化橘红 7.80 万亩（4.04%）、陈皮 7.80 万亩（4.04%）、巴戟天 3.26 万亩（1.69%）、广藿香 2.81 万亩（1.46%）、玉竹 2.73 万亩（1.41%）、牛大力 2.60 万亩（1.35%）、天然冰片 2.50 万亩（1.29%）、穿心莲 2.37 万亩（1.23%）、粉葛 2.10 万亩（1.09%）、桑白皮/桑枝/桑叶/桑椹 2.04

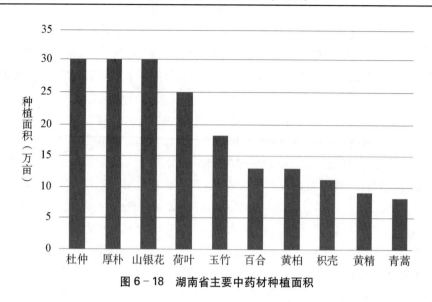

图 6－18　湖南省主要中药材种植面积

万亩（1.06%）、凉粉草 1.87 万亩（0.97%）、益智 1.83 万亩（0.95%）、芡实 1.40 万亩（0.72%）、
何首乌 1.36 万亩（0.70%）、龙眼肉 1.26 万亩（0.65%）、铁皮石斛 1.01 万亩（0.52%）、岗梅 0.93
万亩（0.48%）、肿节风 0.81 万亩（0.42%）、檀香 0.78 万亩（0.40%）、乌梅 0.74 万亩（0.38%）、
三叉苦 0.59 万亩（0.30%）、佛手 0.48 万亩（0.25%）。其他药材包括 67 种，共计 7.40 万亩
（3.83%），包括阴香、高良姜、溪黄草、吴茱萸、降香、五指毛桃、银杏叶、广金钱草、两面针、八角
茴香、白及、栀子、鸡血藤等药材。

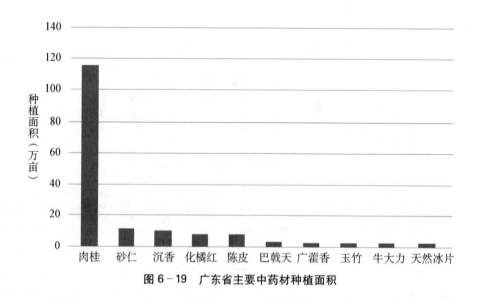

图 6－19　广东省主要中药材种植面积

广西壮族自治区共统计中药材种植品种 57 种，种植面积约 1 025.57 万亩，主要中药材种植面积见
图 6－20。种植面积占比从高到低依次为：八角茴香 548.77 万亩（53.12%）、肉桂 234.96 万亩
（22.91%）、生姜 32.70 万亩（3.19%）、山银花 24.70 万亩（2.41%）、厚朴 19.00 万亩（1.85%）、槐
米/槐花/槐角 18.74 万亩（1.83%）、罗汉果 12.53 万亩（1.22%）、粉葛 11.16 万亩（1.09%）、砂仁
10.00 万亩（0.98%）、穿心莲 9.78 万亩（0.95%）、橘红 9.25 万亩（0.90%）、猫豆 8.42 万亩
（0.82%）、牛大力 6.49 万亩（0.63%）、山药 5.85 万亩（0.75%）、莪术 5.66 万亩（0.55%）、杜仲
5.00 万亩（0.49%）、栀子 4.00 万亩（0.39%）、天冬 3.39 万亩（0.33%）、鸡骨草 3.16 万亩

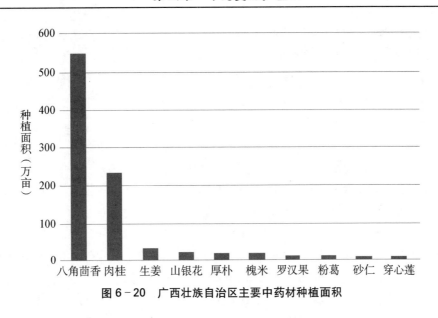

图 6-20　广西壮族自治区主要中药材种植面积

（0.31%），其他药材种植面积 52.02 万亩（5.07%）。据不完全统计，广西壮族自治区牡蛎养殖面积约为 21.66 万亩。

海南省共统计中药材种植品种 12 种，种植面积共 238.88 万亩。种植面积占比从高到低依次为：槟榔 173.00 万亩（72.42%）、胡椒 33.48 万亩（14.02%）、益智 19.00 万亩（7.95%）、沉香 5.00 万亩（2.09%）、牛大力 3.00 万亩（1.26%）、降香 2.80 万亩（1.17%）、裸花紫珠 1.20 万亩（0.50%）、胆木 0.50 万亩（0.21%）、莪术 0.50 万亩（0.21%）、高良姜 0.30 万亩（0.13%）。其他药材种植面积 0.10 万亩（0.04%）。据不完全统计，海南省养殖牡蛎约 0.30 万亩。

五、西南地区

重庆市共统计中药材种植品种 30 种，种植面积约 203.35 万亩，主要中药材种植面积见图 6-21。种植面积占比从高到低依次为：花椒 109.50 万亩（53.85%）、山银花 20.80 万亩（10.23%）、黄柏 12.20 万亩（6.00%）、青蒿 8.00 万亩（3.93%）、木瓜 7.51 万亩（3.69%）、黄连 7.10 万

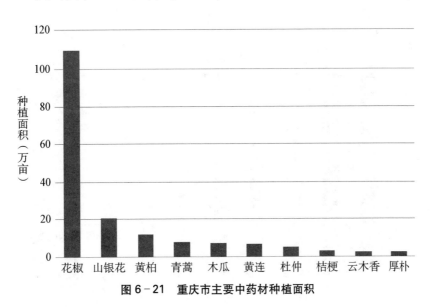

图 6-21　重庆市主要中药材种植面积

（3.49%）、杜仲5.02万亩（2.47%）、桔梗3.12万亩（1.53%）、云木香3.00万亩（1.48%）、厚朴2.51万亩（1.23%）、玄参2.50万亩（1.23%）、枳壳2.50万亩（1.23%）、川牛膝2.36万亩（1.16%）、白术2.30万亩（1.13%）、党参2.30万亩（1.13%）、银杏叶2.30万亩（1.13%）、独活1.80万亩（0.89%）、黄精1.70万亩（0.84%）、前胡1.20万亩（0.59%）、槐花/槐米/槐角1.00万亩（0.49%）。其他药材种植面积有4.64万亩（2.28%），共计10个品种，包括菊花0.86万亩、吴茱萸0.60万亩、栀子0.60万亩、白芷0.55万亩、佛手0.50万亩、瓜蒌/瓜蒌子/瓜蒌皮0.50万亩、天麻0.50万亩、苍术0.30万亩、天冬0.15万亩、姜黄0.08万亩。

四川省共统计中药材种植品种83种，种植面积693.14万亩，其中花椒439万亩，除去花椒，主要中药材种植面积见图6-22。其他药材种植面积占比从高到低依次为：黄柏26.00万亩（10.04%）、金银花21.33万亩（8.23%）、黄连17.87万亩（6.90%）、川芎17.42万亩（6.72%）、丹参14.50万亩（5.60%）、木香12.30万亩（4.75%）、土砂仁8.30万亩（3.20%）、白芍8.04万亩（3.10%）、川明参7.97万亩（3.08%）、麦冬7.01万亩（2.70%）、石斛6.42万亩（2.48%）、川佛手5.58万亩（2.15%）、大黄5.03万亩（1.94%）、黄精5.00万亩（1.93%）、乌梅5.00万亩（1.93%）、泽泻4.68万亩（1.81%）、姜黄4.30万亩（1.66%）、生姜4.30万亩（1.66%）、重楼4.29万亩（1.66%）、瓜蒌/瓜蒌子/瓜蒌皮4.00万亩（1.54%）、木瓜3.90万亩（1.51%）、白芷3.83万亩（1.48%）、川牛膝3.40万亩（1.31%）、川乌/附子2.85万亩（1.10%）、川续断2.50万亩（0.97%）、白及3.18万亩（1.23%）、干姜3.10万亩（1.20%）、鱼腥草3.00万亩（1.16%）、枳壳3.00万亩（1.16%）、天麻2.95万亩（1.14%）、柴胡2.70万亩（1.04%）、栀子2.50万亩（0.97%）、白术2.40万亩（0.93%）、玄参2.10万亩（0.81%）、秦艽2.00万亩（0.77%）、夏枯草1.80万亩（0.69%）、前胡1.60万亩（0.62%）、淫羊藿1.60万亩（0.62%）、杜仲1.50万亩（0.58%）、淡竹叶1.40万亩（0.54%）、茯苓1.20万亩（0.46%）、金铁锁1.20万亩（0.46%）、日本当归1.10万亩（0.42%）、半夏1.00万亩（0.39%）、车前子1.00万亩（0.39%）、赶黄草1.00万亩（0.39%）、天门冬1.00万亩（0.39%）、羌活0.80万亩（0.31%）。其他药材种植总面积1.10万亩（3.90%），共计35种，包括桔梗、葛根、金钱草、青蒿、仙茅、化香果、菟丝子、香桂、艾蒿、党参、草乌、黄蜀葵、一枝黄花、紫菀、百合、贝母、波棱瓜、菊花、何首乌、虎杖、荆芥、南板蓝根、山药、地黄、无患子、益母草、郁金、知母、板蓝根、钩藤、连翘、射干、仙鹤草、猪苓、灵芝。据不完全统计，四川省每年产虫白蜡约0.2万吨、僵蚕约0.6万吨。

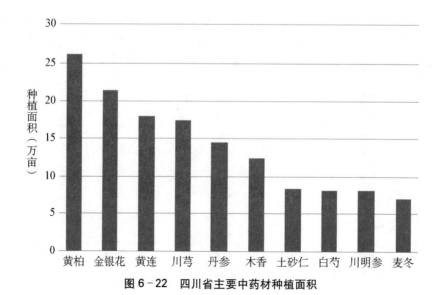

图6-22　四川省主要中药材种植面积

贵州省共统计中药材种植品种25种，种植面积共有314.15万亩，主要中药材种植面积见图6-23。种植面积占比从高到低依次为：薏苡仁45.00万亩（14.30%）、太子参32.54万亩（10.49%）、杜仲30.00万亩（9.54%）、厚朴25.90万亩（8.23%）、花椒25万亩（7.95%）、钩藤25.00万亩（7.95%）、山银花20万亩（6.36%）、天麻16.62万亩（5.28%）、黄柏16.54万亩（5.26%）、鱼腥草10.00万亩（3.18%）、白及9.37万亩（2.98%）、石斛9.17万亩（2.91%）、黄精8.85万亩（2.81%）、何首乌7.05万亩（2.24%）、艾纳香5.10万亩（1.62%）、铁皮石斛4.46万亩（1.42%）、半夏3.17万亩（1.01%）、党参3.14万亩（1.00%）、头花蓼2.12万亩（0.67%）、淫羊藿1.73万亩（0.55%）、罗汉果1.50万亩（0.48%）、天冬1.28万亩（0.41%），山豆根0.48万亩（0.15%）、川乌/附子0.12万亩（0.04%）。

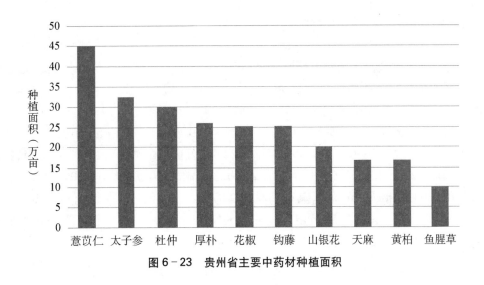

图6-23　贵州省主要中药材种植面积

云南省共统计中药材种植品种29种，种植面积约725.64万亩，主要中药材种植面积见图6-24。种植面积占比从高到低依次为：草果210.00万亩（28.94%）、八角茴香78.00万亩（10.75%）、砂仁72.00万亩（9.92%）、生姜70.00万亩（9.65%）、三七49.60万亩（6.84%）、红豆杉28.00万亩（3.86%）、花椒24.70万亩（3.40%）、龙胆23.95万亩（3.30%）、重楼18.00万亩（2.48%）、续断

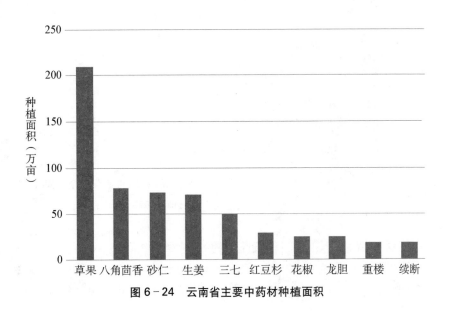

图6-24　云南省主要中药材种植面积

17.39 万亩（2.40%）、木香 17.24 万亩（2.38%）、薏苡仁 16.68 万亩（2.30%）、银杏叶 13.26 万亩（1.83%）、黄连 11.04 万亩（1.52%）、南板蓝根 10.02 万亩（1.38%）、天麻 9.08 万亩（1.25%）、石斛 7.84 万亩（1.08%）、白及 7.62 万亩（1.05%）、当归 7.17 万亩（0.99%）、黄精 7.00 万亩（0.96%）、黄柏 6.60 万亩（0.91%）。其他药材种植面积约 20.45 万亩（2.82%），包括茯苓 4.92 万亩、铁皮石斛 3.55 万亩、肉桂 3.21 万亩、沉香 2.18 万亩、灯盏花 2.12 万亩、乌梅 2.00 万亩、红花 1.56 万亩、川乌/附子 0.90 万亩。

西藏自治区共统计中药材种植品种 7 种，种植面积 2 268 亩。种植面积占比从高到低依次为枸杞子 780 亩（34%）、沙棘 490 亩（21.60%）、水柏枝 300 亩（13.23%）、喜马拉雅紫茉莉 250 亩（11.02%）、西红花 200 亩（8.82%）、金银花 176 亩（7.76%）、红花 72 亩（3.17%）。

六、西北地区

陕西省共统计中药材种植品种 32 种，种植面积 429.94 万亩，主要中药材种植面积见图 6－25。种植面积占比从高到低依次为：杜仲 500.00 万亩（49.63%）、花椒 249.00 万亩（24.72%）、连翘 93.00 万亩（9.23%）、大枣 80.00 万亩（7.94%）、柴胡 20.00 万亩（1.99%）、山茱萸 10.00 万亩（0.99%）、延胡索 10.00 万亩（0.99%）、丹参 8.30 万亩（0.82%）、黄精 5.00 万亩（0.50%）、黄芪 5.00 万亩（0.50%）、桔梗 5.00 万亩（0.50%）、天麻 5.00 万亩（0.50%）、厚朴 3.00 万亩（0.30%）、猪苓 3.00 万亩（0.30%）、黄芩 2.00 万亩（0.20%）、远志 2.00 万亩（0.20%）、白及 1.20 万亩（0.12%）、款冬花 1.00 万亩（0.10%），其他药材 4.94 万亩（0.49%）。其他药材有 14 种，包括甘草 0.80 万亩、苍术 0.70 万亩、大黄 0.50 万亩、地黄 0.50 万亩、细辛 0.50 万亩、野菊花 0.50、川乌/附子 0.35 万亩、西洋参 0.31 万亩、黄连 0.20 万亩、金银花 0.20 万亩、白芍 0.13 万亩、沙苑子 0.10 万亩、玄参 0.10 万亩、秦艽 0.50 万亩。据不完全统计，陕西省养殖鼯鼠约 5 000 只、林麝当前存栏量约 3.1 万头。

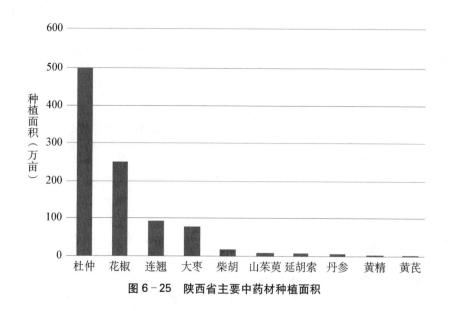

图 6－25　陕西省主要中药材种植面积

甘肃省共统计中药材种植品种 23 种，种植面积约 870.69 万亩，主要中药材种植面积见图 6－26，种植面积占比从高到低依次为：花椒 450.00 万亩（51.68%）、党参 72.18 万亩（8.29%）、黄芪 70.39 万亩（8.08%）、当归 57.23 万亩（6.57%）、枸杞子 38.77 万亩（4.45%）、大黄 30.00 万亩

（3.45%）、肉苁蓉 26.60 万亩（3.06%）、甘草 20.89 万亩（2.40%）、板蓝根 19.70 万亩（2.26%）、玫瑰花 16.50 万亩（1.90%）、款冬花 12.50 万亩（1.44%）、金银花 12.00 万亩（1.38%）、麻黄 9.70 万亩（1.11%）、红花 8.30 万亩（0.95%）、红芪 8.30 万亩（0.95%）、半夏 5.35 万亩（0.61%）、黄芩 3.85 万亩（0.44%）、锁阳 3.01 万亩（0.35%）、羌活 2.38 万亩（0.27%）、牛蒡子 1.13 万亩（0.13%）。其他药材种植面积 1.9 万亩（0.22%），包括丹参 0.88 万亩、淫羊藿 0.57 万亩、秦艽 0.45 万亩。

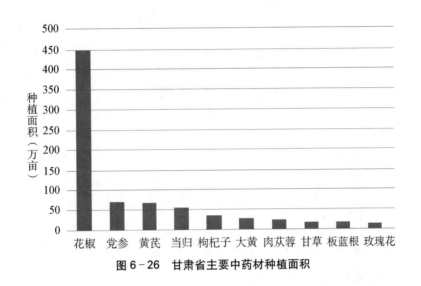

图 6 - 26　甘肃省主要中药材种植面积

青海省共统计中药材种植品种 5 种，种植面积 54.29 万亩，产量约 22.40 万吨，其中枸杞产量达 6.4 万余吨，其他药材产量 16 万余吨。种植面积从高到低依次为枸杞子 42.30 万亩（77.91%）、当归 6.60 万亩（12.16%）、黄芪 3.72 万亩（6.85%）、大黄 1.22 万亩（2.25%）、羌活 0.45 万亩（0.83%）。

宁夏回族自治区共统计中药材种植品种 17 种以上，种植面积有 169.88 万亩，主要中药材种植面积见图 6 - 27。种植面积占比从高到低依次为：枸杞子 38.00 万亩（22.37%）、苦杏仁 35.50 万亩（20.90%）、桃仁 34.50 万亩（20.31%）、菟丝子 14.40 万亩（8.48%）、甘草 7.00 万亩（4.12%）、黄芪 5.3 万亩（3.12%）、红花 4.90 万亩（2.88%）、板蓝根 3.80 万亩（2.24%）、小茴香 2.00 万亩（1.18%）、柴胡 1.9 万亩（1.12%）、银柴胡 1.92 万亩（1.13%）、黄芩 1.52 万亩（0.90%）、党参

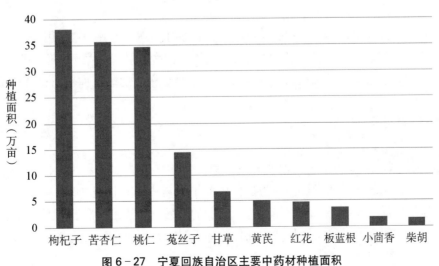

图 6 - 27　宁夏回族自治区主要中药材种植面积

0.38 万亩（0.22%）、金银花 0.36 万亩（0.21%）、秦艽 0.29 万亩（0.17%），林下种植中药材面积 8.68 万亩（5.11%），其他药材 9.31 万亩（5.48%）。

新疆维吾尔自治区共统计中药材种植品种 21 种，以及维吾尔民族药材黑种草、菊苣、香青兰、一枝蒿等几十个品种，新疆药材总种植面积 160.11 万亩，主要中药材种植面积见图 6-28。民族药种植面积约 5.00 万亩（3.12%），中药材种植面积占比从高到低依次为：肉苁蓉 42.69 万亩（26.66%）、红花 39.40 万亩（24.61%）、沙棘 28.30 万亩（17.68%）、枸杞子 16.19 万亩（10.11%）、甘草 10.34 万亩（6.46%）、玫瑰花 6.50 万亩（4.06%）、板蓝根 2.67 万亩（1.67%）、伊贝母 2.47 万亩（1.54%）、黄芪 2.12 万亩（1.32%）、罗布麻叶 1.00 万亩（0.62%）、白芍 0.93 万亩（0.58%）、山药 0.80 万亩（0.50%）、黑果花楸 0.60 万亩（0.37%）、阿魏 0.27 万亩（0.17%）、金银花 0.23 万亩（0.14%）、蒲公英 0.22 万亩（0.14%）、藁本 0.18 万亩（0.11%）、杜仲 0.07 万亩（0.05%）、柴胡 0.05 万亩（0.03%）、防风 0.05 万亩（0.03%）、黄芩 0.03 万亩（0.02%）。

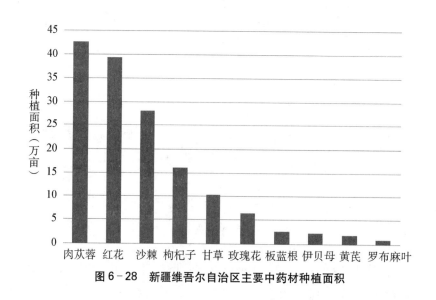

图 6-28　新疆维吾尔自治区主要中药材种植面积

第三节　重点品种中药资源产量

中药材按照来源可分为植物类、动物类、菌类、人工加工类等，其中植物药按照基原植物的生活类型可分为乔木、灌木、藤本、草本四大类别。本节分别选取乔木类、灌木类、藤本类、草本类、菌类、动物和人工加工类代表性药材（共 10 种），重点介绍了药材分布、功效、种植面积及产量等内容。

一、乔木类重点品种产量

杜仲（*Eucommia ulmoides* Oliver）为杜仲科杜仲属多年生落叶乔木，是我国特有树种，属于国家二级珍贵保护树种。我国传统名贵药材杜仲即为杜仲树的干燥树皮，有超过 2 000 年的药用历史，其药用价值独特、临床应用广泛，具有补肝肾、强筋骨和安胎的功效，用于治疗肝肾不足、腰膝酸痛、筋骨无力、晕眩、妊娠漏血和胎动不安等。杜仲叶为杜仲树的干燥叶，用于治疗肝肾不足、头晕目眩、腰膝酸痛、筋骨痿软。

杜仲适应性极强，在我国亚热带至温带的 27 个省（区、市）均可种植，栽培分布在北纬 24.5°~41.5°、东经 76°~126°，南北横跨 17°左右，东西横跨 50°；垂直分布范围在海拔 50~2500m 之间，北自吉林，南至福建、广东、广西，东达浙江、江苏，西抵新疆。贵州、四川、湖南、陕西、河南、湖北等省目前为我国杜仲的中心产区，种植总面积约 251.22 万亩，占比依次为陕西 39.81%、湖北 19.11%、湖南和河南各 11.94%、贵州 11.74%、重庆 2.00%、广西 1.27%、四川 0.60%。

二、灌木类重点品种产量

连翘为木犀科连翘属落叶灌木植物连翘［*Forsythia suspensa*（Thunb.）Vahl］的干燥果实。连翘是我国传统常用的中药材，也是我国"五大商药"之一，历史悠久，其药用价值早在《神农本草经》中就有记载。连翘的根、茎、叶、皮、果实、种子均可药用，尤其是果实，含有丰富的连翘酚、甾醇化合物、皂苷（无溶血性）及黄酮醇苷类、马苔树脂醇苷等成分，具有清热解毒、消痈散结、抑制细菌、抵抗病毒等作用，对感冒发热等常见病症具有显著的疗效，是连花清瘟胶囊、双黄连口服液、银翘解毒冲剂等中药制剂的主要原料，在我国医药学上应用广泛。

在全国范围内，连翘分布较广，以河北、陕西、山西、河南产量最多，主要集中于太行山、中条山、桐柏山、伏牛山等山区地带，其中以太行山地区分布最为密集。多以野生为主，散生和丛状分布，喜阳光，经常遍布于海拔在 250~2 200 m 的林间空地、荒地、荒坡等区域。连翘全国种植面积约 469.91 万亩，各省域种植面积占比依次为山西 55.84%、河南 39.82%、河北 2.60%、湖北 0.77%、山东 0.31%、陕西 0.43%、安徽 0.21%、四川 0.02%，全国年产量约 8 000 吨。

三、藤木类重点品种产量

枸杞是茄科、枸杞属落叶灌木植物宁夏枸杞（*Lycium barbarum* L.）的干燥成熟果实。枸杞为我国传统药材，历史悠久，在《神农本草经》中便有"主五内邪气，热中，消渴，周痹。久服，坚筋骨，轻身不老"的记载。枸杞具有丰富的枸杞多糖、甜菜碱、维生素 A，有延缓衰老、保护神经、消炎、促进代谢、控制血糖、免疫调节及抗肿瘤等多种生物学活性，具有补肾养肝、润肺明目等功效，是卫生部批准的药食同源物质。

我国枸杞主要分布在北方地区，适宜在干旱、半干旱的温带大陆性气候中生长，比如河套地区和河西走廊以及宁夏中宁等地区。2020 年的种植面积约 149.76 万亩，主要产地有青海、甘肃、宁夏、新疆与河北，占比分别为 28.24%、25.89%、25.37%、10.81%与 8.96%，全国产量达到 22.9 万吨。

四、草本类重点品种产量

（一）人参

人参为五加科人参属植物人参（*Panax ginseng* C. A. Meyer）的干燥根和根茎，多年生草本，茎单一直立，掌状复叶轮生茎顶，伞形花序单个顶生，花小，淡黄绿色，核果浆果状，扁球形，熟时鲜红色。人参始见于《神农本草经》："主补五脏，安精神，定魂魄，止惊悸，除邪气，明目，开心，益智，久服轻身延年。"人参化学成分有皂苷、多糖、聚炔醇、挥发油、蛋白质、多肽、氨基酸、维生素、有机酸、微量元素等。性微温，味甘、微苦，归肺、脾、心经，具有大补元气、补脾益肺、生津、安神益智之功。

人参主产于吉林、黑龙江、辽宁等地，以吉林抚松县产量最大，质量最好，称吉林参。栽培者为园参，一般栽培 6~7 年后收获；野生者为山参，山参经晒干称"生晒山参"，切片或粉碎用；播种在山林野生状态下自然生长的称"林下参"。多于秋季采挖，晒干或烘干，鲜参洗净后干燥者称"生晒参"；蒸制后干燥者称"红参"，可保存 10 年，加工断下的细根称"参须"。全国总种植面积为 386.17 万亩，其中园参有 60.98 万亩，林下参有 325.19 万亩。各地区人参种植面积占比依次为吉林 59.58%、辽宁 34.44%、黑龙江 5.98%。

（二）甘草

甘草为豆科植物甘草（*Glycyrrhiza uralensis* Fisch.）、胀果甘草（*G. inflata* Bat.）或光果甘草（*G. glabra* L.）的干燥根和根茎。初载于《神农本草经》，列为上品。古语有云，十方九草，无草不成方，仅《伤寒论》一部中所载方剂就有约 74% 的处方使用甘草，足以说明甘草的药用价值。甘草中主要含有三萜类、黄酮类、多糖类、香豆素类、挥发油类以及氨基酸等成分，其中三萜类和黄酮类是主要成分。其性平，味甘，归心、肺、脾、胃经，具有补脾益气、清热解毒、祛痰止咳、缓急止痛、调和诸药等功效。甘草作为我国重要的大宗药材，被广泛应用于医药、食品、化工等领域。

野生甘草多生于向阳干燥的钙质草原以及河岸沙质土等地，自然生长时间长，群落普遍较小，密度较低。全国有 7 个省份种植甘草，主要产区为甘肃、新疆与内蒙古，全国种植总面积约 40.32 万亩，以甘草、胀果甘草、光果甘草种植为主。种植面积占比依次为甘肃 51.81%、新疆 25.65%、宁夏 17.36%、陕西 1.98%、内蒙古 1.79%、山西 0.92%、吉林 0.50%。

（三）半夏

半夏为天南星科半夏属植物半夏［*Pinellia ternata*（Thunb.）Breit.］的干燥块茎。五月，半夏生，盖当夏之半也，故名半夏。中医认为其味辛，性温，有毒，归脾、胃、肺经。在《神农本草经》中就有记载，被列为下品。半夏含有生物碱、半夏淀粉、甾醇类、氨基酸、挥发油、芳香族成分、有机酸类、黄酮类、半夏蛋白、鞣质以及多种微量元素等化学成分，具有燥湿化痰、降逆止呕、消痞散结的功效，临床常用于治疗咳喘痰多、呕吐反胃、胸脘痞闷、瘰疬痰核等。

半夏在我国广泛分布，除内蒙古、新疆、青海、西藏尚未发现野生者以外，全国各地皆有所见。半夏生长于海拔 2 500 m 以下，常见于草坡、荒地、玉米地、田边或疏林下，是旱地中常见的杂草之一。全国有 10 个省份种植半夏，总面积达 16.01 万亩，半夏种植面积占比依次为：甘肃 33.42%、湖北 21.24%、贵州 19.80%、河北 15.62%、四川 6.25%、山东 1.56%、河南 1.25%、黑龙江 0.62%、内蒙古 0.19%、安徽 0.06%。

（四）红花

红花为菊科红花属一年生草本植物红花（*Carthamus tinctorius* L.）的干燥管状花，始载于《开宝本草》。中医认为红花味辛，微苦，性温，归心、肝经，是活血通络、去瘀止痛的良药。红花原产于埃及的尼罗河上游等处，扩种至波斯，后传入西域，自张骞出使西域后引入我国，已有 2 100 多年的历史，入药使用也有 1 800 多年。药理研究表明，红花中的红花黄色素、羟基红花黄色素 A 等主要成分具有改善心肌血液循环、降血压、扩血管、抗凝血、抑制血栓形成、镇痛和免疫抑制等作用。

红花喜温暖、干燥气候，抗寒性强，耐贫瘠，抗旱怕涝，适宜在排水良好、中等肥沃的砂土壤上种植，在我国中西部地区如新疆、四川、云南等地有大规模种植。全国总共有 8 个省（区）种植红花，总面积约 55.19 万亩。红花种植面积占比依次为新疆 71.39%、甘肃 15.04%、宁夏 8.88%、云南 2.83%、河南 1.81%、安徽 0.04%、西藏 0.01%，内蒙古也有少量种植，占比小于 0.01%。

五、菌类重点品种产量

茯苓为多孔菌科真菌茯苓 [*Poria cocos*（Schw.）Wolf] 的干燥菌核，营寄生于松科植物赤松或马尾松等树根上，形如甘薯，球状，外皮淡棕色或黑褐色，内部粉色或白色。其性平，味甘、淡，归心、肺、脾、肾经，是药食两用的大宗中药材，有"十方九茯苓"之说。茯苓中富含多种化学成分，主要有三萜类、多糖类、甾醇类、挥发油类、蛋白质、氨基酸及微量元素等，其中三萜类和多糖类化合物为茯苓的主要活性成分，具有利水渗湿、健脾、宁心等功效，常用于水肿尿少、痰饮眩悸、脾虚食少、便溏泄泻、心神不安、惊悸失眠等症。

野生茯苓一般在 7 月至次年 3 月间到马尾松林中采取，栽培的茯苓一般在接种后第二、第三年采收，以立秋后采收的质量最好，过早则影响质量和产量。茯苓主产于安徽、湖北、云南、广西、贵州、湖南等地，以云南所产品质较佳，安徽、湖北产量较大，其中产于安徽大别山区者称为"安苓"，产于云南者称"云苓"。全国有 5 个省份种植茯苓，总面积约 18.48 万亩。茯苓全国种植面积占比依次为湖北 43.82%、云南 26.64%、广西 14.93%、安徽 8.12%、四川 6.49%。

六、动物和人工加工类重点品种产量

（一）蛤蚧

蛤蚧为壁虎科壁虎属动物蛤蚧（*Gekko gecko* Linnaeus）的干燥全体，在《开宝本草》《本草纲目》《本草新编》等书中均有记载，作为我国传统珍稀中药材已有 2 000 多年的使用历史，如今常用品种为灰斑蛤蚧和红斑蛤蚧，前者为传统使用的正品药材。蛤蚧化学成分以氨基酸、脂类、脂肪酸类以及常量和微量元素为主。蛤蚧的传统功效主要包括补肺益肾、纳气定喘、助阳益精等，现代研究表明，其具有调节免疫、抗肿瘤、平喘、抗炎及延缓衰老等作用，临床上多用于治疗肺肾不足、虚喘气促、劳嗽咳血、阳痿遗精等症。

蛤蚧主要分布于亚洲东南部和南部，在印度东北部到澳大利亚群岛也有发现。随着以蛤蚧为主要原料的各种中成药、保健品的不断开发，市场对蛤蚧的需求量越来越大。但由于蛤蚧属于国家二级保护动物，其野生资源已然不能作为医药原料的来源。人工驯化养殖是保护野生动物资源的有效方法，也是满足市场需求的有效途径。我国蛤蚧主产于广西、广东、贵州、云南、福建等地，全国年产蛤蚧约 20 万对（广西 7 万对、广东 4 万对、云南 3 万对、贵州 3 万对，其他地区 3 万对）。

（二）冰片

冰片由樟科植物樟 [*Cinnamomum camphora*（L.）Presl] 的新鲜枝、叶经提取加工制成，其味辛、苦，性微寒，归心、脾、肺经，具有开窍醒神，清热止痛之功效，常用于热病神昏、中风痰厥、胸痹心痛等证，始载于《名医别录》，是珍贵的传统中药材和高级香料，主要成分为双环单萜类化合物。根据旋光性分为右旋龙脑和左旋龙脑，右旋龙脑又称天然冰片，左旋龙脑又称艾片，合成冰片即为合成龙脑。现代研究表明，冰片具有抗菌、抗炎镇痛、促进药物透过血脑屏障、提高其他药物生物利用度、保护心脑等器官组织和抗肿瘤等作用，广泛用于医药、食品、日化、农药等领域，消耗量大。樟喜温暖湿润气候，耐水不耐旱，在我国主要分布在湖北、江西、湖南、浙江、福建、台湾。天然冰片主要产于江西、广东，江西樟的种植面积为 3 万亩，广东樟种植面积为 2.5 万亩。目前天然冰片的年总产量不足 200 吨，远不能满足国内外市场的需求，故市场上倾向使用较为廉价的合成冰片代替。

第四节　中药资源可持续利用的建议

一、加强中药资源保护利用

（一）加强野生中药资源保护

据不完全统计，列入国家重点保护、红皮书、限制进出口等名录的濒危中药材多达 280 种。《中国药典》2020 年版收载的 1 606 种中成药中，有 983 种含濒危药材，占比达 61%。这些中药材在疾病防治中发挥着重要作用，濒危中药材资源已经成为制约中医药高质量发展的关键因素。

濒危中药材人工种养殖技术亟需突破。对 112 种常用中药材野生资源情况和人工种养状况的统计结果显示，22% 已属濒危，51% 趋于濒危。部分市场需求量较大的濒危中药材还未实现人工种养殖，如全蝎、蜈蚣等完全依赖野生资源，目前资源蕴藏量持续下降。有些濒危中药材虽然实现了人工种养殖，但关键技术还有待进一步突破，如水蛭、甘松等，因养殖（种植）成本高、周期长、风险大，投入产出比较低，影响了种养殖户的积极性。

加快珍稀濒危中药材人工繁育，搭建濒危中药材人工繁育技术创新平台。由相关部门牵头，结合中药大品种，筛选濒危中药材，制定人工繁育技术创新发展规划，推动濒危中药材优质种源培育技术及科学化、规范化的种养殖技术尽快突破，解决中医药产业发展的关键和"卡脖子"问题，促进濒危野生中药资源的可持续利用。

加快濒危中药材近缘替代品的开发应用。对于临床价值高的濒危药材应积极寻找人工种养殖技术成熟或野生资源丰富的近缘替代品，采用新技术、新手段加快推进基础、临床研究，经相关部门审核论证后纳入药典范畴，扩大《中国药典》药材品种收载基原范围，推动科研成果转化和利用，减轻对野生资源的消耗。

（二）加大对中药种业扶持力度

正处于起步阶段的中药种业，需要稳步向现代农作物种业体系看齐，做大做强种业需要做好以下五方面。一是提高种子种苗商品化率。种子种苗存在巨大的市场需求，尤其是大宗常用、药食同源类是未来中药材需求的核心品种。建议重点围绕此类品种进行布局，以单品种树立品牌，稳步拓展种类，提高种子种苗商品化率。二是建设"育繁推一体化"示范基地。育繁推一体化是指育种、扩繁、推广和销售紧密结合，协同发展的模式。建议开展中药材种质资源保护、可持续利用示范区建设，保护产业发展赖以生存的道地药材种质资源，在道地产区布局建设"育繁推一体化"示范基地，配备种子的检测仪器，具备制种、种子加工、质量检测的综合能力，打造稳定的制种能力。三是构建药用植物品种特异性、一致性和稳定性测试指南体系。制定测试指南编制守则，由易到难、分批次逐步制定一批测试指南。积极申请植物新品种权保护，推动中药材纳入非主要农作物登记。四是研发一批可推广的中药材新品种。针对药材的特点攻克一批制约其育种技术发展的共性关键技术，在借鉴农作物种业选育经验的基础上，创新中药材育种技术和方法，为指导不同类别的中药材育种提供新的技术方案和思路，研发一批可市场化的中药材新品种，积极探索中药材新品种产业化推广模式。五是加强法治建设。尽快出台《中药材种子管理办法》，明确种子的品种登记制度，保护育种者权益，规范生产经营过程，从源头保障中药材质量。总之，中药种业需要进一步加强扶持，推动市场健康发展，早日实现中药种业的"四化一供"。

（三）加快全国中药资源普查成果应用

利用第四次全国中药资源普查成果，建立中药动态监测网络和种质资源保护体系，划定野生道地药材资源保护红线区域，进行保护和资源恢复，实现资源的可持续利用。建议把中药材生产统计纳入国家常规统计制度中。以中药材主产区为主要区域，以大宗、常用、道地药材为主要对象，建立全国中药材生产统计平台，服务宏观决策、资源保护和生产规划。

二、加强道地药材生产管理

（一）开展药材生产过程关键技术攻关，提升药材品质

坚持高质量发展是我国经济工作的根本要求，重规模求速度的中药材产业旧模式已不适应目前的发展形势，重质量求效益的新方向是必然选择。生产高品质中药材符合国家高质量发展理念，是行业发展必然。目前，中药材质量参差不齐，中药材品质提升核心关键问题还没有突破，品质形成机制机理还有待进一步挖掘。建议针对大宗常用中药材深入开展中高品质中药材生产关键技术研究与产业化应用，针对不同用途的原料需求，进行定向生产，其生产关键过程包括种源选择、产地环境选择、中药材栽培技术、病虫害防控技术、采收加工技术、中药材质量评价体系研究、高品质中药材标准体系研制和应用。

（二）加强道地药材地理标志保护，培育知名品牌

2019年中国中药协会启动"中国中药品牌行动计划"，发布8家中国道地药材品牌、2家中国生态绿色中药材品牌，并启动了中国中药品牌集群发展联盟。2011—2020年，道地药材地理标志产品保护增加88个，累计达到227个。各地也高度重视区域品牌建设，已发布广西"桂十味"、陕西"秦药"品种、山西"十大晋药"、江西"赣十味""赣食十味"、湖南"湘九味"、黑龙江"龙九味"、浙江"浙八味""新浙八味"、福建"福九味"，以及吉林10种优势道地药材等地方品牌。

品牌化是解决目前我国中药材生产供给侧结构性改革难题的重要抓手，目前，道地药材地理标志产品保护覆盖率低，408种道地药材中仅96种道地药材获得地理标志产品保护，保护率为23.5%，保护效力和行政监管力度有待加强；在获得保护的227个道地药材地理标志产品中，仅75个产品被生产者申请使用，使用率为33.0%，使用率非常低。因此亟需和推动中药材的地理标志保护工作，探索适合中医药地理标志产品发展的道路，培育一批知名品牌，提高产品附加值，推动实现优质优价。

三、加大中药材生态栽培等模式推广力度

中药材生态种植已成为产业发展的热点之一，特别是生态种植模式的多样化程度较高，如林药生态种植、仿野生种植等拟境栽培模式，以及药粮间套作、草药伴生、地膜控草、春发草库、瘦土控苔等多样的农田生态种植模式和技术。这些生态模式都是在生态学原理的指导下在生产实践中逐步形成的，它们不同程度地利用了药用植物和农林植物之间的生态差异、生态共性，以及它们的生态功能和生态结构等生态关系。生态种植技术和模式正在不断完善和发展，成熟的中药材生态种植技术包括野生抚育技术、精细农业耕作技术、定向培育技术、土壤改良技术、测土配方施肥技术、菌根栽培技术、病虫草害防治技术、设施栽培技术等8种。

许多中药材对当地生态环境的高度适宜性，使生态种植成为农业种植业结构调整和乡村振兴的重要抓手。在东北西部和内蒙古东部的退耕还林还草及"三北"防护林建设中，防风、黄芪、甘草等林药

间作，已成为生态保护和经济发展良性结合的典范。西部沙漠地区建立起基于肉苁蓉与固沙植物——柽柳、梭梭之间寄生关系的生态种植模式，已成为生态治沙的典范。四川省绵阳市麦冬主产区提出了麦冬种植业与养猪业废物利用的生态循环发展模式。

此外，各省市陆续制定《中共中央 国务院关于促进中医药传承创新发展的意见》实施举措，落实"推行中药材生态种植、野生抚育和仿生栽培"等要求，如陕西明确到 2022 年，要建设 2~3 个省级中药材生态种植（养殖）示范基地；甘肃提出"普及应用生态种植技术，创建一批国家、省级中药材特优区"等。

以中国中医科学院中药资源中心和国家中药材产业技术体系专家为主的科研团队，已形成 100 余项生态种植模式和技术，已在合作社、种植大户、基地等进行了大面积的示范推广，中药材质量和品质都有大幅提升，且产生良好的生态效益。

四、积极应对涉疫相关原料药材供应，并预防产能过剩

新冠肺炎疫情发生以来，中医药全面参与疫情防控救治，并作出了重要贡献。当前，全球新冠肺炎疫情仍处于大流行状态，新发传染病不断出现，我国慢性病发病率总体呈上升趋势，传统传染病防控形势仍然严峻。随着经济社会发展和生活水平提高，人民群众更加重视生命安全和健康质量，健康需求不断增长，并呈现多样化、差异化特点。有效应对多种健康挑战、更好满足人民群众健康需求，迫切需要加快推进中医药事业发展，更好发挥其在健康中国建设中的独特优势。随着化湿败毒颗粒、连花清瘟胶囊等中成药的应用和进入国外市场，涉疫中药材需求不断拉动，市场原料药材供应紧张，但是疫情结束后，相关中药材产量可能会出现产能过程，应积极关注疫情和市场动态，加强对产地种植指导，预防产能过剩。

第七章　中药资源的国际贸易

作为中医药的发源地，早在西汉年间我国就已开展中医药国际贸易。新中国成立后，中医药与外交结缘，成为我国对外医疗援助的必要组成。目前，我国已向亚洲、非洲、拉丁美洲的70多个国家派遣医疗队，基本上每个医疗队中都有中医药人员，约占医务人员总数的10%。援外医疗队采用中药、针灸、推拿以及中西医结合方法治疗了不少疑难杂症，挽救了许多垂危病人的生命，得到受援国政府和人民的充分肯定。中医药已经传播到183个国家（地区），中国已同外国政府、地区主管机构和国际组织签署了86个中医药合作协议。2020年，中药类产品进出口总额55.3亿美元，其中，出口额42.81亿美元，进口额12.49亿美元；中药类产品进出口总量55.46万吨，其中，出口量39.8万吨，进口量15.66万吨。

第一节　中药资源国际贸易总体分析

2020年中药类产品的进出口涉及192个国家（地区），其中出口涉及187个国家（地区），进口涉及133个国家（地区）。中药类产品出口总量39.8万吨，同比增长11.6%；中药类产品出口总额42.81亿美元，同比增长6.6%。进口中药类产品15.66万吨，同比增长74.9%，中药类产品进口额12.49亿美元，同比增长37.4%。姜、枸杞、人参、莲子等药食同源品种是中药材进出口的主要品种。

一、数据采集说明

中药类产品进出口总额和进出口总量、同比增长数据来源于中国医药保健品进出口商会，中药材及饮片、提取物、中成药及保健品的进出口数量、金额和国家（地区）数据来源于编者整理的海关统计数据，整理方式为按海关HS编码分类整理。中药材及饮片的进出口数据涉及85个海关HS编码，提取物的进出口数据涉及39个海关HS编码，中成药及保健品的进出口数据涉及11个海关HS编码。

整理方式和统计口径的差异会导致最终统计数据的差异，故编者整理的数据可能与中国医药保健品进出口商会的数据存在差异。考虑到数据的可得性，提取物的数据用植物提取物的进出口数据代替。

需要特别说明的是，2020年海关统计数据查询平台上0906（肉桂及肉桂花）、0908（肉豆蔻、肉豆蔻衣及豆蔻）、130213（啤酒花液汁及浸膏）、293941（麻黄碱及其盐）这四个海关HS编码下仅统计有进出口金额数据而没有统计进出口数量数据。

编者在统计分析时，中药类产品出口金额的数据可以追溯到1996年，但由于对中药类产品的进口情况关注度不够，进口数据仅可追溯到2006年。因此中药类产品的进出口分析，出口数据采用的是1996—2020年的数据，进口数据采用的是2006—2020年的数据。

二、中药类产品进出口现状

2020 年，中药材及饮片进出口总额 15.16 亿美元，其中出口额 13.08 亿美元，同比增长 15.2%；进口额 2.08 亿美元，同比增长 102.9%，见图 7-1。中药材及饮片进出口总量 31.51 万吨，其中出口量 24.8 万吨，同比增长 23.4%；进口量 6.71 万吨，同比增长 79.2%。2020 年中药材及饮片出口单价平均 5.27 美元/kg，进口单价平均 3.10 美元/kg。

2020 年，提取物进出口总额 29.06 亿美元，其中出口额 24.47 亿美元，同比增长 3.6%；进口额 4.59 亿美元，同比增长 31.2%，见图 7-1。提取物因体积小、标准化程度高、便于运输等特点，成为近几年国际贸易中最活跃的中药类产品。提取物进出口总量 12.33 万吨，其中出口量 9.6 万吨，同比增长 10.9%；进口量 2.73 万吨，同比增长 39.4%。2020 年提取物出口单价平均 25.49 美元/kg，进口单价平均 16.81 美元/kg。

2020 年，中成药进出口总额 3.93 亿美元，其中出口额 2.6 亿美元，同比下降 0.8%；进口额 1.33 亿美元，同比下降 15.7%，见图 7-1。中成药进出口总量 2.12 万吨，其中出口量 1.3 万吨，同比下降 1.6%；进口量 0.82 万吨，同比增长 29.4%。2020 年中成药出口单价平均 20.00 美元/kg，进口单价平均 16.22 美元/kg。

2020 年，保健品进出口总额 7.12 亿美元，其中出口额 2.64 亿美元，同比增长 3.7%；进口额 4.48 亿美元，同比增长 50.3%，见图 7-1。保健品进出口总量 9.5 万吨，其中出口量 4.1 万吨，同比下降 0.2%；进口量 5.4 万吨，同比增长 106.4%。2020 年保健品出口单价平均 6.44 美元/kg，进口单价平均 8.30 美元/kg。

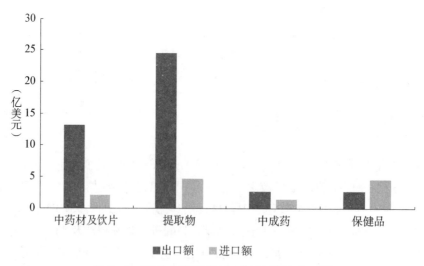

图 7-1　2020 年中药类产品的进口额和出口额

三、中药类产品贸易竞争优势指数

贸易竞争优势指数（Trade Competitiveness Index，简称 TC 指数）表示一国进出口贸易的差额占进出口贸易总额的比重，是进行国际竞争力分析时常用的测度指标之一。表 7-1 为 2006—2020 年中药材及饮片、提取物、中成药及保健品的贸易竞争优势指数。整体上，中药类产品的贸易竞争优势指数在 0.5 左右，但 2018 年和 2019 年贸易竞争优势指数跌落至 0.3 左右，表明这两年中药类产品贸易竞争优势略有下降。中药材及饮片的贸易竞争优势指数在 0.65 左右，是中药类产品中最具有贸易竞争优势的产品，但这种优势呈小幅下降趋势，特别是 2018 年和 2019 年下降幅度较大。不同年度提取物的贸易竞争优势指数变化幅度较大，从 2006 年的 0.79 下跌至 2020 年的 0.68，提取物的贸易逆差在逐步缩小，贸易竞争优势减弱。中成药及保健品的贸易竞争优势指数在 0 左右波动，但 2016—2020 年中成药及保健品的贸易竞争优势指数均为负，表明在中成药及保健品的国际贸易上我国已不具备竞争优势，成为了中成药及保健品的净进口国。

表 7 - 1　2006—2020 年中药类产品贸易竞争优势指数

时间	中药类产品	中药材及饮片	提取物	中成药及保健品
2020 年	0.548 282	0.725 594	0.684 102	−0.051 584
2019 年	0.301 911	0.521 070	0.474 141	−0.307 586
2018 年	0.355 756	0.566 869	0.530 705	−0.247 423
2017 年	0.466 983	0.627 143	0.536 697	−0.189 627
2016 年	0.489 565	0.761 168	0.573 704	−0.037 564
2015 年	0.571 429	0.728 758	0.681 96	0.093 467
2014 年	0.551 620	0.702 827	0.706 193	0.013 645
2013 年	0.489 094	0.692 523	0.567 148	0.050 505
2012 年	0.482 503	0.712 575	0.569 791	0.077 79
2011 年	0.530 686	0.725 534	0.672 593	0.079 208
2010 年	0.477 584	0.699 89	0.724 868	−0.086 45
2009 年	0.460 00	0.718 75	0.609 756	−0.067 16
2008 年	0.496 005	0.733 777	0.766 667	−0.054 35
2007 年	0.532 468	0.751 825	0.764 706	−0.017 86
2006 年	0.570 194	0.794 311	0.789 869	0.02

四、中药类产品进出口国家（地区）

2020 年中药类产品的进出口涉及 192 个国家（地区），其中出口涉及 187 个国家（地区），进口涉及 133 个国家（地区）。按照产品类型，中药材及饮片的进出口涉及 149 个国家（地区），提取物的进出口涉及 168 个国家（地区），中成药及保健品的进出口涉及 171 个国家（地区）。

美国、荷兰、日本、巴基斯坦、马来西亚是我国中药类产品的主要出口国家，出口至这 5 个国家的中药类产品数量之和达 31.66 万吨，占 2020 年我国中药类产品出口总量的 40.39%。印度、缅甸、巴基斯坦、日本、乌克兰是我国进口中药类产品的主要国家，从这 5 个国家进口的中药类产品达 45.11 万吨，占 2020 年我国中药类产品进口总量的 72.25%。

五、进出口主要品种

姜、肉桂及肉桂花、薄荷醇、桉叶油、枸杞、人参、片仔癀、银杏液汁及浸膏、莲子、当归是 2020

年我国中药类产品出口金额最大的 10 个品种，这 10 个品种的出口额之和达 16.46 亿美元，占当年中药类产品出口总额的 35.76%，见表 7 - 2。姜的出口数量占 2020 年我国中药类产品出口总量的 65.18%，主要是因为姜既是食品又是药品的中药材，除药用外，姜还作为食品出口。13021990（其他植物液汁及浸膏）、29389090（其他苷及其盐、醚、酯和其他衍生物）、12119039（未列名主要用作药料的植物及其某部分）这 3 个海关 HS 编码下统计的中药类产品出口数量分别占 2020 年中药类产品出口总量的 21.71%、14.10%、8.87%，由此可见我国中药类产品有相当一部分以"其他"和"未列名"的形式出口。

表 7 - 2　2020 年出口金额最大的 10 个中药类产品

商品名称	数量（吨）	数量占比	金额（万美元）	金额占比
姜	511 096.01	65.18%	71 858.47	15.61%
肉桂及肉桂花	0.00	0.00%	29 289.83	6.36%
薄荷醇	6 191.83	0.79%	13 166.16	2.86%
桉叶油	9 961.33	1.27%	13 057.40	2.84%
枸杞	12 766.68	1.63%	10 882.35	2.36%
人参	1 840.098	0.23%	8 329.79	1.81%
片仔癀	2.54	0.00%	4 140.29	0.90%
银杏液汁及浸膏	553.72	0.07%	3 856.78	0.84%
莲子	4 793.91	0.61%	3 507.79	0.76%
已磨的姜	13 155.12	1.68%	3 356.34	0.73%
当归	4 174.69	0.53%	3 155.35	0.69%
10 个品种合计	564 535.92	72.00%	164 600.55	35.76%

注：姜和已磨的姜汁为 1 种。

蓖麻油及其分离品、薄荷醇、肉豆蔻和肉豆蔻衣及豆蔻、西洋参、乳香没药及血竭、橙油、鹿茸及其粉末、人参、柠檬油和松脂是 2020 年我国进口金额最大的 10 个品种，这 10 个品种的进口额之和达 8.63 亿美元，占 2020 年我国中药类产品进口额的 46.82%。2020 年，统计在 30049059（其他中式成药）、13021990（其他植物液汁及浸膏）、12119039（未列名主要用作药料的植物及其某部分）这 3 个编码下的中药类产品进口量达 6.35 万吨，占 2020 年中药类产品进口总量的 10.17%，统计在这 3 个编码下的中药类产品进口金额达 4.19 亿美元，占 2020 年中药类产品进口总额的 22.75%。

第二节　中药资源国际贸易的分类分析

一、中药类产品的出口现状

中药类产品的出口整体上呈递增趋势，从 1996 年的 6.86 亿美元增长至 2020 年的 42.81 亿美元，增长了 524.05%，年平均增长率达 8.29%，见图 7 - 2。提取物出口额的增长趋势基本上与中药类产品出口额的整张趋势相似，从 1996 年的 0.91 亿美元增长至 2020 年的 24.47 亿美元，年均增长率达 15.39%；中药材及饮片出口额的涨幅小于中药类产品的整体涨幅，从 1996 年的 5.04 亿美元增长至 2020 年的 13.08 亿美元，增幅 59.52%，年均增长率仅为 4.23%；中成药及保健品的出口额增幅较小，从 1996 年的 1.15 亿美元增长至 2020 年的 5.24 亿美元，年均增长率 6.82%。

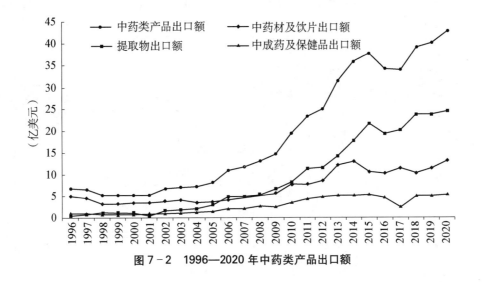

图 7 - 2　1996—2020 年中药类产品出口额

　　比较 1996—2020 年中药材及饮片、提取物、中成药及保健品的出口额在中药类产品出口总额中的占比，见图 7-3，发现提取物取代中药材及饮片成为我国中药类产品出口的主要产品类型。中药材及饮片出口额的占比震荡下降，从 1996 年的占比 73.47% 下降至 2020 年的 30.55%；提取物的出口额占比整体上呈递增趋势，从 1996 年的占比 9.77% 上涨至 2020 年的 57.16%；中成药及保健品的出口额占比整体上有小幅减少，从 1996 年的占比 16.75% 下降至 2020 年的 12.24%。除 2017 年中成药及保健品的出口额占比下降至 7.36%，其他时候中成药及保健品的出口额占比在 13% 左右。

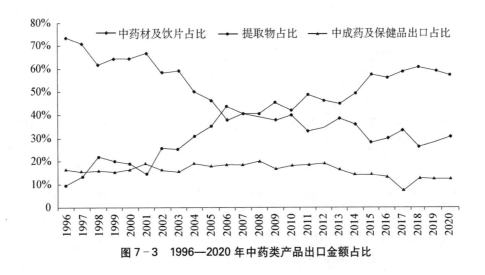

图 7 - 3　1996—2020 年中药类产品出口金额占比

（一）中药材及饮片

2020 年，中药材及饮片出口至 132 个国家（地区），其中荷兰、美国、巴基斯坦、日本、马来西亚、韩国、阿拉伯联合酋长国、孟加拉国、越南、沙特阿拉伯是我国中药材及饮片出口数量最大的 10 个国家（地区），这 10 个国家（地区）从我国进口的中药材及饮片数量达 46.60 万吨，占我国 2020 年中药材及饮片出口总量的 68.40%，见表 7 - 3。日本、越南、中国香港、韩国、荷兰、美国、中国台湾、马来西亚、巴基斯坦、阿拉伯联合酋长国是我国中药材及饮片出口金额最大的十个国家（地区），这十个国家（地区）从我国进口中药材及饮片的金额达 14.85 亿美元，占我国 2020 年中药材及饮片出口总额的 72.21%，见表 7 - 3。

表 7 - 3　2020 年我国中药材及饮片出口数量和金额最大的 10 个国家（地区）

贸易伙伴名称	数量（吨）	贸易伙伴名称	金额（万美元）
荷兰	67 596.21	日本	28 355.41
美国	64 186.82	越南	22 305.04
巴基斯坦	52 402.54	中国香港	22 079.10
日本	50 416.25	韩国	14 965.09
马来西亚	47 615.57	荷兰	12 390.85
韩国	42 937.73	美国	12 014.83
阿拉伯联合酋长国	40 964.48	中国台湾	11 383.40
孟加拉国	37 368.55	马来西亚	10 948.62
越南	33 680.25	巴基斯坦	7 716.15
沙特阿拉伯	28 861.77	阿拉伯联合酋长国	6 393.64

2020 年，我国中药材及饮片的平均出口单价为 3.02 美元/kg，其中 68 个国家（地区）从我国进口中药材及饮片的价格高于我国中药材及饮片的平均出口单价，57 个国家（地区）从我国进口中药材及饮片的价格低于我国中药材及饮片的平均出口单价[1]。我国出口至荷兰、美国、巴基斯坦的中药材及饮片的单价分别是 1.83 美元/kg、1.87 美元/kg、1.47 美元/kg，出口至日本、越南、中国香港的中药材及饮片的单价分别是 5.62 美元/kg、6.62 美元/kg、7.80 美元/kg。

在 8 位海关 HS 编码中，2020 年有 61 个编码统计到中药材及饮片出口，剔除 1 个 HS 编码下统计多个中药材及饮片品种的编码，出口金额最大的 10 个品种依次是姜（7.18 亿美元）、肉桂及肉桂花（2.92 亿美元）、枸杞（1.08 亿美元）、人参（0.83 亿美元）、莲子（0.35 亿美元）、当归（0.33 亿美元）、黄芪（0.31 亿美元）、半夏（0.29 亿美元）、茯苓（0.27 亿美元）、党参（0.22 亿美元），见图 7 - 4。12119039（未列名主要用作药料的植物及其某部分）这个海关 HS 编码中统计到 2020 年出口中药材及饮片 7.08 万吨，出口额 4.08 亿美元，占 2020 年中药材及饮片出口总量的 10.40%、出口总额的 19.85%。2020 年出口的中药材及饮片中，冬虫夏草的出口价格最高达 1.18 万美元/kg，其次是鹿茸及其粉末（206.58 美元/kg）、阿魏（85.00 美元/kg）、贝母（46.92 美元/kg）、人参（45.95 美元/kg）、西洋参（32.65 美元/kg）、三七（24.01 美元/kg）、天麻（21.11 美元/kg）等传统名贵中药材的出口价格也较高。

---

[1] 注：2020 年海关统计数据查询平台上未统计索马里、肯尼亚、坦桑尼亚、喀麦隆、海地、巴勒斯坦、尼日利亚这 7 个国家（地区）从我国进口中药材及饮片的数量，故未能计算其出口单价。

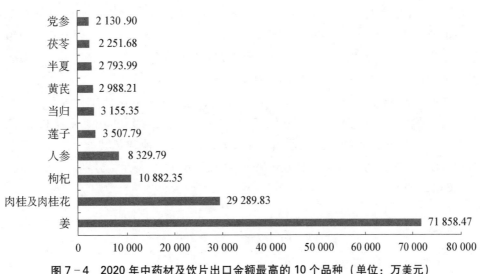

图 7-4　2020 年中药材及饮片出口金额最高的 10 个品种（单位：万美元）

（二）提取物

2020 年，我国的提取物出口至 157 个国家（地区），美国是我国提取物出口量最大的国家，出口至美国的提取物达 2.09 万吨，占当年我国提取物出口总量的 24.62%，出口至美国的提取物金额 5.78 亿美元，占当年我国提取物出口总额的 26.55%。其次是印度和法国，2020 年从我国进口的提取物占当年我国提取物出口总量的 7.23% 和 7.20%，进口额占当年我国提取物出口总额的 4.69% 和 4.53%。2020 年，印度尼西亚、西班牙、日本、马来西亚、德国、泰国、韩国、墨西哥、荷兰等从我国进口提取物的数量均超过 2 000 吨，这 9 个国家从我国进口提取物的数量占当年我国提取物出口总量的 35.40%，见图 7-5。美国、日本、印度、墨西哥、法国、西班牙、韩国、马来西亚、中国香港、印度尼西亚是我国提取物出口金额最多的 10 个国家（地区），2020 年这 10 个国家（地区）从我国进口的提取物金额均超过 8 000 万美元，进口额之和占我国提取物出口总额的 70.39%。

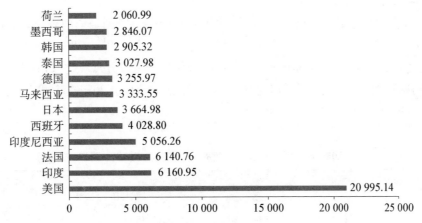

图 7-5　2020 年从我国进口提取物超过 2 000 吨的国家（地区）（单位：吨）

2020 年，我国提取物的平均出口单价 25.55 美元/kg，是中药材及饮片出口价格（3.02 美元/kg）的 8.46 倍。白柠檬油（酸橙油）、老鹳草油（香叶油）和银杏液汁及浸膏是出口单价最高的 3 个提取物品种，出口单价分别为 146.23 美元/kg、126.33 美元/kg 和 69.65 美元/kg。统计在 29391100（罂粟秆浓缩物、丁丙诺啡等以及它们的盐）这个编码下的提取物出口单价高达 9.80 万美元/kg，但 2020 年该提取物的出口金额仅 1 kg，以一般贸易的方式出口至瑞士。

薄荷醇、桉叶油、银杏液汁及浸膏、甘草液汁及浸膏、茴香油是我国出口金额最高的 5 个提取物品种，2020 年出口额分别为 1.31 亿美元、1.30 亿美元、0.38 亿美元、0.24 亿美元和 0.18 亿美元，见图 7-6。统计在 13021990（其他植物液汁及浸膏）和 29389090（其他苷及其盐、醚、酯和其他衍生物）这两个海关 HS 编码下的提取物出口额分别为 9.99 亿美元和 6.48 亿美元，分别占 2020 年我国提取物出口总额的 45.87% 和 29.79%。

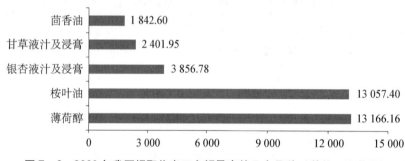

图 7-6　2020 年我国提取物出口金额最高的 5 个品种（单位：万美元）

（三）中成药及保健品

2020 年，我国中成药及保健品出口至 171 个国家（地区），是我国出口范围最广的中药类产品。2020 年出口至尼日利亚的中成药及保健品数量最多，达 0.20 万吨，占当年我国中成药及保健品出口总量的 11.61%。中国香港、美国、马来西亚、喀麦隆 2020 年从我国进口中成药及保健品的数量均超过 1 000 吨，分别占当年我国中成药及保健品出口总量的 8.87%、8.55%、6.81%、5.77%。

2020 年出口至尼日利亚、印度尼西亚、美国、刚果（金）、日本、新加坡、中国香港这七个国家（地区）的中成药及保健品金额均超过 1 000 万美元，见表 7-4，特别是中国香港从我国进口的中成药及保健品金额达 1.04 亿美元，占当年我国中成药及保健品出口总额的 28.38%。塞浦路斯、巴哈马、伊朗等 36 个国家（地区）从我国进口的中成药及保健品金额低于 1 万美元，这 36 个国家（地区）中除塞浦路斯、伊朗、阿塞拜疆、牙买加、危地马拉外，其他国家（地区）2020 年从我国进口的中成药及保健品数量均少于 1 吨。

表 7-4　2020 年我国中成药及保健品出口额最大的 10 个国家（地区）

贸易伙伴名称	数量（吨）	金额（万美元）	单价（美元/kg）	数量占比	金额占比
中国香港	1 551.40	10 422.94	67.18	8.87%	28.38%
尼日利亚	2 029.54	2 674.51	13.18	11.61%	7.28%
印度尼西亚	395.97	2 324.79	58.71	2.26%	6.33%
美国	1 494.72	2 009.00	13.44	8.55%	5.47%

续表

贸易伙伴名称	数量 （吨）	金额 （万美元）	单价 （美元/kg）	数量占比	金额占比
刚果（金）	671.64	1 431.50	21.31	3.84%	3.90%
日本	417.76	1 385.61	33.17	2.39%	3.77%
新加坡	377.99	1 089.51	28.82	2.16%	2.97%
法国	323.11	978.61	30.29	1.85%	2.66%
马来西亚	1 190.91	771.26	6.48	6.81%	2.10%
喀麦隆	1 009.22	707.96	7.02	5.77%	1.93%

2020年，我国中成药及保健品的平均出口单价21.00美元/kg，出口至83个国家（地区）的中成药及保健品单价高于平均出口单价，出口至88个国家（地区）的中成药及保健品单价低于平均出口单价。在出口额最大的10个国家（地区）中，出口至尼日利亚、美国、马来西亚和喀麦隆的中成药及保健品价格低于平均出口单价，分别为13.18美元/kg、13.44美元/kg、6.48美元/kg、7.02美元/kg，见表7-4。

我国出口的中成药及保健品主要统计在9个八位海关HS编码下，其中30049059（其他中式成药）这个HS编码下统计到2020年我国出口中成药及保健品0.79万吨，占当年我国中成药及保健品总量的45.25%；其次为30036010（含有青蒿素及其衍生物的药品，未配定剂量或制成零售包装），这一海关HS编码下统计到2020年出口中成药及保健品0.49万吨，占当年我国中成药及保健品出口总量的28.23%。

2020年我国出口清凉油4 170.54吨，出口额1.07亿美元，分别占当年我国中成药及保健品出口总量的23.85%和出口总额的5.23%。清凉油的出口量虽然较大，但出口单价较低，仅4.60美元/kg。与之相反的是安宫牛黄丸和片仔癀，2020年安宫牛黄丸的出口量和出口额分别是14.16吨和0.29亿美元，分别占当年中成药及保健品出口总量的0.08%和出口总额的8.00%，出口单价高达0.20万美元/kg；2020年片仔癀的出口量和出口额分别是2.54吨和0.41亿美元，分别占当年中成药及保健品出口总量的0.01%和出口总额的11.27%，出口单价高达1.63万美元/kg。

二、中药类产品的进口现状

2006—2020年中药类产品的进口额整体上呈递增趋势，进口额从2006年的2.99亿美元增长至2020年的12.49亿美元，增幅317.73%。中药材及饮片的进口额从2006年的0.47美元增长至2020年的2.08亿美元，增幅342.55%，年均复合增长率11.21%；提取物的进口额增速最快，从2006年的0.56亿美元增长至2020年的4.59亿美元，增幅719.64%，年均复合增长率16.21%；中成药及保健品是进口额最大的中药类品种，从2006年进口额1.96亿美元到2020年进口额增加至5.81亿美元，增幅196.43%，年均复合增长率8.07%，见图7-7。值得注意的是，2019年是近15年来中药类产品进口额最高的年度，进口额21.55亿美元，其中中药材及饮片进口额3.58亿美元，提取物进口额8.49亿美元，中成药及保健品进口额9.49亿美元。

中药类产品的进口结构用中药材及饮片、提取物、中成药及保健品的进口额占中药类产品进口总额的比例表示。2006—2020年，整体上中成药及保健品进口额的占比呈震荡下降趋势，从2006年的占比65.55%下降到2020年的占比46.52%；提取物进口额的占比从2006年的18.73%增长至2020年的

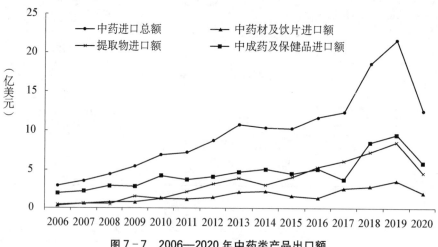

图7-7 2006—2020年中药类产品出口额

36.75%；中药材及饮片进口额的占比基本在17%左右上下浮动，2006年中药材及饮片的进口额占中药类产品进口总额的15.72%，到2020年这一比例为16.65%。2006—2020年，中成药及保健品的进口额的占比下降了19.03%，而提取物进口额的占比增加了18.02%，基本上提取物进口额的占比增幅与中成药及保健品进口额占比的降幅相当。

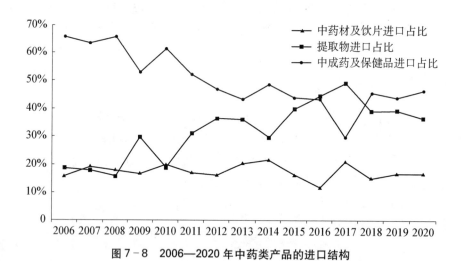

图7-8 2006—2020年中药类产品的进口结构

（一）中药材及饮片

2020年我国从93个国家（地区）进口中药材及饮片，其中印度是我国进口中药材及饮片最多的国家。2020年我国从印度进口3.27万吨中药材及饮片，占当年我国中药材及饮片进口总量的14.49%。缅甸、巴基斯坦、日本、印度尼西亚、埃塞俄比亚、荷兰、越南、泰国、尼日利亚是除印度外我国进口中药材及饮片数量最多的9个国家，从这9个国家的进口总量达13.61万吨，占2020年我国中药材及饮片进口总量的60.31%，见表7-5。

2020年，我国从印度尼西亚进口中药材及饮片的金额高达1.14亿美元，占当年我国中药材及饮片进口总额的28.79%。其次为印度、新西兰、缅甸、韩国、加拿大、俄罗斯联邦、肯尼亚、巴基斯坦、美国，从这9个国家进口中药材及饮片的金额合计为1.82亿美元，占当年我国中药材及饮片进口总额

表 7-5 2020 年我国进口中药材及饮片数量和金额最大的 10 个国家

贸易伙伴名称	数量（吨）	进口单价（美元/kg）	贸易伙伴名称	金额（万美元）	进口单价（美元/kg）
印度	32 700.58	0.96	印度尼西亚	11 428.30	7.77
缅甸	31 379.63	0.78	印度	3 142.15	0.96
巴基斯坦	30 178.25	0.45	新西兰	2 833.93	5.43
日本	23 398.31	0.18	缅甸	2 433.99	0.78
印度尼西亚	14 706.72	7.77	韩国	2 217.69	47.18
埃塞俄比亚	9 711.48	0.72	加拿大	2 093.73	12.37
荷兰	9 549.75	0.50	俄罗斯联邦	1 565.15	9.63
越南	6 234.37	0.93	肯尼亚	1 378.23	7.64
泰国	5 577.56	1.63	巴基斯坦	1 349.80	0.45
尼日利亚	5 391.69	0.81	美国	1 207.22	29.01

的 45.91%，见表 7-5。

2020 年我国中药材及饮片的平均进口单价为 1.76 美元/kg，其中从 49 个国家（地区）进口的中药材及饮片单价高于其平均进口单价，从 44 个国家（地区）进口的中药材及饮片单价低于其平均进口单价。我国从中药材及饮片进口单价高的国家（地区）进口的中药材及饮片数量均较少，从这 49 个国家进口的中药材及饮片数量为 3.40 万吨，仅占当年我国中药材及饮片进口总量的 15.08%。除印度尼西亚外，我国进口中药材及饮片数量最多的 10 个国家（地区）中，进口单价均低于 1.76 美元/kg（表 7-5）。

剔除一个 HS 编码下统计多个品种的情况，西洋参、鹿茸及粉末、人参、松脂、丁香是我国进口金额最大的 5 个品种，2020 年进口额合计 1.05 亿美元，占当年我国中药材及饮片进口总额的 26.62%。2020 年统计在 12119039（未列名主要用作药料的植物及其某部分）这一海关 HS 编码下的中药材及饮片进口量和进口额分别为 4.74 万吨和 0.54 亿美元，分别占当年我国中药材及饮片进口总量和总额的 21.03% 和 13.77%。我国 2020 年进口乳香、没药及血竭合计 0.39 万吨，进口金额 0.27 亿美元，占当年我国中药材及饮片进口总量的 1.74% 和进口总额的 6.95%。

除此之外，甘草的进口量较大，2020 年我国进口甘草 0.51 万吨，但进口单价较低仅 0.79 美元/kg，因此 2020 年甘草的进口量占当年我国中药材及饮片进口总量的 2.27%，但甘草的进口额仅占当年我国中药材及饮片进口总额的 1.02%。其他常用中药材品种，如姜黄、枸杞、阿魏、当归、贝母、莲子、菊花等，2020 年也有进口，但进口量较小均不超过 50 吨。

（二）提取物

2020 年，我国从 110 个国家（地区）进口提取物，印度是我国进口提取物数量最多的国家，进口量达 31.39 万吨，进口金额 6.80 亿美元，分别占当年我国提取物进口总量和进口总额的 80.91% 和 58.83%。其次是乌克兰，2020 年我国从乌克兰进口提取物 1.81 万吨，进口金额 0.18 亿美元，分别占当年我国提取物进口总量的 4.68% 和进口金额的 1.59%。我国 2020 年从俄罗斯联邦、土耳其、乌兹别克斯坦、越南、巴西这 5 个国家进口提取物的数量均超过 3 000 吨，合计进口 2.92 万吨，占当年我国提取物进口总量的 7.54%，见表 7-6。

表 7 - 6　2020 年我国进口提取物数量和金额最大的 7 个国家

贸易伙伴名称	数量 （吨）	金额 占比	贸易伙伴名称	金额 （万美元）	金额 占比
印度	313 992. 61	80.91%	印度	68 040. 91	58.83%
乌克兰	18 168. 56	4.68%	美国	11 856. 54	10.25%
俄罗斯联邦	10 035. 25	2.59%	乌兹别克斯坦	3 411. 52	2.95%
土耳其	6 003. 09	1.55%	德国	2 867. 53	2.48%
乌兹别克斯坦	5 177. 26	1.33%	马来西亚	2 775. 73	2.40%
越南	4 052. 54	1.04%	法国	2 565. 51	2.22%
巴西	3 978. 21	1.03%	英国	2 325. 39	2.01%
合计	361 407. 53	93.13%	合计	93 843. 13	81.15%

2020 年我国从美国进口提取物 0.29 万吨，进口金额 1.18 亿美元，分别占当年我国提取物进口总量的 0.77% 和进口总额的 10.25%，从美国进口的提取物单价较高，达 39.70 美元/kg，远高于 2020 年我国提取物的平均进口单价（2.98 美元/kg）。乌兹别克斯坦、德国、马来西亚、法国和英国是除印度和美国外，2020 年我国提取物进口金额最大的 5 个国家，进口金额依次是 0.34 亿美元、0.28 亿美元、0.27 亿美元、0.25 亿美元和 0.23 亿美元，分别占当年我国提取物进口总额的 2.95%、2.48%、2.40%、2.22% 和 2.01%，见表 7 - 6。

蓖麻油及其分离品是 2020 年我国进口数量最多的提取物，进口量达 29.91 万吨，占当年我国提取物进口总量的 77.09%，进口金额 3.62 亿美元，占当年我国提取物进口总额的 31.32%。蓖麻油及其分离品虽然进口量大，但进口单价较低，仅 1.21 美元/kg，远低于提取物的平均进口单价（2.98 美元/kg）。与之相似的还有其他葵花油或红花油及其分离品，2020 年我国进口其他葵花油或红花油及其分离品 3.77 万吨，进口金额 0.38 亿美元，分别占当年我国提取物进口总量的 9.72% 和进口总额的 3.34%。

与之相反的是薄荷醇，2020 年我国进口薄荷醇 1.56 万吨，占当年我国提取物进口总量的 4.03%，但进口金额高达 2.50 亿美元，占当年我国提取物进口总额的 21.64%。2020 年我国进口薄荷醇的单价为 15.99 美元/kg，高出提取物平均进口单价 5.37 倍。29389090（其他苷及其盐、醚、酯和其他衍生物）和 13021990（其他植物液汁及浸膏）这两个海关 HS 编码下也统计到较多提取物的进口，2020 年这两个海关 HS 编码分别统计到 0.76 万吨和 0.55 万吨提取物的进口，分别占当年我国提取物进口总量的 1.97% 和 1.44%；2020 年这两个 HS 海关编码统计到提取物的进口金额分别是 1.20 亿美元和 0.80 亿美元，占当年我国提取物进口总额的 10.44% 和 6.94%；且这两个 HS 编码统计的提取物进口单价较高，进口单价分别为 15.80 美元/kg 和 14.40 美元/kg，均远高于提取物的平均进口单价。

（三）中成药及保健品

2020 年我国从 25 个国家（地区）进口中成药及保健品，德国、日本、泰国、中国香港、中国台湾是我国进口中成药及保健品最多的 5 个国家（地区），从这 5 个国家（地区）进口中成药及保健品的数量之和为 1.06 万吨，占当年我国中成药及保健品进口总量的 99.76%；从这 5 个国家（地区）进口中成药及保健品金额之和为 2.87 亿美元，占当年我国中成药及保健品进口总额的 99.14%，见表 7 - 7。

2020 年我国从中国香港进口中成药及保健品 0.88 万吨，进口金额 0.92 亿美元，分别占 2020 年我国中成药及保健品进口总量的 82.90% 和进口总额的 31.71%；从中国香港进口中成药及保健品的单价为 10.41 美元/kg，远低于 2020 年我国中成药及保健品的平均进口单价（27.21 美元/kg）。2020 年我国从

表 7-7 2020 年我国进口中成药及保健品数量最大的 5 个国家（地区）

贸易伙伴名称	数量（吨）	数量占比	金额（万美元）	金额占比	平均进口单价（美元/kg）
德国	1 077.12	10.10%	16 449.26	56.67%	152.71
日本	334.52	3.14%	2 147.43	7.40%	64.19
泰国	230.22	2.16%	462.61	1.59%	20.09
中国香港	8 843.61	82.90%	9 205.59	31.71%	10.41
中国台湾	156.96	1.47%	513.91	1.77%	32.74

德国进口中成药及保健品 0.10 吨，进口金额 1.64 亿美元，分别占当年我国中成药及保健品进口总量的 10.10% 和进口总额的 56.57%；从德国在进口中成药及保健品的单价为 152.71 美元/kg，高于我国中成药及保健品平均进口单价 5.61 倍。

2020 年我国进口的中成药及保健品统计在 7 个海关 HS 海关编码下，见表 7-8，剔除 1 个海关 HS 编码下统计多个品种的情况，中成药、清凉油和安宫牛黄丸是我国进口的 3 个中成药及保健品。我国进口的中成药及保健品多统计在 30049059（其他中式成药）这一编码下，2020 年在这一 HS 编码下统计到进口 1.04 万吨其他中式成药，进口金额 2.84 亿美元，分别占当年我国中成药及保健品进口总量的 98.07% 和进口总额的 98.00%。

表 7-8 2020 年我国进口的中成药及保健品

商品名称	数量（吨）	金额（万美元）	平均单价（美元/kg）
其他中式成药	10 462.02	28 447.60	27.19
中药酒	129.98	35.23	2.71
清凉油	73.73	466.38	63.25
含有青蒿素及其衍生物的药品，未配定剂量或制成零售包装	2.07	69.69	336.68
安宫牛黄丸	0.54	7.09	132.45
含有青蒿素及其衍生物的药品，已配定剂量或制成零售包装	0.01	0.93	1 545.83
含有激素或品目 29.37 其他产品的未列名药品，未配定剂量或制成零售包装	0	0.10	—

第三节 中药类产品国际贸易比较分析

一、出口同比分析

（一）中药材及饮片

在 2019 年和 2020 年均有出口的中药材品种中，剔除一个海关 HS 编码下统计多个品种的情况，出口数量同比增长幅度最大的 10 个品种分别是其他蓖麻子、罂粟子、椴树（欧椴）花及叶、甜叶菊叶、槐米，出口数量同比下降幅度最大的 5 个品种分别是阿魏、其他鲜人参、西洋参、甜杏仁、青蒿，见表 7-9。2020 年中药材及饮片出口数量同比增长幅度较大的品种还有其他芥子、三七（田七）、苦杏仁、川芎、半夏，分别同比增长 50.16%、36.67%、33.99%、21.43%、18.68%，贝母、天麻的出口数量同比下降 8.51%、9.27%。

表 7-9　2020 年中药材及饮片出口数量及金额同比增长最大的品种

商品名称	数量同比	商品名称	金额同比	商品名称	出口单价同比
其他蓖麻子	466.85%	罂粟子	354.49%	阿魏	2 733.33%
罂粟子	405.63%	甜叶菊叶	266.42%	沙参	34.58%
椴树（欧椴）花及叶	264.58%	椴树（欧椴）花及叶	252.45%	未磨的姜	33.07%
甜叶菊叶	224.29%	槐米	130.36%	青蒿	32.17%
槐米	79.93%	肉桂及肉桂花	80.71%	槐米	28.03%
青蒿	-35.94%	鹿茸及其粉末	-33.10%	姜黄	-22.11%
甜杏仁	-46.97%	乳香、没药及血竭	-33.23%	冬虫夏草	-24.45%
西洋参	-50.49%	甜杏仁	-42.13%	三七（田七）	-24.79%
其他鲜人参	-77.97%	西洋参	-48.30%	其他鲜人参	-28.75%
阿魏	-93.80%	其他鲜人参	-84.31%	其他蓖麻子	-69.22%

2020 年，中药材及饮片出口金额同比增长幅度最大的 5 个品种依次是罂粟子、甜叶菊叶、椴树（欧椴）花及叶、槐米、肉桂及肉桂花，中药材及饮片出口金额同比下降幅度最大的 5 个品种依次是其他鲜人参、西洋参、甜杏仁、乳香没药及血竭、鹿茸及粉末，见表 7-9。除此之外阿魏、沙参、黄芪的出口额同比增长幅度也较大，分别同比增长 76.66%、41.04%、26.36%；未列名人参、麻黄、青蒿、大海子、冬虫夏草这 5 个品种的 2020 年的出口额同比分别下降 17.57%、16.74%、15.33%、15.16%、13.71%。

2020 年，中药材及饮片出口价格同比增长最大的 5 个品种依次是阿魏、沙参、未磨的姜、青蒿、槐米，特别是阿魏的出口价格同比增长 2 733.33%，中药材及饮片出口价格同比下降幅度最大的 5 个品种分别是其他蓖麻子、其他鲜人参、三七（田七）、冬虫夏草、姜黄，见表 7-9。除此之外，已磨的丁香、已磨的姜、黄芪的出口价格同比增长较高，分别同比增长 25.99%、19.41%、15.13%，鹿茸及粉末、乳香没药及血竭、大黄（籽黄）的出口价格同比分别下降 18.23%、17.62%、17.27%。

（二）提取物

在 2019 年和 2020 年都有出口的提取物品种中，2020 年出口数量同比增长最大的 5 个品种分别是樟脑油、其他葵花油或红花油及其分离品、其他柑橘属果实精油、胡椒薄荷油、甘草液汁及浸膏，出口数量下降同比下降幅度最大的 5 个品种分别是假麻黄碱及其盐、麻黄碱及其盐、啤酒花液汁及浸膏白柠檬油（酸橙油）、柠檬油，见表 7-10。除此之外，桂油、山苍子油、老鹳草油（香叶油）的出口数量同比增长均超过 40%，2020 年出口量分别同比增长 44.97%、44.09%、40.05%，蔓越橘汁、其他香膏、橙油的出口数量分别同比下降 69.84%、48.20%、45.68%。

2020 年，提取物出口金额同比增长幅度最大的 5 个品种分别是樟脑油、其他柑橘属果实精油、其他

表 7 - 10　2020 年提取物出口数量及金额同比增长最大的品种

商品名称	数量同比	商品名称	金额同比	商品名称	出口单价同比
樟脑油	959.72%	樟脑油	681.22%	柠檬油	276.12%
其他葵花油或红花油及其分离品	166.10%	其他柑橘属果实精油	323.26%	罂粟秆浓缩物、丁丙诺啡等以及它们的盐	111.58%
其他柑橘属果实精油	165.60%	其他葵花油或红花油及其分离品	138.37%	白柠檬油（酸橙油）	91.58%
胡椒薄荷油	46.41%	罂粟秆浓缩物、丁丙诺啡等以及它们的盐	111.58%	蔓越橘汁	61.87%
甘草液汁及浸膏	46.31%	桂油	70.20%	其他柑橘属果实精油	59.36%
柠檬油	−78.20%	其他香膏	−37.33%	老鹳草油（香叶油）	−20.34%
白柠檬油（酸橙油）	−96.76%	橙油	−39.37%	胡椒薄荷油	−23.29%
啤酒花液汁及浸膏	−100.00%	麻黄碱及其盐	−46.16%	樟脑油	−26.28%
麻黄碱及其盐	−100.00%	蔓越橘汁	−51.17%	桉叶油	−29.99%
假麻黄碱及其盐	−100.00%	白柠檬油（酸橙油）	−93.80%	香茅油	−34.89%

葵花油或红花油及其分离品、罂粟秆浓缩物（丁丙诺啡）等以及它们的盐、桂油，提取物出口金额同比下降幅度最大的 5 个品种分别是白柠檬油（酸橙油）、蔓越橘汁、麻黄碱及其盐、橙油、其他香膏，见表 7 - 10。除此之外，甘草液汁及浸膏、山苍子油、未列名非柑橘属果实精油的出口额同比增长均超过 20%，分别同比增长 45.27%、30.83%、22.96%，茴香胺（二茴香胺、氨基苯乙醚）及其盐、啤酒花液汁及浸膏、香茅油、桉叶油的出口额均同比下降 20%，分别同比减少 24.01%、24.41%、29.45%、31.82%。

2020 年，我国出口的提取物品种中，出口单价同比增长最多的 5 个品种分别是柠檬油、罂粟秆浓缩物（丁丙诺啡）等以及它们的盐、白柠檬油（酸橙油）、蔓越橘汁、其他柑橘属果实精油，出口单价同比下降幅度最大的 5 个品种分别是香茅油、桉叶油、樟脑油、胡椒薄荷油、老鹳草油（香叶油），见表 7 - 10。除此之外，提取的油树脂、其他香膏、桂油、橙油的出口单价同比增长幅度也都超过 10%，2020 年的出口单价分别同比增长 30.96%、20.99%、17.40%、11.63%，其他葵花油或红花油及其分离品、银杏液汁及浸膏的出口单价同比分别下降 10.42%、16.34%。

（三）中成药及保健品

2019 年和 2020 年均有出口的中成药及保健品有 6 个（按照海关 HS 编码分类），分别是含有青蒿素及其衍生物的药品（已配定剂量或制成零售包装）、安宫牛黄丸、中药酒、其他中式成药、清凉油和片仔癀，见表 7 - 11，其中安宫牛黄丸和中药酒的出口数量分别同比增长，安宫牛黄丸和片仔癀的出口金额分别同比增长 17.60% 和 7.40%，片仔癀的出口单价同比增长 12.62%。

表 7 - 11　2020 年中成药及保健品出口数量及金额的同比增长

商品名称	数量同比	金额同比	出口单价同比
含有青蒿素及其衍生物的药品，已配定剂量或制成零售包装	53.99%	35.94%	−11.72%
安宫牛黄丸	38.40%	17.60%	−15.03%

商 品 名 称	数量同比	金额同比	出口单价同比
中药酒	29.31%	−29.02%	−45.11%
清凉油	−2.89%	−16.15%	−13.65%
片仔癀	−4.63%	7.40%	12.62%
其他中式成药	−0.98%	−2.01%	−1.04%

二、进口同比分析

（一）中药材及饮片

剔除一个海关 HS 编码下统计多个品种的情况，2019、2020 年我国均有进口的中药材及饮片中，进口数量同比增长幅度最大的 5 个品种分别是胶黄耆树胶（卡喇杆胶）、未磨的丁香、未磨的姜、经酸处理的骨胶原及骨、枸杞，进口数量同比下降幅度最大的 5 个品种依次是苦杏仁、甘草、鱼藤根（除虫菊）、羚羊角及其粉末和废料、甜杏仁，见表 7-12。除此之外，未列名树胶（树脂）、菊花 2020 年的进口数量分别同比增长 70.17% 和 45.58%，莲子、已磨的姜、西洋参、贝母、其他芥子的进口数量同比下降超过 40%，2020 年分别同比下降 53.67%、51.73%、46.36%、46.23%、40.62%。

表 7-12　2020 年中药材及饮片进口数量及金额同比增长最大的品种

商品名称	数量同比	商品名称	金额同比	商品名称	进口单价同比
胶黄耆树胶（卡喇杆胶）	10 631.96%	未磨的丁香	839.62%	莲子	286.50%
未磨的丁香	659.67%	胶黄耆树胶（卡喇杆胶）	597.05%	已磨的姜	101.02%
未磨的姜	467.33%	未磨的姜	215.75%	菊花	41.72%
经酸处理的骨胶原及骨	78.61%	菊花	106.31%	松脂	37.78%
枸杞	75.27%	莲子	79.08%	未列名人参	18.89%
甜杏仁	−54.40%	鱼藤根、除虫菊	−61.70%	其他蓖麻子	−17.52%
羚羊角及其粉末和废料	−59.88%	甘草	−72.19%	未列名树胶、树脂	−27.31%
鱼藤根、除虫菊	−61.88%	苦杏仁	−89.42%	未磨的姜	−44.34%
甘草	−72.59%	羚羊角及其粉末和废料	−99.61%	胶黄耆树胶（卡喇杆胶）	−93.50%
苦杏仁	−88.93%	其他鲜人参	−99.65%	羚羊角及其粉末和废料	−99.03%

2020 年中药材及饮片进口金额同比增长最大的 5 个品种分别是未磨的丁香、未磨的姜、菊花、莲子、经酸处理的骨胶原及骨，进口金额同比下降最大的 5 个品种依次是其他鲜人参、羚羊角及其粉末和

废料、苦杏仁、甘草、鱼藤根（除虫菊），见表 7 - 12。除此之外，枸杞、肉桂及肉桂花 2020 年的进口金额同比增长超过 50%，分别为 71.06% 和 53.16%，甜杏仁、西洋参、贝母、甜叶菊叶、姜黄 2020 年的进口金额同比分别下降 52.76%、46.59%、46.33%、43.55%、41.47%。

2020 年，我国进口的中药材及饮片进口单价同比增长最大 5 个品种依次是莲子、已磨的姜、菊花、松脂、未磨的丁香，进口单价同比下降幅度最大的 5 个品种依次是羚羊角及其粉末和废料、胶黄耆树胶（卡喇杆胶）、未磨的姜、未列名树胶（树脂）、其他蓖麻子，见表 7 - 12。除此之外，未列名人参和其他芥子 2020 年的进口单价分别同比增长 18.89% 和 11.24%，甜叶菊叶的进口单价同比下降 14.25%。

（二）提取物

在 2019、2020 年均有进口的提取物品种中，2020 年进口数量同比增长最大的 5 个品种依次是银杏液汁及浸膏、桂油、鸢尾凝脂、其他薄荷油、老鹳草油（香叶油），进口数量同比下降最大的 5 个品种依次是啤酒花液汁及浸膏、樟脑油、甘草液汁及浸膏、其他香膏、桉叶油，见表 7 - 13。2020 年，印楝素、茴香油、柠檬油进口数量分别同比增长 55.04%、34.53%、21.24%，其他柑橘属果实精油、白柠檬油（酸橙油）、未列名非柑橘属果实精油的进口数量分别同比下降 13.84%、13.56%、12.28%。

表 7 - 13 2020 年提取物出口数量及金额同比增长最大的品种

商品名称	数量占比	商品名称	金额占比	商品名称	进口单价占比
银杏液汁及浸膏	1 579.70%	银杏液汁及浸膏	1 260.65%	樟脑油	378.45%
桂油	428.20%	假麻黄碱及其盐	691.44%	罂粟秆浓缩物、丁丙诺啡等以及它们的盐	23.01%
鸢尾凝脂	112.00%	桂油	233.33%	桉叶油	16.20%
其他薄荷油	111.66%	老鹳草油（香叶油）	105.68%	提取的油树脂	12.73%
老鹳草油（香叶油）	92.00%	其他薄荷油	65.84%	未列名非柑橘属果实精油	12.06%
桉叶油	-27.50%	香茅油	-31.30%	柠檬油	-26.39%
其他香膏	-32.63%	甘草液汁及浸膏	-42.65%	香茅油	-33.45%
甘草液汁及浸膏	-45.84%	除虫菊的或含鱼藤酮植物根茎的液汁及浸膏	-58.24%	桂油	-36.89%
樟脑油	-99.37%	其他香膏	-66.26%	其他香膏	-49.92%
啤酒花液汁及浸膏	-100.00%	樟脑油	-96.96%	鸢尾凝脂	-58.54%

2020 年，我国进口提取物金额同比增长最大的 5 个品种依次是银杏液汁及浸膏、假麻黄碱及其盐、桂油、老鹳草油（香叶油）、其他薄荷油，进口金额同比下降幅度最大的 5 个品种依次是樟脑油、其他香膏、除虫菊的或含鱼藤酮植物根茎的液汁及浸膏、甘草液汁及浸膏、香茅油，见表 7 - 13。除此之外，麻黄碱及其盐和印楝素 2020 年进口额同比增长均超过 50%，分别同比增长 61.18% 和 56.95%，白柠檬油（酸橙油）、其他柑橘属果实精油 2020 年的进口金额同比分别下降 24.13%、18.19%。

2020 年，提取物进口单价同比增长最大的 5 个品种依次是樟脑油、罂粟秆浓缩物（丁丙诺啡）等以及它们的盐、桉叶油、提取的油树脂、未列名非柑橘属果实精油，进口单价同比下降幅度最大的 5 个品种依次是鸢尾凝脂、其他香膏、桂油、香茅油、柠檬油，见表 7 - 13。除此之外，其他薄荷油、银杏液汁及浸膏、橙油、茴香油、白柠檬油（酸橙油）2020 年的进口单价同比下降超过 10%，分别同比下降 21.65%、18.99%、18.59%、15.15%、12.22%。

（三）中成药及保健品

2019、2020 年均有进口的中成药及保健品有 4 个（按照海关 HS 编码分类），分别是中药酒、清凉油、其他中式成药、含有青蒿素及其衍生物的药品（已配定剂量或制成零售包装），2020 年这 4 个品种的进口数量分别同比增长 -29.92%、60.02%、-59.01%、-99.79%，进口金额分别同比增长 -16.56%、245.42%、-27.21%、-84.06%，进口单价分别同比增长 19.07%、115.86%、77.58%、7 598.34%。

第八章　中药资源的保护

中药资源是关系国计民生的战略性资源，中药资源保护和可持续利用是中医药事业传承和发展的基础，是实现"健康中国"的前提条件，对于发展战略性新兴产业、增加农民收入、促进生态文明建设、促进全球生物多样性保护均具有十分重要的意义。党和国家也一贯重视中药资源的保护和发展，《中医药法》《中医药发展战略规划纲要（2016—2030年）》《中药材保护和发展规划（2015—2020年）》《中共中央 国务院关于促进中医药传承创新发展的意见》等系列法规文件的出台，为中药资源保护利用和中医药在健康中国建设中发挥重要作用提供了政策支持和法律保障。各地、各单位、各部门、各团体等贯彻落实政策要求，围绕中药资源可持续发展，切实加强中药资源的保护和利用，显著提升了中药资源保护和发展的水平。

第一节　中药资源保护政策分析

一、国家多部门联动推动中药资源保护和可持续利用

国家中医药管理局发挥主导作用，主要做了以下努力：一是着力推进第四次全国中药资源普查工作，摸清中药资源"家底"，制定中药资源保护目标和重点，形成中药资源保护和可持续利用的长效机制；二是持续推进中药标准化项目工作，会同国家发展改革委联合实施了新兴产业重大工程包"中药标准化"专项，开展了"常用中药材、中药饮片及中成药标准实物库和基因库""化学成分库和种质基因库"等中药标准化支撑体系建设，推进中药产品质量标准体系建立；三是牵头制定国家道地药材目录，配合农业农村部积极推进全国道地药材生产基地建设，研究并推广中药材精准作业、生态种植养殖、机械化生产和现代加工等技术，力求推进药材品质提升，推动中药材产业规范化发展；四是坚持实施全国中药特色技术传承人才培训项目，推动中药资源保护和利用科研水平的提高和学术进步。

农业农村部发挥政策指导作用，不断提高对中药资源的保护和利用的重视程度，将中药资源保护纳入工作计划，主要做了以下努力：一是在现代农业产业技术体系中成立了中药材产业技术体系，并专门设立了中药材遗传改良研究室，负责中药材种质资源收集、保存、评价与利用工作，同时加强了对中药材新品种测试、审批和保护的指导工作；二是按照《中医药发展战略规划纲要（2016—2030年）》和《全国农业现代化规划（2016—2020年）》要求，会同国家中医管理局及药监局等单位，制定印发了《全国道地药材生产基地建设规划（2018—2025年）》，以期引导各地优化道地药材生产布局，建设一批设施标准、管理规范、特色鲜明的道地药材生产基地。

国家林业和草原局发挥引导作用，主要做了以下努力：一是强化重点物种抢救性保护，调升穿山甲为国家一级保护野生动物，持续开展极度濒危野生动物和极小种群野生植物抢救性保护，建立"穿山甲保护研究中心"；二是根据药用植物濒危程度，指导各地科学划建自然保护区、野生植物原生境保护区

（点）或自然保护小区等不同类型自然保护地，加强珍稀濒危药用植物的原生地保护；三是进一步鼓励和引导以药用植物为主体的濒危野生植物人工培植产业发展，统筹规划和优化产业发展的结构和布局，形成了一大批具有相当规模的濒危药用植物繁育基地，有效缓解了野外保护压力，实现了由利用野外资源向利用人工繁育资源为主的战略转变，也为中医药发展提供了珍贵中药原料；四是加大自然保护地整合优化工作力度，完成自然保护地整合优化省级预案编制，建立了部门和专家联合审查机制；全力推进国家公园体制试点工作，组织编制了《国家公园空间布局方案》，制定了《国家公园设立规范》《自然保护地勘界立标规范》《国家公园总体规划技术规范》《国家公园考核评价规范》《国家公园监测规范》等 5 项国家标准，一定程度上促进了野生中药资源的保护；五是进一步规范确定 64 种在养禁食野生动物的分类管理范围，允许其中包括刺猬、猪獾、狗獾、豚鼠、海狸鼠、蓝孔雀、中华蟾蜍、黑眶蟾蜍、齿缘龟、锯缘摄龟、缅甸陆龟、黑眉锦蛇、眼镜王蛇、乌梢蛇、银环蛇、尖吻蝮、灰鼠蛇、滑鼠蛇、眼镜蛇等 19 种动物以药用为目的的养殖；六是编制印发了林草中药材生态种植、野生抚育、仿野生栽培等 3 个通则，推进中药材规范化种植。

专栏 8-1　穿山甲升为国家一级保护动物入选"2020 年中国野生动植物保护十件大事"之一

2020 年 6 月 5 日，国家林草局发出公告，将穿山甲属所有种由国家二级保护野生动物调整为一级。国家林业和草原局还专门印发通知，要求各地严格落实责任，对野外种群及其栖息地实施高强度保护；强化执法监管，严厉打击违法犯罪行为；加强科学研究，积极推进放归自然；加强宣传教育，提高公众保护意识。在打击野生动植物非法贸易部际联席会议第三次会议上，将打击穿山甲及其制品非法贸易列入 2020 年多部门联合开展打击野生动物违规交易执法行动工作重点。6 月 18 日，建立了国家林业和草原局穿山甲保护研究中心。截至 2020 年 12 月底，全国穿山甲资源调查中，8 个省 110 处多次拍摄到穿山甲视频和照片，广东、江西、安徽、福建等省野外救护并放归穿山甲 20 余只。

资料来源：http://www.forestry.gov.cn/main/586/20210329/221028198397084.html

国家药品监督管理局加强中药材质量管理，鼓励科学发展药用植物栽培，保护濒危药用植物资源。一方面于 2008 年和 2017 年分别发布了《含濒危药材中药品种处理原则》和《中药资源评估技术指导原则》，提示业界关注濒危野生动植物保护问题，保障中药资源稳定的供给和中药产品的质量可控；另一方面鼓励开展药用植物野生抚育技术研究，鼓励开展药用植物引种和野生变家种研究。

科技部从规划制定、科技扶持、基地建设等多方面助力，为促进中药资源产业发展发挥科技支撑作用。如在规划制定方面，科技部与国家中医药管理局共同发布了《"十三五"中医药科技创新专项规划》，着力提高中药资源保障水平，培育一批中药材大品种，为打造中药材大健康产业链、推动健康中国建设奠定了政策基础；在科技扶持方面，科技部在国家科技支撑计划中设立了多个中药材研究相关项目，搭建中药创新平台和技术支撑体系，建立中药材生产、加工技术及标准规范体系，部署了 7 个国家科技支撑计划项目，在七大药材主产区中，选择 20 种大宗中药材品种，围绕质量提升和标准制定，全面、系统、规范地开展相关研究，为做大做强品牌中药材提供基础科学数据；在基地建设方面，自 1999 年起，已批准建设了 25 个中药现代化科技产业基地，基本形成了从中药农业、中药工业、中药商业到中药服务业的中药大健康产业体系，打造了一批政产学研用有机结合、发展质量和效益不断提升的产业集聚区，已成为推进我国中药现代化与国际化的主要载体。

二、地方特色举措促进中药资源保护和中医药传承创新

2020 年，是全面建成小康社会和"十三五"规划的收官之年，是《中共中央 国务院关于促进中医药传承创新发展的意见》和全国中医药大会精神的"贯彻落实年"。全国中医药大会召开及中央该《意见》印发后，全国各地相继出台了多项举措落实该《意见》和大会精神，中医药传承创新发展跑出了"加速度"。各地出台的举措颇具地方特色，密切结合地方中医药工作实际，突出地方优势，形成不少"亮点"。其中湖北、山西、陕西、四川、河南、广西、广东、黑龙江、海南、重庆、云南、江苏、宁夏、吉林等地均提及了有关中药材保护和发展的要求，相关情况如下。

（1）2019 年 11 月 1 日起，《湖北省中医药条例》正式施行。该《条例》第三章规定了中药保护与发展要求，提出省人民政府应当组织有关部门对本省中药资源进行定期普查和动态监测，建立中药数据库和特有中药材种质资源库、基因库；应当完善中药材资源和野生中药材物种分级保护制度，建立濒危野生药用动植物保护区、珍稀药用动植物保护名录；鼓励和支持依法开展药用野生、珍稀濒危动植物资源的保护、繁育、人工种植养殖的研究与开发。应当组织有关部门制定荆楚道地中药材目录，建立保护和评价体系，构建种植养殖、生产、流通、使用过程追溯、质量检验检测和品牌体系，加强对荆楚道地中药材的原产地、种源、种质和品牌保护；县级以上人民政府应当保护荆楚道地中药材生产基地的生态环境，鼓励采取申请地理标志产品等知识产权保护措施保护荆楚道地中药材，推动荆楚中药品牌建设。

（2）2020 年 3 月 24 日，山西省委、省政府印发《关于建设中医药强省的实施方案》。该《方案》提出，要加强中药资源保护和合理利用，推进中药资源普查，评定一批省级道地药材良种繁育和生态种植基地；提升中药材生产规模和水平，加强中药材标准化基地建设，创建中药材标准园；做大做强中药工业，加快产业联盟建设，推动互联网、物联网、大数据、人工智能、区块链与中医药有机融合，促进中医药生产、研发、物流、贸易等上下游产业联动发展；加强中药质量保障；促进中医药与旅游融合发展，打造中医药健康旅游品牌。

（3）2020 年 4 月 1 日起，《陕西省中医药条例》正式实施。该《条例》第三章规定了中药保护与发展要求，提出省人民政府应当建立中药材资源、野生中药材物种分级保护制度，设立本省濒危野生药用动植物保护区，加强秦岭特有药用动植物和珍稀濒危野生药用动植物品种保护、繁育和研究，鼓励发展人工种植养殖，建立省级药用动植物种质资源库，加强中药材资源动态监测信息与技术服务体系建设。

（4）2020 年 4 月 3 日，四川省委、省政府印发《关于促进中医药传承创新发展的实施意见》。该《意见》提出，要加强资源保护与中药材产业发展、促进中药饮片和中成药质量提升、推进中医药健康服务业发展、完善中药注册管理和质量监管。到 2022 年，基本建立川产道地药材生产技术地方标准体系、质量等级评价制度，全省中药材种植面积达 800 万亩。

（5）2020 年 4 月 10 日，河南省委省政府印发《关于促进中医药传承创新发展的实施意见》。该《意见》提出，要加强中药材生态种植、野生抚育和仿生栽培，加强珍稀濒危野生药用动植物保护，支持替代品研发；围绕"四大怀药"等重点品种规划建设豫产道地药材基地，支持伏牛山优质中药材生产种植基地建设；将中药材种植纳入经济作物种植政策补助范围；加强道地药材产地加工和产地仓储能力建设；支持省内道地药材产地组建产业联盟；建立全省中药资源数据库，加强动态监测；推广应用生物技术和新型育种栽培技术，发展名贵稀有中药材种植；培育中药大品种和驰名商标。

（6）2020 年 4 月 13 日，中共广西壮族自治区委员会、广西壮族自治区人民政府印发了《关于促进中医药壮瑶医药传承创新发展的实施意见》。该《意见》提出，要强化中药壮瑶药材道地产区环境保

护，推行中药壮瑶药材生态种植、野生抚育和仿生栽培；充分利用林地资源和林下空间，扶持大型药企与林地经营者合作，建设仿野生中药壮瑶药材种植基地；加强珍稀濒危野生药用动植物保护，支持珍稀濒危中药壮瑶药材替代品的研究和开发利用；加强林下中药壮瑶药材种质资源收集保存和研发利用；建立自治区级药用动植物种质资源库。12月25日，广西壮族自治区人民政府办公厅又印发了《促进全区中药材壮瑶药材产业高质量发展实施方案》。该《方案》提出，要加强中药材壮瑶药材种质资源保护利用。建立珍稀濒危野生药用动植物种质资源保护区，打造集种质资源库、开发利用研究中心、实验基地、博物馆、动态监测网络等功能于一体的广西中药材壮瑶药材资源保护中心，加大对濒危和野生中药材壮瑶药材资源的保护力度；加快选育、提纯复壮一批道地性强、药效明显、质量稳定的中药材壮瑶药材新品种，保障野生资源永续利用和药材优质生产。建立良种繁育推广体系。依托广西中药材壮瑶药材资源保护中心，引导中药材壮瑶药材科研单位与龙头企业合作，在南宁、玉林、桂林市各建设1个中药材壮瑶药材规模化、专业化良种繁育核心基地，辐射带动全区建设10～15个中药材壮瑶药材良种繁育示范基地。在组织保障方面，提出强化资金保障，从2021年起，自治区财政每年统筹各方面资金不少于1亿元，用于支持中药材壮瑶药材种质资源保护、良种繁育、基地建设、产品研发及成果转化、品牌打造等工作。同时给出了重点发展品种目录及重点发展区域表。

（7）2020年4月24日，广东省委、省政府印发《关于促进中医药传承创新发展的若干措施》，并发出通知，要求全省各地区各部门以推进中医药综合改革为契机，在服务模式、产业发展、质量监管方面先行先试、探索创新，共同推动我省中医药事业和产业高质量发展。该《措施》在中药材方面提出，加强岭南中药基础研究，推进中药资源普查和南药濒危野生药用动植物野生抚育、野生变家种（养殖）等关键技术研究，构建南药资源化学成分和组分样品库；推动中医药产品研发创新，建立医疗机构中药制剂研发生产中心，引导企业针对中医优势病种，创制一批临床价值大、规模效益明显的中药新品种；高质量发展中药种植业，加快推进中药材现代农业林业产业园建设，支持中药材产区"一村一品、一镇一业"特色产业发展；完善中药质量保障，加强中药材质量控制，健全生产流通使用全过程追溯体系，将中药企业信用信息纳入省公共信息管理系统。

（8）2020年6月1日，黑龙江省委、省政府印发了《关于促进中医药传承创新发展的实施意见》。该《意见》指出，要加强中药材野生资源保护与合理利用。推进省级野生药材资源保护区建设工作，加强珍稀濒危野生药用动植物保护、繁育研究和替代品研发，制定野生中药材保护目录和采收规范，加强野生药材种质资源研究。优化中药材种植养殖产业布局。强化中药材道地产区规划与建设，推进规范化、规模化种植，重点支持发展"龙九味"等专有品种生产基地。推行中药材生态种植、野生抚育和仿野生栽培，加大生产机械推广应用，建设生态种植基地和良种繁育基地。鼓励中医药企业建设中药材生产基地，推动定制药园建设，助力脱贫攻坚。

（9）2020年11月2日，中共海南省委、海南省人民政府近日对外公布《关于促进中医药在海南自由贸易港传承创新发展的实施意见》。该《意见》提出要重点推进南药和芳香药等资源开发。充分利用海南独特的热带气候资源，开展南药、芳香药、黎药、海洋药资源的研究、保护和开发利用工作。推进兴隆热带药用植物园建设，加强南药种质资源保护利用。开展海洋药资源普查，推进海洋药物和功能性食品开发。着力推动以沉香为代表的芳香药产业发展，鼓励沉香良种集中连片种植，推广沉香、降香人工结香技术，完善芳香药标准、品牌及交易体系建设，构建芳香药种植、加工、贸易、康养、产品研发生产和休闲旅游等融合发展的全产业体系，打造海南国际"香岛"品牌。

（10）2020年10月21日和11月19日分别由中共重庆市委、市人民政府和云南省委、省政府出台的《关于促进中医药传承创新发展的实施意见》也均提出了加强珍稀濒危野生药用植物保护，支持替代品研发利用。

（11）2020年12月11日，江苏省委省政府印发《关于促进中医药传承创新发展的实施意见》。该

《意见》提出加强中药资源保护和利用。开展中药资源普查，建立中药资源数据库和种质库。科学规划道地中药材种植区域、规模，扶持道地中药材种植。完善中药材种子种苗和种养标准，建设中药材良种繁育基地。加强对分散农户中药材种植、养殖的指导，引导有实力的企业、中医医疗机构和新型农业经营主体投资中药材规模化生产，建设标准化规模化中药材生产基地。规范中药资源评估程序，推广中药资源评估方法和技术，促进中药资源可持续利用。

（12）《宁夏回族自治区发展中医条例》已由宁夏回族自治区第十二届人民代表大会常务委员会第二十三次会议修订通过，修订后为《宁夏回族自治区中医药条例》并公布，自 2021 年 1 月 1 日起施行。该《条例》强调，县级以上人民政府及其有关部门应当加强道地中药材、特色中药材产区的生态环境保护，鼓励采取地理标志产品保护等措施对枸杞子、甘草、黄芪、银柴胡等道地中药材、特色中药材进行保护，培育和打造中药材地域品牌。

（13）《吉林省中医药发展条例》已由吉林省第十三届人民代表大会常务委员会第二十五次会议通过，将于 2021 年 1 月 1 日开始施行，《吉林省发展中医条例》同时废止。针对中药保护与发展，该《条例》提出，省人民政府应当加强野生中药材资源保护，组织开展药用野生动植物资源定期普查、动态监测和保护工作，完善中药材资源、野生中药材物种分级保护制度。省人民政府有关部门应当制定吉林省道地中药材目录，统筹和支持道地中药材品种选育和产地保护，扶持道地中药材生产基地规范化建设，鼓励道地、特色中药材品种申报地理标志保护产品，培育和保护吉林省道地中药材区域公共品牌。长白山区域县级以上人民政府应当加强长白山中药材资源保护和合理利用，扶持长白山中药材资源种植养殖基地建设。

第二节　中药资源保护履约工作热点

生物多样性公约（Convention on Biological Diversity，CBD）、濒危野生动植物种国际贸易公约（Convention on International Trade in Endangered Species of Wild Fauna and Flora，CITES）、世界自然保护联盟（International Union for Conservation of Nature，IUCN）、《生物多样性公约》关于获取遗传资源和公正和公平分享其利用所产生惠益的名古屋议定书（ABS）等国际公约和组织都是为保护全球生物多样性而设立的。中药资源的主要组成来源于生物资源，因此，这些国际公约和组织的相关活动与中药资源保护及中医药事业发展密切相关。随着中医药事业更多地进入到国际平台，生物多样性保护相关国际公约和组织对中医药发展的影响日益突出，主要体现在可能对中医药国际贸易、传统医学对野生药用动植物的利用、中药生物遗传资源获取与惠益共享等方面产生深远影响。

一、CITES 公约与中药资源保护

CITES 公约于 1973 年 3 月 3 日在美国华盛顿签署。我国是 CITES 第 63 个缔约方，该公约于 1981 年 4 月 8 日正式对我国生效。CITES 公约旨在通过用物种分级与许可证的方式来管制而非完全禁止野生物种的国际贸易，以确保国际贸易不威胁野生物种的生存，达成野生物种市场的永续性利用。该公约管制国际贸易的物种，可归类成 3 项附录，附录 I 的物种为若再进行国际贸易会导致灭绝的动植物，明确规定禁止其国际性的交易；附录 II 的物种则为无灭绝危机，管制其国际贸易的物种，若仍面临贸易压力，族群量继续降低，则将其升级入附录 I。附录 III 是各国视其国内需要，区域性管制国际贸易的物种。为了拯救、保护我国濒危物种，配合国际社会共同保护地球上生物多样性，我国建立了以《野生动物保护

法》《野生植物保护条例》《濒危野生动植物进出口管理条例》为主体的履约立法体系，在 CITES 秘书处组织的履约国内立法评估中被评为最高等级。同时，采取对进口 CITES 附录Ⅱ、Ⅲ所列野生动植物及其制品实施进出口证明书制度，对食用陆生野生动物和以食用为目的的猎捕、交易和运输陆生野生动物予以严格禁止，对商业性进口和国内加工销售象牙及制品持续实施严格禁止措施等，比 CITES 更为严厉的举措。建立部际联席执法协调机制，强化执法监管，开展专项打击行动，组织行业协会、民间团体、相关企业成立互联网联盟，共同打击非法野生动植物贸易。

CITES 第十届缔约国大会通过了一项有关传统医药决议，要求普遍使用传统医药的国家，必须密切关注受威胁的物种，并对过度利用物种采取有力的保护措施。2020 年期间，通常被作为传统医学成分之一的穿山甲成为世界讨论的热点。由于穿山甲被怀疑可能参与了 COVID－19 的传播链，因此，被有关保护组织关注并提出禁止贸易的建议，甚至偏激地要求禁止一切野生动物的使用和贸易，禁止传统医学使用野生动植物。这种一刀切的建议和要求显然不符合人类与自然科学、健康、和谐的发展需求，也并不利于野生动植物保护。例如，中华鲟由于开展分类管理和科学有序地处理好保护与利用的关系，人工养殖的"中华鲟"早已成为常见淡水鱼类。事实上，穿山甲是被 CITES 附录Ⅰ收录、属于绝对禁止贸易的动物。但由于国际非法贸易严峻，因此该动物处于受威胁状态。为了更好地保护穿山甲，2020 年 6 月，国家林草局发出公告，将穿山甲属所有种由国家二级保护野生动物调整为一级。2020 年 12 月，中国将穿山甲这个物种从传统医学的药典中删除，甲片使用仅限于合法登记的医院和药店销售来自含库存甲片的中成药。国内也已按照严格程序和标准开展了相关养殖技术研究。

在抗击新冠肺炎疫情中，作为传统医学重要组成部分的中医药在保障救治关口前移，从病魔手中抢救重症患者，战胜疫情，赢得时间，降低救治成本，缓解社会恐慌情绪等方面发挥了至关重要的作用。中医药也是中国几千年形成的宝藏，是中华民族繁衍昌盛和文化长河奔流不息的重要原因之一，同时它战胜了历史上数百次瘟疫。应该客观认识并评价传统医学对人类健康福祉获取的重要意义，同时应不断加强科学研究，在保护的前提下，可持续地开发利用。

二、IUCN 与中药资源保护

IUCN 是自然保护领域思想和行动的引领者，IUCN 连同 IUCN 峰会——世界自然保护大会（WCC）形成的决议，深刻影响着全球的生态和资源保护有关进程，影响着国际和国内保护决策。作为以科学为基础的国际组织，IUCN 拥有全球最权威、最全面的生物多样性、自然资源分布和动态信息数据库，下设物种存续、全球自然保护地、环境法、教育与宣传、环境经济与社会政策、生态系统管理等 6 个科学委员会，由 1.6 万多位来自世界各国的科学家、技术专家、政策专家组成，向国际社会提供《濒危物种红色名录》《生态系统红色名录》《生物多样性关键区标准》《自然保护地最佳实践系列指南》等自然资源保护指南、标准和规范。IUCN 的很多知识产品和工具都有可被应用于中药资源的保护和中医药事业的可持续发展工作中。

（一）IUCN 红色名录与中药资源保护

IUCN 发布的《国际自然保护联盟濒危物种红色名录》，又称 IUCN 红色名录、IUCN 红皮书，于 1964 年开始编制，每年更新，是全球动植物物种保护现状最全面、最权威的名录。该名录是根据严格的准则去评估数以千计物种及其亚种的灭绝风险所编制而成的，这套准则适用于所有物种。该名录旨在向公众及决策者反映保育工作的迫切性，并协助国际社会避免物种灭绝，具体目的有 3 个：一是不定期地推出濒危物种红皮书以唤起世界对野生物种生存现状的关注；二是提供有关濒危物种信息供各国政府和立法机构参考；三是为全球科学家提供有关物种濒危现状和生物多样性的基础数据。该名录主要的物种灭绝风险评估机构有国际鸟盟、世界保护监测中心及IUCN辖下的物种存续委员会内的专家团体。

IUCN红色名录以其强大的科学基础，成为国际公认的对生物多样性状况最具权威的指南。IUCN红色名录根据物种受威胁程度和估计灭绝风险将物种列为9个不同的濒危等级。具体的分类标准包括种群的下降速度、种群规模、地理分布面积以及种群密度和栖息地的破碎程度。这9个濒危等级由低到高排列，分别为：未评估（NE-Not evaluated）；数据缺乏（DD-Data deficient）；无危，不太可能灭绝（LC-Least concern）；近危，未来有可能灭绝（NT-Near Threatened）；易危，在没有人为干预的情况下，野外种群有较高的非自然灭绝风险（VU-Vulnerable）；濒危，在没有人为干预的情况下，野外种群有极高的非自然灭绝风险（EN-Endangered）；极危，野外种群的状况极度危险，处于灭绝的边缘（CR-Critically endangered）；野外灭绝，仅有圈养和种植个体存活，野外种群全部灭绝（EW-Extinct in the wild）；灭绝，毫无疑问，这个物种已经彻底消失了（EX-Extinct）。对于收录的每个物种，红色名录提供了物种的生存范围、种群数量、栖息地、趋势、面临的威胁、急需的保护行动等信息，以帮助保护工作者识别需要保护的区域和重要的栖息地，确定未来的保护方向和优先资助事项。迄今为止，超过11.24万个物种已被列入濒危物种红色名录。其中，3万多种物种面临灭绝的威胁。该名录被认为是关于生物多样性健康状况最权威的指南，相关国际协议和自然保护目标使用该名录数据来指引决策，并将该数据作为评估自然保护状态的指标，如《濒危野生动植物种国际贸易公约》、联合国可持续发展目标、《拉姆萨尔公约》、爱知生物多样性目标等。

中国从20世纪80年代开始引入IUCN早期定性评估系统，1996年出版了《中国濒危植物红皮书》。该书参考了IUCN等级，采用濒危、稀有、渐危三个等级。濒危：物种在其分布的全部或显著范围内有随时灭绝的危险，这类植物通常生长稀疏，个体数和种群数低，且分布高度狭域。由于栖息地丧失或破坏或过度开采等原因，其生存濒危；稀有：物种虽无灭绝的直接危险，但其分布范围很窄或很分散或属于不常见的单种属或寡种属；渐危：物种的生存受到人类活动和自然原因的威胁，这类物种由于毁林、栖息地退化及过度开采的原因在不久的将来有可能被归入"濒危"等级。《中国濒危动物红皮书》的物种等级划分则参照了1996年版IUCN物种濒危红色名录，根据中国的国情，使用了野生绝迹、国内绝迹、濒危、易危、稀有和未定等6个等级。2013年9月，原环境保护部联合中国科学院利用IUCN红色名录评估系统新版本（3.1版）首次评估了中国所有35 000余种高等植物的受威胁状况，发布了《中国生物多样性红色名录——高等植物卷》，2017年覃海宁等对其中的受威胁物种名录又做了更新。2015年5月又发布了《中国生物多样性红色名录——脊椎动物卷》。2018年5月22日，在第25个"国际生物多样性日"专题宣传活动上，又发布了《中国生物多样性红色名录——大型真菌卷》。目前，中国是世界上为数不多的对国内所有野生动植物开展评估的国家。《中国生物多样性红色名录》的发布为制定生物多样性保护政策和规划的制定提供科学依据，为开展生物多样性科学研究提供数据基础，为公众参与生物多样性保护创造必要条件，是贯彻落实《中国生物多样性保护战略与行动计划（2011—2030年）》和履行《生物多样性公约》的具体行动，必将对生物多样性保护与管理产生深远的影响。

中药资源主要由药用植物、药用动物、药用真菌等药用生物资源构成，这些生物资源的野外受威胁情况的评估工作多数已被《中国生物多样性红色名录》所包含，其结果对于指导和促进中药资源的保护工作具有重要意义。IUCN濒危物种红色名录评估系统是评估中药资源野生资源受威胁程度的一个重要参考。虽说红色名录与国家重点保护植物名录和野生中药材保护名录没有直接关联，不直接具有法律效力，但是为了保障中医药事业的可持续发展，保护中药资源是重中之重，落入红色名录的中药资源需要引起高度重视。根据《中国生物多样性红色名录——高等植物卷》的等级评判，约有603种药用植物处于极危、濒危和易危3个受威胁的等级。IUCN濒危物种红色名录虽然不是国际法和国家法律，但对

CITES 附录的制定、各国相关自然法律法规的制定以及非政府组织的保护决策可能产生重要影响。在中药资源尚无最新的明确的重点保护名录颁布前，需要高度关注红色名录中的受威胁物种，做好保护措施，做好可持续利用的研究方案，防止资源进一步流失，以保障传统医学的用药需求。

（二）IUCN - WCC - 108 号提案分析

IUCN 高度关注生物多样性和自然保护，强调以自然为本的解决方案。中医药是传统医药的重要组成部分，发展历史，是中华文明的瑰宝，在抗击新型疫情中，中医药通过临床筛选出的有效方剂"三药三方"发挥了重要作用，由此中医药再次引起了全球的广泛关注，有关中医药可持续发展问题成为焦点。

2019 年 12 月，北京西城区常绿可持续发展中心、中国生物多样性保护和绿色发展基金会、自然之友（中国）等机构向世界自然保护联盟（IUCN）2020 世界保护大会秘书处提交了关于《调整传统医学以实现生态文明的愿景》的提案，该提案初衷在保护珍稀濒危野生动植物，但是存在缺乏科学评估的基础上过度归因于传统医学的问题，在建议措施中提出停止对传统医学中濒危物种使用和相关贸易要求。2020 年 2 月到 2020 年 12 月，在国家中医药管理局、国家林业与草原局等政府主管部门的主导下，在中药行业相关专家的分析研究下，在不可能撤销提案的情况下，最终通过多方沟通协调后，对其中的关键条款，进行了科学的删除或修改，由此及时将对中医药的不利影响降到最低，捍卫了传统医药的国际形象。该提案经过激烈的线上讨论后，更名为《调整传统医药实现社会和环境可持续性》，于 2020 年 11 月 4 日经 IUCN 成员投票表决获得通过。

IPBES 的最新评估显示，引起自然界变化的 5 个直接驱动因素分别为土地和海洋利用的变化、直接利用生物体、气候变化、污染和外来入侵物种。诸多证据显示，人类活动范围扩张导致的栖息地丧失是导致诸多药用物种濒危的主要原因，偷猎行为与传统医学基本无关联。另外，人类利用生物体导致濒危主要是过度利用生物资源，是远远超出承载力的使用，并非正常使用。我国始终倡导的是可持续发展，我国对药用动植物资源始终采取可持续利用的方针，这也是符合中医药长期发展的需要。国家中医药相关部门通过鼓励种植养殖的方式，至少使 300 种以上野生动植物实现了人工繁育，解决了许多濒危物种如林麝、黑熊、重楼、白及、石斛等的繁育问题，在支撑传统医学发展的同时，很好地保护了野生濒危动植物。例如，在药用野生动物研究方面，近 40 年来，中药行业及企业的科技工作者着力于药用野生动物的驯化养殖和珍稀濒危动物药的替代品与人工合成品研究开发，取得了显著成果。在人工养殖方面，不仅已经实现养殖梅花鹿与马鹿生产鹿茸、养熊引流取胆汁生产熊胆粉、人工培育珍珠、人工培植牛黄、养麝活体取香等，而且养殖的鹿已成为家畜的一部分。替代品开发方面，以水牛角取代犀角、狗骨取代虎骨、开发山羊角和藏羚羊角以弥补羚羊角资源短缺、培植灵猫香替代麝香等。人工合成方面，人工麝香的研发成功和产业化有力地保障了市场供给，该成果还获得了 2015 年度国家科学技术进步奖一等奖。这些研究成果的取得和产业转化，使得近 20 年来我国动物药的研究与开发取得了令人瞩目的成就。通过多年不懈努力，中药行业对野生动物药材的保护和开发工作有序推进，基本摆脱了对野生动物资源完全依赖的局面，为开发利用野生动物资源做出了示范。

专栏 8-2　承德通过"企业+农户"形式将北苍术做成特色产业

颈复康颗粒是一个常用中成药，具有活血通络、散风止痛的功效，主要用于风湿瘀阻所致的颈椎病，症见头晕、颈项僵硬、肩背酸痛、手臂麻木。颈复康含有羌活、川芎、葛根、秦艽、威灵仙、苍术、丹参、白芍、地龙（酒制）、红花、乳香（制）、黄芪、党参、地黄、石决明、花蕊石（煅）、黄柏、王不留行（炒）、桃仁（去皮）、没药（制）、土鳖虫（酒制）等 20 余味中药材。其中，苍术为除湿的重要成分，根据《中国药典》规定苍术为菊科植物茅苍术 *Atractylodes lancea*（Thunb.）DC. 或北苍术 *Atractylodes chinensis*（DC.）Koidz. 的干燥根茎，颈复康所用苍术主要为北苍术。

在2010年以前，我国北苍术鲜有种植，主要来源于野生资源，据全国野生药材资源普查统计资料显示，20世纪80年代野生苍术蕴藏量为20万吨左右。近年来，由于自然环境的严重破坏，国家已经对环境进行大力度保护，对风沙进行治理，特别是对植被的保护力度越来越大，相继出台多项政策保护野生药材资源，野生资源的保护和生态恢复应引起高度关注和重视，因此导致苍术市场缺口逐年加大，造成供不应求局面，市场供需矛盾日益尖锐的问题亟待解决。

随着苍术野生资源的减少，苍术价格一路攀升，从1990年2元、2000年4元、2010年30元、2015年50元到2020年上涨至110元/kg。生产企业为了保障原料可持续供应，企业开始主动开展北苍术生产方式的变更，资助研究北苍术的繁育和栽培技术，企业开始使用栽培资源替代野生资源。企业开展的繁育研究工作使得企业具有了第一批用于种植的苍术种子和种苗，苍术种子曾经高达1元/粒，块根种苗则高达50元/株，完全覆盖了企业前期收集种质资源和开展相关研究的投入费用。企业的繁育研究也为当地农民带来了巨大收益，北苍术种植5年可收入3.5万/亩，种植苍术每年平均可以获得7000元/亩的收入，远远高于种植其他作物。2016年开始，北苍术的种植面积不断增加，到2020年承德地区苍术种植面积已经达到8000亩，带动了数百农民增收。同时，通过对北苍术的大规模种植，为颈复康颗粒的生产提供了充足的原料，降低了企业原料的价格风险和供给风险，实现了企业和农民的双赢。北苍术的案例是典型中药企业带动下，通过企业投入科研，带动培育中药资源产业，实现中药资源可持续利用的案例，企业、农民和政府多方共赢的局面。

三、CBD 和 ABS 与中药资源保护

CBD 是全球生物多样性保护的重要国际公约之一，提出保护生物多样性、可持续利用生物多样性组成部分以及公平公正分享利用遗传资源所产生惠益三大目标，ABS 进一步对遗传资源获取和惠益共享相关事项进行了规定。我国已于1992年和2016年先后成为 CBD 和 ABS 缔约方，我国专门成立了中国生物多样性保护国家委员会开展相关工作。在生态环境部自然生态保护司的具体指导协调和监督下，国内各行业都开展了系列国际公约国内履约工作，且工作成果较为突出，见表8-1。

表8-1　中医药及农林领域生物多样性保护工作机制、基础及成效对比

主要行动	农业农村部	国家林草局	国家中医药局
近年来颁布实施的规划和计划	《全国农业可持续发展规划（2015—2030年）》《全国农作物种质资源保护与利用中长期发展规划（2015—2030年）》《全国畜禽遗传资源保护和利用"十三五"规划》《全国草原保护建设利用"十三五"规划》等	《全国林地保护利用规划纲要（2010—2020年）》《全国森林经营规划（2016—2050年）》《中国林业遗传资源保护与可持续利用行动计划》《林业适应气候变化行动方案（2016—2020年）》《全国湿地保护"十三五"实施计划》	《中医药发展战略规划纲要（2016—2030年）》《中药材保护和发展规划（2015—2020年）》
生物多样性调查、观测和评估	开展农作物种质资源普查和重点保护野生植物资源调查	开展全国重点保护野生动植物资源调查，大熊猫种群栖息地资源调查，全国森林清查，全国荒漠化和沙化监测	开展全国中药资源普查

续表

主要行动	农业农村部	国家林草局	国家中医药局
遗传多样性保护成效	农业野生植物原生境保护区（点）数量 190 个，国家农作物种质资源平台由 10 个国家中期库、1 个国家种质库、23 个省级中期库、39 个国家种质圃和 1 个青海国家复份库等 74 个库圃组成。发布《国家级畜禽遗传资源保护名录》	在全国 31 个省级行政区域设立省级林木种苗管理站，295 个地市、1 569 个县市设立林木种苗管理机构，形成了较为完备的林木种质资源管理体系，建立了一批林木种质资源异地保存专项库和综合库，建立 200 多个植物园	通过中药资源普查建立 2 个药用植物种质资源库，28 个中药材种子种苗繁育基地，31 个重点物种保存圃，但无持续的专项支持； 当前药用植物迁地栽培大概 5 956 种，种质资源（离体库）共保存 29 995 个种质资源，药用植物 DNA 库共保存 3 583 个种质，药用真菌库共保存 302 个种质资源，药用植物标本库共保存 178 077 个种质
生物遗传资源获取和惠益共享制度	《野生动物保护法》《野生植物保护条例》《畜牧法》《种子法》，要求遗传资源的涉外利用应当提出国家共享惠益的方案，发布《关于加强对外合作与交流中生物遗传资源利用与惠益分享管理的通知》		《关于加强中医药知识产权工作的意见》，推动建立遗传资源、传统知识保护制度

2020 年期间，在全球环境基金（GEF）—联合国开发计划署（UNDP）遗传资源获取与惠益分享国家项目办公室指导下，中国农业大学和中国中医科学院中药资源中心联合组织了 3 次专题培训交流，总结并宣传了中医药保护生物多样性的成功经验，树立了中医药天人合一的正面形象，促进了中医药行业 ABS 意识和能力提升。

四、中药资源保护国际交流的建议

中药资源尤其是药用生物资源是中医药事业发展的物质基础。中医药行业在开展中药资源保护和可持续利用过程应该积极参与相关国际公约和组织活动，努力做好以下三方面的工作。

（1）实时了解，把握热点。即我国应组织中医药行业及时跟进生物多样性保护工作相关国际动态和活动，尤其重点关注中医药相关热点问题；

（2）综合评估，多方联动。即我国应结合多方力量，建立政府主导、非政府组织参与的联动机制，组建专家团队，联合社会团体针对中医药相关国际权益展开综合评估，共同研制应对策略和发展策略；

（3）科学研究，主动发声。即我国应加强野生动植物药用资源的保护和可持续利用研究，给予专项资金或项目支持科学研究和人才培养，加强野生动植物药用资源保护工作所取得的进步与成绩的正面宣传，让国际社会了解中医药在生物多样性保护方面的考虑和积极应对，弘扬中医药环境友好的国际形象。

针对不同公约或组织的特性，还应开展以下针对性工作。

（1）IUCN 参与建议：在中医药领域加快对自然保护国际标准的认识、输入与转化，推动治理能力提升；加强我国中药资源保护理念与标准的国际输出，提升中医药行业在该领域的话语权；引导中医药相关行业协会积极申请成为 IUCN 成员，成立工作组，积极参与 IUCN 相关活动，及时了解 IUCN 最新工作动向，通过成为 IUCN 的会员积极参与四年一次的世界自然保护大会，为中医药行业发声，促进中药资源的保护，弘扬中医药的国际形象。目前，中国中药协会及现代中药资源动态监测信息和技术服务中心两家单位已申请加入成为 IUCN 正式会员。今后，行业组织应该在相关政府主管部门的领导下积极努力，提升 IUCN 事务参与及应对能力，捍卫中医药国际权益。

（2）CBD 参与建议：我国是中药资源的输出国，也是潜在使用国。在实施中医药文化"走出去"

战略背景下，中医药主管部门与从业者更应该重视药用生物多样性保护、遗传资源获取与惠益分享，宣传阶段性研究成果，以让国际社会了解中医药在生物多样性保护方面的考虑和积极应对，维护国家和社区的利益。建议加大中医药行业 CBD 和 ABS 相关内容的研究投入，给予专项资金或项目支持科学研究和人才培养，培养和固化专家与人才队伍，增强中医药领域对生物多样性保护与惠益分享的意识能力与研究水平。

（3）CITES 参与建议：积极参与 CITES 公约缔约方大会，实时关注中医药相关重点保护物种（如赛加羚羊、蛤蚧、穿山甲、乳香、没药、红景天属等）的国际动态和活动，开展深入研究，根据国情和国策研究制定应对措施和发展策略。

第三节 中药资源保护科研进展

一、中药材种质资源的保护现状

中药材种质资源是指具有实用或潜在实用价值的任何含有遗传功能的材料，可用于中药材保存与利用的一切遗传资源。中药材种质资源的表现形态主要包括活体材料（种子、种苗等繁殖材料）、离体材料（悬浮细胞、原生质体、愈伤组织、分生组织、芽、花粉、胚、器官等）、药材、植物标本、DNA 及片段信息、基因及基因组信息等，其中种子、种苗等活体繁殖材料是中药材种质资源的主要表现形态。中药材种质资源材料类型主要包括野生资源、常规栽培品种、驯化种、选育品种、地方品种、品系、特异繁殖材料等。

中药材种质资源根据表现形态及材料类型不同存在不同的保存策略，主要分为就地保护、异地保存及信息库建设 3 种形式。

（一）就地保护

就地保护是指不改变中药材原有的生态环境，建立自然保护地，对中药材种质资源进行原地保存，也叫原生境保存。自然保护地有利于长期保存珍稀、濒危、特色的中药材野生种质资源，且适宜保存生长多年才结种子、种子寿命较短的种质资源。近年来不断有研究评估报道了中国现有自然保护地对中药材野生种质资源保护情况，肯定了就地保护的重大意义。如池秀莲等研究发现华中地区（包括湖南、湖北和河南三省）的 49 个国家级自然保护区内分布有 6 071 种药用维管植物，就地保护比例达 81.93%；其中特有、受威胁和常用药用植物物种数分别为 1 479 种、224 种和 448 种，三者受保护比例分别达 87.98%、78.87% 和 91.80%。

（二）异地保存

异地保存是指将中药材种质资源迁移至自然生长环境之外进行保存与保护。异地保存的主要形式分为种质资源圃、药用植物园、种质低温保存库、离体库（包括试管苗保存、超低温保存等）、药材库、植物标本、DNA 库等。其中，中药材种质资源圃及药用植物园是保存种苗等无性繁殖材料的主要保存形式。种质资源圃多为研究单位或公司建设单品种或多类型物种的活体资源保存形式，是进行单品种研究或满足公司业务发展需求的重要实验材料。药用植物园综合考虑种质资源保存以及观赏等需求，多以地区重点品种为主，按照科属或习性等进行多品种划分与建设。近年来同样有不少研究报道了种质资源圃和药用植物园发挥的保护作用，如单章建等研究发现江西省内已有迁地栽培记录的药用维管植物达

1 705 种，占全省药用维管植物总数（2 620 种）的 65.1%。赵小惠等了解到吉林靖宇县人参苗圃库收集保存了超过 2 000 份种质材料，云南文山三七苗圃库收集了 10 700 余份种质材料，广西融安青蒿苗圃库收集了 1 488 份种质材料。

中药材种质资源低温保存库主要保存种子类资源，根据保存期限及贮藏环境分为超长期库、长期库、中期库、短期库、普通种子库等。中药材种子资源按要求收集后，入库前对种子样本的净度及发芽率等进行测定，并按需求存入相应的保存库内。中药材低温种子库建设大多借鉴植物及农作物保存库的建设，但中药材具有道地性强、栽培种类及品系繁多、资源分散等特点，因此其种子库建设任务及难度更大，专业性更强。

中药材离体种质资源的保存主要包括组织培养保存法（试管苗保存法）以及超低温保存法。组织培养保存法是指对离体材料每隔一段时间（常规时间为 1~2 个月）进行继代培养以保存种质资源，但组织培养保存法存在遗传材料变异的风险。超低温保存法是指在 -150 ℃ ~ -190 ℃ 的低温下保存种质资源。目前植物种质超低温保存技术成功冷冻保存的离体材料包括有种子、原生质体、芽、花粉、茎段、茎尖（根尖）分生组织、悬浮细胞、愈伤组织、体细胞胚、合子胚、花粉胚等。超低温保存法应用于中药材种质资源保存还相对较少，关于预处理、冷冻及解冻相关的条件还需要不断研究与摸索。陈虞超等通过系统梳理珍稀濒危药用植物资源离体保存现状，发现珍稀濒危药用植物资源离体保存已取得长足进步，建立了广泛的活体资源、基因资源保存体系。但是，目前还有 75 种珍稀濒危药用植物未见离体保存相关研究报道，其中包括濒危种 10 种、渐危种 57 种、稀有种 8 种，占种类总数的 36.23%；而且，濒危程度越高，未开展离体保存种类占比越大。这些种类亟待开展离体保存技术方面的研究探索，应及早建立适宜的离体保存技术体系。同时，他们总结分析了珍稀濒危药用植物资源离体保存存在的问题，并对今后研究方向进行了展望，以期为珍稀濒危药用植物资源保护、扩大及开发利用提供一定借鉴。

中药材药材种质资源可作为提取样本 DNA 的原材料，也可用于后期种质资源的品质评价。药材资源样本一般常温干燥保存，部分含糖类较高的药材种类需进行低温保存，防止生虫或霉变。中药材种质资源标本库按照植物的科属进行分类保存，并定期检查标本情况，防止害虫、菌类及鼠类等的侵害，做好防潮、防虫、杀菌等防护措施。中药材种质资源 DNA 库主要冷冻保存中药材 DNA 样本，可分为短期和长期 2 种保存形式，短期保存温度为 -20 ℃，可保存 2~3 年，长期保存温度为 -80 ℃ 以下，可长期保存。

我国第一座药用植物种质库由浙江省中药研究所于 1993 年建成，种质库库体净面积 200 m²，可贮藏 5 万份种质。2004 年，广州中医药大学建立华南药用植物种质资源库，冷藏库可保存 800 种华南珍稀、濒危和道地药用植物种质资源。2006 年，中国医学科学院药用植物研究所建设并运行国家药用植物种质资源库，设置 1 个长期库（保存年限 45~50 年）、2 个中期库（保存年限 25~30 年），可保存 10 万份药用植物种质资源，截至 2016 年底已入库登记 193 个科 1 017 个属共计 2 万余份材料，收集种质资源 12 112 份。2014 年，国家基本药物所需中药材种质资源库（国家南药基因资源库）在海南依托中国医学科学院药用植物研究所海南分所建成并投入使用，是我国唯一国家级顽拗型药用植物专业种质库，具有液氮罐、超低温保存室等可保存 20 万份顽拗型药用植物种子、植物离体材料、DNA 材料的先进设施。2017 年 12 月，国家中药种质资源库（四川）建设完成，主要保存第四次全国中药资源普查及西南地区道地药材种质资源样本，形成由长期库、中期库、短期库、种质圃、离体库及 DNA 库有机融合的多维种质资源保存体系，库容可收集 20 万份中药种质资源，保存期限 50 年，是目前国内规模最大的中药种质资源保存中心。江苏泰州正在建设国家中药材种质资源库，负责重点收集长江中下游地区的重要中药材种质资源以及泰州市的特色中药品种。

（三）信息库建设

当前中药材种质资源信息库建设重在前期数据的收集，包括种质资源收集时样本信息、基因组转录组、DNA 条形码序列、功能基因等数据信息以及相关的图片等类型信息，同时涉及数据标准化及相关的描述规范与标准。刘伟等对中药种质资源信息系统的设计与技术方案进行了构建，涵盖种质资源信息库、文献库、基因库 3 个数据库，13 个功能模块，可实现数据管理及分析统计等功能。目前已有的与药用植物基因相关的数据库主要包括：国家中药基因库（www. ntcmgb. org）；中药材 DNA 条形码数据库（http://www. tcmbarcode. cn/）；本草基因组数据库；云南药用植物基因组学数据（http://www. herbalgenome. cn）。其中，国家中药基因库由中国中医科学院 2016 年开始建设，2018 年 12 月完成。该库是针对我国独特的传统医药资源所进行大规模的基因实体和资源信息库。国家中药材基因样本数据库包括中药材总核酸 DNA 实体、cDNA 等中药材原件实体，以及一系列中药材核酸文库例如 BAC 文库、YAC 文库等，并在此基础上获得不同层面中药材基原核酸数据信息如 DNA 条形码数据、基因组数据、转录组数据等。该库已收集以人参、西洋参为代表 123 种药基原物种 DNA 实体库，3 735 批次实体，123 种药基原物种基因信息；根据国家中药质量标准库中药材基因库的入库及保存，完成了相应总 DNA 的超低温保存工作；完成了人参、三七、西洋参、黄花蒿、甘草、银杏、虫草、金银花、菊花、穿心莲、丹参、紫苏、茯苓、栀子 14 种药用植物药用部位表达基因 cDNA 库。完成大部分物种的 DNA 条形码工作以及人参、菊花等重点品种的 DNA 序列解析工作，建立了国家中药材基因数据库，实现了数据库的联网、查询、对外交换等功能。云南药用植物基因组学数据由云南农业大学研究团队创建，通过结合第二代及第三代测序技术，已顺利完成包括铁皮石斛、玛卡、丹参、辣木等物种在内的基因组组装，为云南省特色生物资源的开发利用奠定了基础。

二、中药资源保护途径研究进展

（一）现代生物工程技术保护途径

珍稀濒危中药材是我国中药资源的重要组成部分，是我国中医药学振兴发展的重要抓手。《中共中央 国务院关于促进中医药传承创新发展的意见》中就明确指出，要"加强珍稀濒危野生药用动植物保护，支持珍稀濒危中药材替代品的研究和开发利用"。利用现代生物技术被认为是实现中药资源的有效保护和可持续利用已成为濒危药材生产的重要手段之一。当前根据《中药现代化二十年》总结，生物技术主要包括 4 个方面：一是植物细胞工程与中药资源再生，如红豆杉、铁皮石斛、金线莲等珍稀药用植物的快速繁殖或脱毒组织培养；紫草、三尖杉、甘草、红豆杉等药用植物细胞的液体培养系统；二是毛状根培养与药用植物次生代谢产物生产，如短叶红豆杉、商陆、长春花等已建立了相应的体系；三是中药发酵技术，如灵芝菌丝体、冬虫夏草菌丝体发酵等；四是酶工程技术，如工业生产薯蓣皂苷元自然发酵体系中加入纤维素酶、果胶酶、苦杏仁酶和葡萄糖苷酶，可多获得 25% 的薯蓣皂苷元。

2020 年 1 月，大连普瑞康、中国中医科学院中药资源中心等申报的"雪莲、人参等药用植物细胞和不定根培养及产业化关键技术"获 2019 年国家科技进步奖二等奖。该项目由中国中医科学院院长、中国工程院院士黄璐琦主持，大连普瑞康生物技术有限公司为第一完成单位，该项目团队历经 15 载艰辛攻关，通过突破雪莲、人参等珍稀濒危药用植物资源保护利用、规模化培养工艺及装置、质量控制、产业化生产、产品开发等关键共性技术，建立了珍稀濒危药用植物细胞和不定根研发、生产与应用创新平台及评价标准，创新性地打通珍稀濒危药用植物细胞和不定根新食品原料产业链，为中药资源的可持续性利用提供了一套从理论到实践到法规落地的综合性保护利用方法，推动了中药资源保护与持续利用领域的发展进程。

（二）社区参与式保护途径

国内外对生物多样性的保护主要包括迁地保护和就地保护两种途径。就地保护是将动植物资源在其"原生境"中进行保护，其采取的是建立保护区的途径，然而一旦保护区建立起来，就会对自然资源的利用和保护区的进入采取严格限制，这样势必与当地群众的生活和生产发生冲突；而迁地保护只能对有限的物种进行保护，不能保护物种的所有遗传基因，无法惠及到所有受到威胁的物种。因此在这两种途径之外探索比较适宜当地群众生存发展和资源保护与可持续利用的途径是非常必要的。基于民族医药文化的多样性，民族药用植物的保护更离不开社区的积极参与。

MPCA（Medicinal Plant Conservation Association）即药用植物保护协会，其管理模式是针对药用植物资源进行社区保护比较成功的方式，印度已经在该领域取得了非常显著的成就。2005—2009 年期间，中国科学院昆明植物研究所裴盛基研究员主持民族植物学研究团队首次引入并借鉴印度经验、结合当地实际，为民族药用植物的可持续利用创立了"鲁甸模式"，为民族药用植物的保护与发展开辟了新的途径。具体地，他们应用民族植物学原理设计社区参与式保护的一整套方法，是国际公认的药用植物社区保护的先进方法，包括组建社区药用植物保护组织，确立社区参与式保护为核心，开展纳西族传统医药知识培训；建立纳西庭园药用植物种植示范；创立社区药用植物保护地；在种药基地建立药材电子交易平台；推广林果药材种植发展，开展中国—印度—英国药用植物保护对话交流和培训活动等等；形成了民族药用植物保护的新模式。保护了重楼、珠子参、红豆杉、天麻、白及、金铁锁、秦艽、五味子、绿升麻等 132 种野生药用植物，社区农户药材种植面积由项目初期 2005 年的 2.5 万亩发展到 2009 年的 4 万亩，农户种药收入连年增加，4 年项目期平均每年增收 7 千万元，4 年共计 2.8 亿元人民币，实现了以保护药用植物促社区经济发展的项目目标。该项目的成功经验于 2009 年推广到滇西北藏区德钦县永芝村、维西县巴珠村等藏族社区，同样取得成功。由于项目技术较为成熟，广泛适用于西部民族地区药用植物保护与社区发展。

"鲁甸模式"以当地社区为药用植物资源的管理者，通过社区参与式管理使当地的药用植物资源得到保护和利用。这是一项将药用植物资源的保护与当地社区发展相结合的实践活动，是药用植物资源就地保护的一种新模式。这一新模式不仅有利于保护药用植物资源，而且有利于当地社区的建设与发展。2010 年英国驻华使馆组织英国药用植物专家来华考察中英合作项目期间，曾经大力推荐"鲁甸模式"，建议在广东、广西、海南三省相似地区推广"鲁甸模式"，进行社区药用植物保护。

专栏 8-3　鲁甸乡 MPCA 社区发展项目内容简介

1. 鲁甸乡 MPCA 社区发展项目的主要任务

（1）采用民族植物学的方法对当地的药用植物资源进行调查研究。

（2）用定量的方法评估采集药用植物对其多样性和生存环境的影响。

（3）对受到威胁的药用植物物种的"生境"和状态进行野外调查。

（4）在利益相关者之间建立药用植物资源开发利用与有效保护的社区参与式管理机制。

2. 药用植物资源社区参与式管理机制的建立

老君山风景名胜区建立了以"药用植物资源社区管理委员会"为核心，以现有的"鲁甸乡药用植物保护协会"为咨询机构的药用植物资源社区参与式管理机制。这一机制有利于 MPCA 社区发展项目的实施。在林地权属为社区或集体所有的基础上，社区参与药用植物资源管理工作，以药用植物资源作为发展经济的后盾，注重社区从 MPCA 社区发展项目中受益，如每年可持续地采集和扩繁价值较高的药用植物，从而提高当地社区参与药用植物资源管理的水平，避免传统就地保护所带来的矛盾。

药用植物资源社区管委会成员构成为 1 名药用植物保护协会成员、各社区主任、2 名项目点村民，他们同时是 MPCA 管理人员，并且由村民从药用植物保护协会会员中推选产生。

3. "MPCA 保护公约"的制定

为了建立当地药用植物资源保护地的村民自治机制，鲁甸乡组织村民以社区为基础制定药用植物资源的"MPCA 保护公约"。该公约对药用植物资源的管理和监督进行了明确的划分，对药用植物的采集种类、方式等进行了严格的规定。

4. 鲁甸乡 MPCA 社区发展项目与纳西族传统医药知识的传承

MPCA 社区发展项目将药用植物资源与传统医药知识都作为保护对象，从而避免了与药用植物资源相关的传统医药知识的流失。目前，鲁甸乡仍保留着庭园栽培这种传统的药用植物资源保护方式，但是据调查发现，掌握传统医药知识的年轻人越来越少。因此，鲁甸乡针对药用植物资源保护和传统医药知识传承开展了多种活动。

（1）药用植物的庭院种植和野生栽培。药用植物庭院种植在鲁甸乡已有近 100 年的历史，它是纳西族利用和保护药用植物资源的传统管理方式之一，是一种有效的药用植物资源保护方式。为了使这一本土的药用植物资源有效保护方式得以保留和发展，鲁甸乡支持和鼓励 30 户农户每户进行 20 种以上的药用植物庭院种植，其中发展 2 户为药用植物"原生境"栽培示范户，并对示范户进行一定的经济资助。

（2）纳西族传统医药知识的传承。民间中草药医生在当地社区作为药用植物重要的栽培者和保护者，对于药用植物资源保护起到至关重要的作用。中草药医生拥有丰富的传统药用植物利用和保护的知识。在滇西北地区，草本药用植物采集的时间为每年的 4~8 月份，而木本药用植物一年四季均可采集。当地草医的草药 60% 来自周围的山上或森林，30% 来自自家庭园，10% 来自当地和外地市场。传统草医知识源自祖传、村民互教和自学。至今，草医行医作为他们的主要生计，依赖于每年对药用植物的采集，并且使大部分村民的卫生保健尤其是当地的贫困人口从中受益。当地草医在庭园种植药用植物平均为 48 种，其中 24 种为特有、稀有和濒危的药用植物。常用的药用植物有 48 种，主要用于感冒、风湿、妇科、男科、泌尿系统感染、肾病、肠胃炎、气管炎、哮喘、小儿科等当地常见疾病的治疗。当地人中的 13.04% 使用草药，26.09% 使用西药，60.87% 将中西药结合使用。在对药用植物的庭园栽培进行调查统计基础上，鲁甸乡分别在甸南村、甸北村和鲁甸村委会，协助 5 位本地草医举办了 3 次共 60 人次参与的纳西族传统医药知识培训。这些活动有力地推动了纳西族传统医药知识在鲁甸乡的传承和药用植物资源的保护。

资料来源：李红英，李昊民，杨宇明. 药用植物资源的社区参与式保护途径——以丽江老君山风景名胜区鲁甸乡为例 [J]. 西南农业大学学报（社会科学版），2012，10（10）：6-9.

三、中药资源保护和可持续发展建议

（一）加强药用植物遗传资源保护

我国药用植物遗传资源丰富多样，但存在家底不清现状，应加强调查收集，加快整个药用植物遗传资源体系的建立。随着科技进步和生物技术更新，药用植物遗传资源保护方式也需要不断推陈出新，应加强多学科交叉研究，以提升保护成效。重点关注和突破珍稀濒危药用植物资源的保护和可持续利用关键技术。另外，我国已于 2016 年 6 月加入《名古屋议定书》，应充分学习 ABS 相关知识和要求，提升意识和能力，促进药用植物遗传资源及其相关传统知识的保护。

（二）加强药用动物基础性研究

药用动物资源是中药资源的重要组成部分，为中华民族的生存与发展做出了不可替代的贡献。但随着野生动物类资源枯竭加速和生态文明建设需要，动物药材的野生资源保护与可持续利用面临严峻挑战。为避免因野生资源急剧减少甚至耗竭而出现动物药材无药可用局面，人工养殖和繁育成为解决动物药材原料危机的主要途径。为了促进我国药用动物资源的可持续发展，建议加强药用动物的驯化养殖与开发利用，促进野生动物资源的有效保护；加强动物类中药基础性研究，为药用动物资源生产与合理利用提供科学依据；加强源于野生动物的动物药与临床应用安全性问题科学研究，建立相应的防御应对机制与措施。

（三）注重对外合作与交流

国内中医药事业发展的良好态势为中医药对外交流与合作工作的开展奠定了坚实的基础，中医药自身的特色优势为中医药对外交流与合作提供了良好的契机。为了不断提升我国中药资源保护能力，突出我国中药资源保护成就，不仅要积极引进国际上有益的保护管理理念、技术和资金，促进国内生物多样性保护工作；还需主动将中国成功的技术、做法和经验与世界分享，提升中医药国际环境友好形象，同时促进国际生物多样性保护工作。

第九章　中药新药研发及注册申请分析

第一节　中药产业新药研发概述

一、中药新药研发的必要性分析

随着《中共中央 国务院关于促进中医药传承创新发展的意见》的发布，以临床价值为导向的中药新药研发受到各方关注，"传承精华，守正创新"成为中医药发展的重要指导原则。中医药这个伟大的宝库守护着国人的生命康健长达千年之久，在这时代更迭、科技进步的当下，中医药必须扎根本源，立足现状，完成一次现代化重塑的转变。

古时有经典名方、民间验方，今日更需要像丹参滴丸、清瘟胶囊等现代化中药新药的涌现。对于中药产业而言，创新之于中医药的发展体现在研发出符合现代用药习惯和疗效确证的中药新药。传统中药汤剂已远不能适应现代人民追求健康生活的需求，因此对于中药新药的探索显得尤为重要。

中药新药的开发利用离不开优质中药资源的供应支持。中药新药研发是提升中药资源品质、协调中药资源数量、提高中药资源产量、加大中药资源保护的终极目标之一，以临床诊疗服务为导向的中药新药研发也是开发中药资源的重要使命之一。因此，中药新药研发关乎中药全产业链的协调发展，加强中药新药的研发工作从某种程度上可以实现第三产业倒逼第二产业、第二产业倒逼第一产业发展的局面。

二、中药新药研发的可行性分析

开展中药新药研发工作，首先需明确中药新药的定义。国家药品监督管理局在2020年9月27日发布了《中药注册分类及申报资料要求》的通告，从6大类、12亚类对中药创新药的内涵进行了分类囊括，这为中药新药研发明确了"认证身份"。

近年来，随着中药新药研发注册的政策法规相继发布，中药新药的研发路径也逐步清晰，形成了"药学—药理—毒理—临床"不同阶段的研究思路，这为中药新药的研发提供了稳定有序的研发策略，从某种角度上降低了中药新药研发的风险。

由此来看，中药新药研发不仅是中药产业发展的必然趋势，也是加强中药资源管理的重要目标之一。以临床价值为导向的中药新药是中药资源所值、人民健康所求、中药市场所需的中药探索方向。

第二节　中药产业新药研发现状分析

新药研制是一项高投入、长周期的过程，且直接影响到生命健康的安全，因此，新药从研发到临床试验再到生产上市均受到药品监督管理部门的严格审批和把关。随着 2020 年 7 月 1 日新版《药物临床试验质量管理规范》（以下简称新版 GCP）的正式实施，政府部门对于临床试验的质量提出更高要求。临床试验是新药研制必不可少的关键环节，也是受到法律法规保护的重点对象，无论是中药、化药还是生物制品均要严格遵守新版 GCP 内容。本节首先从 2020 年颁布的相关法规进行梳理，分别从中药新药的研发申报、受理审评、临床开展三个阶段，聚焦中药企业、药品审评中心和中医医院的中药新药研发现状。

一、中药新药相关法规政策梳理

2020 年下半年集中发布了中药新药相关的技术指导原则，分别针对中药特色制定了既定监管环节下的对应方针，见表 9 - 1。从已发布的指导原则或指南来看，可从以下 3 个角度进行概括。

1. 中药资源角度

一是确保原生态中药药材资源的安全、有效和质量稳定，即针对中药新药用药材质量进行了标准化的控制和规范，确保从源头上为中药制剂提供安全有效、质量稳定的药材，分别从中药材基原、药用部位、产地、种植养殖、采收与产地加工、包装与贮藏及质量标准等内容提供指导。二是确保中药饮片资源的安全、有效和质量稳定，即在满足中药新药研究设计需要的前提下针对中药新药用饮片炮制技术进行现代化传承，分别从炮制工艺、炮制用辅料、饮片标准、包装与贮藏等内容提供指导。

2. 中药新药临床试验角度

一是针对中药注册受理审查进行指导，新药注册包括新药研究申请（IND）阶段和新药申请（NDA）阶段，需经由国家药品监督管理局药品审评中心受理审批。因药品上市注册制度是从国外引进，因此为有效纳入中药新药的审评范畴，特设立了中药创新药和中药改良型新药两个不同类别的注册路径。二是针对中药新药研制各个阶段进行的规范，中药新药研究是一项涉及药学、药理毒理、临床等多学科研究的系统工程。药学研究主要包括处方药味及其质量、剂型、生产工艺、质量研究及质量标准、稳定性等研究内容。中药新药研究应在中医药理论指导下，根据中药特点、新药研发的一般规律及不同研究阶段的主要目的，开展针对性研究，落实药品全生命周期管理，促进中药传承与创新，保证药品安全、有效、质量可控。

3. 中药现代化角度

一是中药"均一化"研究技术，"均一化"是指为减少中药制剂批次间质量波动并达到预期质量目标，在不改变投料量的前提下，对不同批次的具有一定质量波动的合格处方药味，采用适当方法投料的措施。这是一个针对中药传统特色，考虑中药材的质量差异会传递至处方药味、中间体及成品，从而直接影响中药制剂批次间质量稳定的规定。二是中药复方制剂的生产工艺研究，这一原则是指导以中药饮片为原料的中药复方制剂生产工艺研究。应在中医药理论指导下，根据临床用药需求、处方组成、药物性质及剂型特点，尊重传统用药经验，结合现代技术与生产实际进行必要的研究，以明确工艺路线和具体工艺参数，做到工艺合理、可行，药品质量均一、稳定、可控，保障药品的安全、有效。中药古代的经典名方是复方制剂最为典型的代表，目前《按古代经典名方目录管理的中药复方制剂药学研究技术指导原则》正面向全社会征求意见。三是中药生物效应检测研究，这项研究旨在利用现代生物效应检测方法，尽可能体现中药多成分、多靶点及整体作用等特点，反映中药的有效性、安全性和质量一致性，充分体现了具有中医药特色的现代化创新研究。

从临床应用角度来看，中药新药在慢性便秘和糖尿病肾脏疾病两个领域形成了临床研究的指导原则，即《中药新药用于慢性便秘临床研究技术指导原则》和《中药新药用于糖尿病肾脏疾病临床研究技术指导原则》。两个原则均指出了应对该领域疾病所要注意的临床试验要点，如临床试验的目的和定位、诊断标准、受试者选择、给药方案设计、有效性评价、安全性评价和质量控制等，为这两个领域疾病的新药研制提供了路径支持。

表 9－1　2020 年发布的中药新药相关法规梳理

序号	法 规 名 称	发布时间
1	《中药新药质量标准研究技术指导原则（试行）》	2020 年 10 月
2	《中药新药用饮片炮制研究技术指导原则》（试行）	2020 年 10 月
3	《中药新药用药材质量控制研究技术指导原则（试行）》	2020 年 10 月
4	《中药注册受理审查指南》（试行）	2020 年 10 月
5	《中药新药研究各阶段药学研究技术指导原则》（试行）	2020 年 11 月
6	《中药均一化研究技术指导原则》（试行）	2020 年 11 月
7	《中药新药研究过程中沟通交流会的药学资料要求（试行）》	2020 年 11 月
8	《中药复方制剂生产工艺研究技术指导原则》（试行）	2020 年 11 月
9	《中药生物效应检测研究技术指导原则》（试行）	2020 年 12 月
10	《中药新药用于慢性便秘临床研究技术指导原则》	2020 年 12 月
11	《中药新药用于糖尿病肾脏疾病临床研究技术指导原则》	2020 年 12 月

新药注册申报是新药研发路径中的重要一环，是决定新药物是否可以开展人体临床试验以及生产上市的关键限速步骤。了解并掌握中药注册申报的分类及要求，有助于更快推动中药新药进入临床试验阶段。国家药品监督管理局于 2020 年 9 月发布了《中药注册分类及申报资料要求》，该要求是在深刻总结中药审评、审批实践经验后，充分吸纳药品审评、审批制度改革成果，结合中药特点和研发实际情况而制定的。明确中药注册申报的分类要求也为将来中药注册电子化申报奠定基础，一方面将中药研发所需的各项研究资料模块化；另一方面突出中药研发逻辑和特点，在具体内容或名称上充分体现中药特点。

改革后的中药新药主要分为 6 大类，其中又分有亚类，见表 9－2。中药创新药指处方未在国家药品标准、药品注册标准及国家中医药主管部门发布的《古代经典名方目录》中收载，具有临床价值，且未在境外上市的中药新处方制剂，一般分为 3 个亚类：中药复方制剂、单一提取物和新药材及其制剂。中药改良型新药指改变已上市中药的给药途径、剂型，且具有临床应用优势和特点，或增加功能主治等的制剂，一般包括 4 个亚类。古代经典名方是指符合《中医药法》规定的，至今仍广泛应用、疗效确切、具有明显特色与优势的古代中医典籍所记载的方剂。古代经典名方中药复方制剂是指来源于古代经典名方的中药复方制剂，一般包含 2 个亚类。同名同方药指通用名称、处方、剂型、功能主治、用法及日用饮片量与已上市中药相同，且在安全性、有效性、质量可控性方面不低于该已上市中药的制剂。天

表9-2 中药注册分类及其定义

中药注册分类	亚分类	定　义
中药创新药	1.1	中药复方制剂指由多味饮片、提取物等在中医药理论指导下组方而成的制剂；
	1.2	从单一植物、动物、矿物等物质中提取得到的提取物及其制剂；
	1.3	新药材及其制剂，即未被国家药品标准、药品注册标准以及省（自治区、直辖市）药材标准收载的药材及其制剂，以及具有上述标准药材的原动、植物新的药用部位及其制剂
中药改良型新药	2.1	改变已上市中药给药途径的制剂，即不同给药途径或不同吸收部位之间相互改变的制剂；
	2.2	改变已上市中药剂型的制剂，即在给药途径不变的情况下改变剂型的制剂；
	2.3	中药增加功能主治；
	2.4	已上市中药生产工艺或辅料等改变引起药用物质基础或药物吸收、利用明显改变的
古代经典名方中药复方制剂	3.1	按古代经典名方目录管理的中药复方制剂；
	3.2	其他来源于古代经典名方的中药复方制剂。包括未按古代经典名方目录管理的古代经典名方中药复方制剂和基于古代经典名方加减化裁的中药复方制剂
同名同方药	4	通用名称、处方、剂型、功能主治、用法及日用饮片量与已上市中药相同，且在安全性、有效性、质量可控性方面不低于该已上市中药的制剂
天然药物	5	在现代医药理论指导下使用的天然药用物质及其制剂
其他	6	境外已上市境内未上市的中药、天然药物制剂

然药物指在现代医药理论指导下使用的天然药用物质及其制剂，其他主要指境外已上市境内未上市的中药、天然药物制剂。

在完成新药注册申报后，药品审评中心会针对申报内容，召开项目沟通交流会议，总共分为3大类会议，见图9-1。其中申请附条件批准或符合优先审评的应当依法沟通交流，首次新药临床试验申请前、预防用和治疗用生物制品上市许可申请前原则上应该进行沟通交流会议。

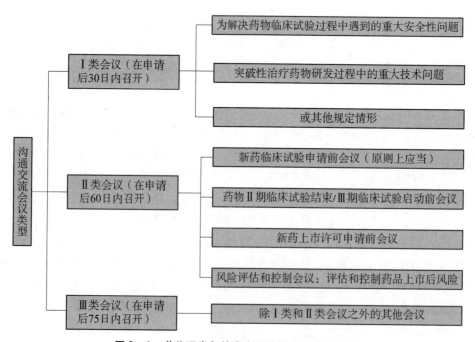

图9-1 药物研发与技术审评沟通交流会议类型

二、全国中药新药注册申请审评情况

随着对人类健康领域的不断深入探索,传统药物疗法仍是迄今为止较为成熟的探索路径,也具有极大的发掘潜力,新药研发便是药物治疗的第一步。从国家药品监督管理局药品审评中心发布的《2020年度药品审评报告》来看,药审中心完成中药(包括民族药,下同)、化学药、生物制品各类注册申请、审评审批共11582件(含器械组合产品4件,以受理号计,下同),较2019年增长32.67%。其中,完成需技术审评的注册申请8606件(含5674件需药审中心技术审评和行政审批注册申请),较2019年增长26.24%。在完成的8606件需技术审评的药品注册申请中,化学药注册申请为6778件,较2019年增长25.22%;中药注册申请为418件,较2019年增长39.33%;生物制品注册申请为1410件,较2019年增长27.72%;中药注册申请约占全部技术审评完成量的4.86%。在药审中心完成审评的中药注册申请418件中,完成IND(探索阶段)申请的有37件,完成NDA(成果阶段)申请的有8件,完成ANDA(仿制)申请的有3件。药审中心审评通过批准中药IND申请28件,涉及10个适应证领域。其中,呼吸7件、骨科4件、消化4件,共占53.57%。审评通过中药NDA数为4件(连花清咳片、筋骨止痛凝胶、桑枝总生物碱片及桑枝总生物碱)。

新药研发过程从整体视角来看大致可分为2个阶段:第一个阶段是从药物治疗的理论模型研制出药物实体,第二个阶段是验证药品实体的安全性和有效性。在验证安全性和有效性的过程中,又可以分为临床前研究和临床试验。因此,国家药品监督管理局根据新药研发的路径分别设置了两大审核门槛:第一个是IND申请,即新药研究申请(Investigational New Drug),是指在研制出药物实体后,完成药物在体外的安全性和有效性的实验,且在分析实验数据后得到较为可观的结果,因此申请进入临床人体开展真实环境下的试验探索。第二个是NDA申请,即新药申请(New Drug Application),是指在完成临床试验后,得到具有统计学意义的安全性和疗效性的结果后,正式递交上市申请的过程。因此,IND和NDA的申请数量分别从侧面反映出新药研发的探索阶段和成果阶段的发展情况。因此梳理近8年的数据,对比中药、化药和生物制品的审批通过数量,见图9-2、9-3,可以得到以下结论。

从《2020年度药品审评报告》披露的结果来看,2020年的中药、化药和生物制品的IND批准数量和NDA批准数量均高于2019年。其中,中药的IND批准数量比2019年高出86.67%,其NDA的数量更是2019年的2倍;从增长率来看,中药的IND和NDA审批数量均远高于化药和生物制品。

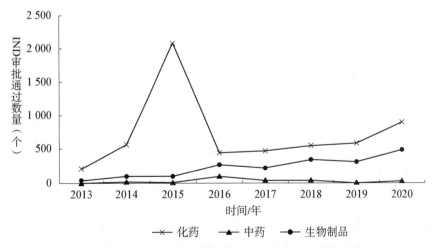

图9-2 2013—2020年我国新药研究申请审批通过数量情况

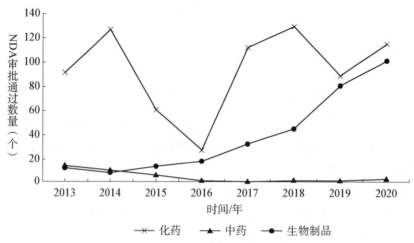

图 9 - 3　2013—2020 年我国新药申请审批通过数量情况

　　从中药近 8 年 IND 审批通过数量的变化趋势来看，中药新药对临床试验的探索整体呈递增的趋势，从 2013 年的 9 项增长至 2020 年的 28 项，增长率达 211.1%。或许是受到 2015 年青蒿素获得诺贝尔奖的鼓励，中药新药迎来了新药探索的小高峰，2016 年中药新药的 IND 批准数量最多，达到 84 项，此后虽有小幅回落，但近 3 年仍保持 29 项成功迈入临床试验的探索规模。

　　通过梳理 2016—2020 年中药新药的上市品种，见表 9 - 3，不难发现，一款中药新药的上市从 IND 申报再到最终 NDA 申请平均需要 12 年。漫长的临床试验路，一方面体现了新药研发周期长，时间成本较高；另一方面也体现了 NMPA 对于新药上市的严格把关和充分审核，在经历了细致的考核后方可上市推广。从近 5 年的新药上市产品数量呈现逐年上升的趋势来看，说明我国中药新药的研制过程初见成效。从上市中药的剂型来看，包括颗粒剂、片剂和口服液，这也从侧面表明中药新药摸索出区别于传统剂型但又能确保疗效的现代中药。

表 9 - 3　2016—2020 年中药新药上市品种梳理

序号	药品名称	药品注册类别	NDA 时间	IND 时间	临床试验年限 （年）
1	连花清咳片	中药 6.1	2020 年 5 月	2010 年	10
2	筋骨止痛凝胶	中药 6.1	2020 年 4 月	2009 年	11
3	桑枝总生物碱片	中药 5	2020 年 3 月	2008 年	12
4	芍麻止痉颗粒	中药 6.1	2019 年 12 月	2003 年	16
5	小儿荆杏止咳颗粒	中药 6.2	2019 年 12 月	2008 年	11
6	金蓉消癖颗粒	中药 6.1	2018 年 12 月	2005 年	13
7	关黄母颗粒	中药 6.2	2018 年 2 月	2004 年	14
8	丹龙口服液	中药 3	2017 年 8 月	2000 年	17
9	金花清感颗粒	中药 6.1	2016 年 9 月	2010 年	6

　　从全国的新药研发环境来看，中药新药研发在 2020 年表现突出、成果显现，体现出中药现代化发展过程中对于创新领域的探索与尝试。从全国中药注册申请审评情况来看，2020 年中药的 IND 批准数量比 2019 年高出 86.67%，其 NDA 的数量更是 2019 年的 2 倍；从增长率来看，中药的 IND 和 NDA 审

批数量均远高于化药和生物制品，不难看出中药新药在临床试验的探索整体呈递增趋势。

三、全国中医医院在研中药新药情况

中药新药如获得新药临床试验的申请审批，则需要和中医类医院合作，完成中药新药的临床试验的探索。临床试验机构备案是指该医院具备开展临床试验的相关条件，符合开展临床试验的相关要求，如配备有专门用于Ⅰ期的病房、具有临床试验资质的医师、GCP药房等。从药物临床试验机构备案管理信息平台进行查询，可总结整理出全国31个省（自治区、直辖市）的具有开展临床试验项目的情况，见表9－4。从2020年临床试验机构备案的情况来看，排名前6位的省份分别为：广东省（13家）、北京市（9家）、河南省（9家）、山东省（8家）、江苏省（7家）和浙江省（7家），前4名的备案医院的占比数均超过10%，表明这些省（市）具有开展中药新药临床试验的资源优势，同时也具有较为庞大的中药新药临床试验的医生队伍和设施条件。

表9－4　2020年全国具备临床试验资质的中医类医院梳理

序号	省（自治区、直辖市）	临床试验机构数量（个）	序号	省（自治区、直辖市）	临床试验机构数量（个）
1	北京市	9	17	湖北省	2
2	天津市	3	18	湖南省	2
3	河北省	4	19	广东省	13
4	山西省	1	20	广西壮族自治区	3
5	内蒙古自治区	1	21	海南省	1
6	辽宁省	3	22	重庆市	2
7	吉林省	2	23	四川省	4
8	黑龙江省	4	24	贵州省	1
9	上海市	4	25	云南省	1
10	江苏省	7	26	西藏自治区	0
11	浙江省	7	27	陕西省	5
12	安徽省	2	28	甘肃省	1
13	福建省	2	29	青海省	0
14	江西省	5	30	宁夏回族自治区	0
15	山东省	8	31	新疆维吾尔自治区	1
16	河南省	9	总计		71

第三节　2020年上市中药新药研发案例分析

一、连花清咳片

连花清咳片由石家庄以岭药业股份有限公司研发的6.1类中药，在2020年5月12日批准上市（批

准文号：国药准字 Z20200004）。该药是吴以岭教授运用中医络病理论结合现代医学研究所研发出的用于治疗急性气管-支气管炎属痰热壅肺证的新药。该药早在 2010 年便获得临床试验批件号，并分别于 2011 年 5 月—2012 年 1 月、2013 年 3 月—2014 年 1 月开展了 II、III 期临床试验。该试验采用多中心、随机、双盲、安慰剂对照的方法，共计完成试验组 112 例、对照组 104 例（II 期）和试验组 346 例、对照组 110 例（III 期）数据统计分析。

从安全性评价角度来看，II 期、III 期临床试验试验组共获得了 15 例的安全性数据，其中 II 期 5 例（6 例次），III 期 10 例（11 例次）。安全性观测指标为血常规、尿常规、大便常规、心电图、肝功能（ALT、AST、TBil、AKP、GGT）、肾功能（BUN、Cr）。II 期的试验组不良事件 1 例（发生率 0.85%），对照组不良事件 4 例（发生率为 3.33%）。III 期的试验组不良事件 6 例（发生率 1.69%），对照组不良事件 4 例（发生率为 3.39%）。总体来看，安全性较为良好。

从有效性角度来看，该试验采用的主要疗效指标为咳嗽症状消失率。结果表明：治疗 7 日后，试验组咳嗽症状消失率为 49.01%，对照组为 8.40%，两组差值及其 95% 置信区间为 40.61%（30.49%~50.73%）；治疗期间未合并使用抗生素或止咳润肺药物的受试者，试验组咳嗽症状消失率为 50.58%，对照组为 9.09%；差异均有统计学意义（$P<0.01$），试验组疗效优于对照组。

该药的上市是传统中药在中医基础理论的指导下，结合现代医学方法而完成的新药研发案例，做到了古为今用、旧方新解的创新性。

二、筋骨止痛凝胶

筋骨止痛凝胶由江苏康缘药业股份有限公司研发的 6.1 类中药，在 2020 年 4 月 9 日批准上市（批准文号：国药准字 Z20200003）。该药一方面依托中国中医科学院骨科专家孙树椿教授的临床经验方；另一方面极大挖掘了中医针对"骨痹""膝痛"等独特的治疗优势，最终研制出一款给药方便、降低刺激性的新药。该药早在 2009 年便获得临床试验批件号，并分别于 2010 年 11 月—2012 年 2 月、2012 年 5 月—2013 年 8 月开展了 II、III 期临床试验。该试验采用多中心、分层随机、双盲、安慰剂平行对照的方法，共计完成试验组 240 例、对照组 120 例（II 期）和试验组 431 例、对照组 144 例（III 期）数据统计分析。

从安全性评价角度来看，II 期、III 期和关键性临床试验共获得了试验组共计 671 例的安全性数据。安全性观测指标均为生命体征、血常规、尿常规、便常规，心电图、肝功能（ALT、AST、TBIL、DBIL、$\gamma-GT$、ALP）、肾功能（Cr、BUN）及其他不良事件。本品为外用制剂，临床试验期间，试验组出现 2 例用药部位局部过敏反应，表现为皮肤瘙痒、红肿；试验组 1 例用药后 ALT 轻度升高，因无不适症状，患者拒绝复查，转归不详，与药物关系判断为可疑。综合考虑本品现有临床试验数据暴露出来的不良反应包括用药部位的皮肤过敏反应和 ALT 轻度升高，已写入说明书"不良反应"项及"临床试验"项中。

从有效性角度来看，该试验采用的主要疗效指标为针对髋关节炎与膝关节炎的评分系统（WOMAC）疼痛评分，次要疗效指标包括 WOMAC 总积分、WOMAC 上下楼梯疼痛评分、WOMAC 僵硬评分、WOMAC 关节活动评分。该试验共入组 576 例，试验入组 432 例，对照组 144 例，脱落 22 例，剔除 63 例。FAS 数据集 575 例（试验组 431 例、对照组 144 例），PPS 数据集 491 例（试验组 372 例、对照组 119 例）；SS 数据集 575 例（试验组 431 例、对照组 144 例）。结果显示"WOMAC 疼痛指数"基线值试验组为 36.72 mm，安慰剂组为 35.47 mm。用药 3 周 WOMAC 疼痛指数下降值的结果分别为试验组 16.30 mm 和安慰剂组 4.27 mm，试验组与安慰剂组差值及其 95% CI 为 12.03（10.35、13.71），按照优效性界值 0，可以达到试验组优于安慰剂组的优效性假设。

这一新药选取了中医药擅长的治疗领域进行发掘，同时以临床上较为成熟的经验方进行研发，提高了研发成功率。从试验设计和评价指标来看，突破了传统中药无法量化的尴尬局面，使中医临床诊断和中药临床使用有了可量化的监控体系。

三、桑枝总生物碱片及桑枝总生物碱

桑枝总生物碱片由北京五和博澳药业有限公司研发的第 5 类天然药物，在 2020 年 3 月 18 日批准上市（批准文号：国药准字 Z20200002）。该药选取了现代生活中具有较高发病率的糖尿病为治疗对象，以桑属植物为药材进行提取、分离、纯化而得到的多羟基生物碱。该药早在 2008 年便获得临床试验批件号，并于 2010 年 7 月—2011 年 1 月进行了人体耐受性的 I 期研究（共计 66 例）；另于 2011 年 7 月—2013 年 2 月开展了随机、开放、阿卡波糖片对照、剂量探索的 II 期设计（共计 240 例）；再分别于 2014 年 3 月—2015 年 7 月和 2014 年 11 月—2015 年 11 月开展了 IIIa 期的随机、双盲、阿卡波糖片对照、非劣效设计试验（共计 600 例）以及 IIIb 期的随机、双盲、安慰剂对照、优效性设计试验（共计 200 例）。

从安全性评价角度来看，本品不良事件/反应的发生率与发生情况与对照药阿卡波糖片类似，集中在感染及侵染性疾病（尿路感染、上感）、胃肠系统（胃肠障碍、腹胀、腹泻）、代谢及营养类（高尿酸血症、高脂血症）等。消化系统不良事件发生率绝对值略低于阳性对照药阿卡波糖片，但高尿酸血症、肝脏、肾脏安全性方面可能存在担忧。

从有效性角度来看，该新药历经了 3 期临床试验，试验结果分别如下：I 期人体临床耐受性试验采用随机、双盲、安慰剂对照、剂量递增设计，分为单次给药和连续给药试验。单次给药设 5 个剂量组，剂量梯度为 2 片（100 mg）、4 片（200 mg）、6 片（300 mg）、9 片（450 mg）、12 片（600 mg）；起始剂量组 6 例，其余剂量组各 10 例，每组 2 例受试者服用安慰剂；连续给药设 2 个累积给药剂量组，分别为次高耐受量 3 片（150 mg）/次、每日 3 次和最高耐受量 4 片（200 mg）/次、每日 3 次，连续服药 7 日；每组 10 例，各有 2 例受试者服用安慰剂。实际试验过程中，单次给药试验共入组 46 例健康受试者（男女各半），45 例受试者完成试验纳入安全分析集；连续给药试验共入组 20 例健康受试者（男女各半），所有受试均完成试验纳入安全分析集。IIIa 期试验实际入组 600 例，其中桑枝总生物碱片组 360 例，阿卡波糖片组 240 例。结果显示：纳入 FAS 分析的 505 例受试者治疗后 24 周 HbA1c 较基线变化值，试验组为 -0.93%，对照组为 -0.87%，试验组与对照组最小二乘均数差值及其 95% CI 为 -0.05%（-0.18%，0.07%），根据预设非劣效标准 0.3%，95% CI 上限小于 0.3%，试验组非劣于对照组。PPS 与 FAS 结论一致。IIIb 期试验实际入组 200 例，桑枝总生物碱片组和安慰剂组各 100 例。结果显示，纳入 FAS 分析的 122 例受试者治疗后 16 周 HbA1c 相对于基线变化值，试验组为 -0.80%，对照组为 -0.09%，对照组和试验组组间最小二乘均数差值及其 95% CI 为 0.71%（0.49%，0.93%），95% CI 下限大于 0，试验组优于对照组。PPS 与 FAS 结论一致。

该新药是以传统中药桑枝的有效部位桑枝总生物碱为原料制成的片剂，完成 I、II、III 期临床试验后申报生产。这一研制思路是目前中药新药研发的主要方向，即将中药视为植物、动物和矿物等天然药物，然后从中提取出有效成分进行优化试验的处理。这一研制方法结合了古代文献对于传统中药的用药描述，从而寻找可能具有某一对症治疗的有效成分。

四、案例分析结论

（一）三产联动倒逼中药新药改革

生物医药是 21 世纪科技创新的"主战场"之一，也是符合国内外对于大健康产业发展需求的关键突破口。对于中药新药而言，其具有独特的横跨一、二、三产的属性，因此，需要有关部门和企业共同

努力，实现三产倒逼二产、二产倒逼一产的创新局面，通过产业间的相互影响力实现中药新药研发的全产业链发展共赢的结果。中药新药唯有实现三产联动，方能从根本上实现创新的驱动，才能真正体现中药创新的价值和意义之一。

（二）以临床为导向的中药新药具有更大的创新空间

中药离不开中医基础理论的指导，且中药新药大部分是通过多年的中医临床实践经验而获得，因此以临床为导向的中药新药的研制具有较大发展空间。近两年，中医循证医学的发展成为一大热门研发方向，中医循证医学的本质是寻找中医临床路径，其目标是为了规范中医临床实践的水平，提高医疗质量。因此，注重以临床为导向的中药新药创新是中药研发的另一重要研发思路。

专题报告一 动物药材发展现状及趋势

动物药材由于具有活性强、疗效佳、显效快等特点，而备受人们重视。随着中医药日益受到世界各国的关注，中医药市场的急剧扩大及药用动物资源的有限性，对动物类中药资源的保护越来越受到我国政府和国际社会的高度重视。但是，随着我国经济社会的高速发展，人类对野生动物栖息地自然生态环境的破坏加剧，加之违法乱捕滥猎，使得一些药用动物资源锐减，供需矛盾日益突出。因此，如何保证我国药用动物资源的可持续发展，保证动物药材充足供应，进而实现中药产业现代化和可持续发展是我国在中医药飞速发展的今天必须解决的重大问题。

第一节 动物药资源与利用现状分析

一、动物药资源种类

目前，已知全世界有动物近 200 万种，其中存在于我国的约有 30 万种，其中仅有少部分可作为药用动物资源。《中国药用动物志》（第一、二册，1979、1983），收载药用动物 832 种；1985—1989 年开展的全国中药资源普查显示，我国中药资源共有 12772 种，其中药用动物有 414 科 879 属 1574 种；《中国中药资源志要》（1994）收载药用动物 1590 种（414 科 879 属）；《中国海洋药物辞典》（1994）收载海洋动物药材 1431 味；《中国动物药志》（1996）收载动物药材 975 味，药用动物 1546 种；《中华本草》（1999）收载动物药材（药用动物）1047 种；《动物本草》（2001）收载药用动物 1567 种；《中国动物药资源》（2007）收载药用动物 2215 种及亚种；2013 年出版的《中国药用动物志（上、中、下）》收载药用动物 13 门 36 纲 151 目 426 科 2341 种（亚种），约占我国动物总数 0.8%，见专表 1-1。

专表 1-1 药用动物专著记载情况

序号	书名	出版时间	收载数量
1	《中国药用动物志》	1979（第一册） 1983（第二册）	药用动物 832 种
2	《中国中药资源志要》	1994	药用动物 1590 种（414 科 879 属）
3	《中国海洋药物辞典》	1994	海洋药用动物 1431 味
4	《中国动物药志》	1996	动物药材 975 味 药用动物 1546 种
5	《中华本草》	1999	药用动物 1047 种
6	《动物本草》	2001	药用动物 1567 种

序号	书名	出版时间	收载数量
7	《中国动物药资源》	2007	药用动物 2 215 种及亚种
8	《中国药用动物志（上、中、下）》	2013	药用动物 13 门 36 纲 151 目 426 科 2 341 种（亚种）

二、动物药资源利用

2020 年版《中国药典》一部收载药材和饮片 616 味，其中动物类 49 味，约占 8%，涉及药用动物 76 种，见专表 1-2。早在 19 世纪中叶，就有中国五倍子药用的研究报道，以后陆续有一些虫白蜡、养蚕的研究记述；大约在 1931 年，建霞根据日本人木村重 1929—1930 年间，在长江一带考察中国动物的资料，写下了本草中的鳞类、介类、禽类等文章。1941 年，美国人 Read. B. E. 根据《本草纲目》初步考证了昆虫类药材。从 20 世纪 30 年代起出版了一些生药学著作，如赵燏黄等所著的《生药学》，均记载了一定数量的动物类药材。新中国成立后，开展了许多有关药用动物与动物药材研究工作，提出了一些动物药材鉴定方法如利用 PCR 分子生物学技术鉴别蛇类药材等。通过理化分析、药效学和临床研究，在扩大药源、寻找类似品方面也取得了很大成就。在药用动物驯化、养殖方面，不少药用动物已从野生转变为人工养殖，有的已具备商品药材供给市场。近 10 年来，对动物药活性成分的研究，也得到了迅速的发展，如从蟾酥中分离出 20 余种蟾毒配基，其中脂蟾毒配基兼有升压、强心、兴奋呼吸等作用；从胆汁中发现的鹅去氧胆酸、熊去氧胆酸有溶解胆结石的作用；从斑蝥等昆虫中提取的斑蝥素有抑制癌细胞分裂的作用等。

专表 1-2　2020 版《中国药典》收载动物药材及药用动物

药材名称	原动物中文名称	原动物拉丁学名	药用部位
1. 九香虫	兜蝽科九香虫	*Aspongopus chinensis* Dallas	干燥体
2. 土鳖虫	鳖蠊科地鳖 鳖蠊科冀地鳖	*Eupolyphaga sinensis* Walker *Steleophaga plancyi*（Boleny）	雌虫干燥体
3. 五倍子	瘿绵蚜科五倍子蚜	*Melaphis chinensis*（Bell）Baker	叶上虫瘿干燥体
4. 瓦楞子	蚶科毛蚶 蚶科泥蚶 蚶科魁蚶	*Arca subcrenata* Lischke *Arca granosa* Linnaeus *Arca inflata* Reeve	贝壳 贝壳 贝壳
5. 牛黄 6. 体外培育牛黄	牛科牛	*Bos taurus domesticus* Gmelin	干燥胆结石； 新鲜胆汁加入去氧胆酸、胆酸、复合胆红素钙制成
7. 乌梢蛇	游蛇科乌梢蛇	*Zaocys dhumnades*（Cantor）	干燥体
8. 水牛角 9. 水牛角浓缩粉	牛科水牛	*Bubalus bubalis* Linnaeus	角； 角的半浓缩
10. 水蛭	水蛭科水蛭 水蛭科蚂蟥（宽体金线蛭） 水蛭科柳叶蚂蟥（尖细金线蛭）	*Hirudo nipponica*（Whitman） *Whitmania pigra*（Whitman） *W. acranulata*（Whitman）	干燥全体

续表

药材名称	原动物中文名称	原动物拉丁学名	药用部位
11. 石决明	鲍科杂色鲍 鲍科皱纹盘鲍 鲍科羊鲍 鲍科澳洲鲍 鲍科耳鲍 鲍科白鲍	*Haliotis diversicolor* Reeve *Haliotis discus hannai* Ino *Haliotis ovina* Gmelin *Haliotis ruber*（Leach） *Haliotis asinina* Linnaeus *Haliotis laevigata*（Donovan）	贝壳
12. 冬虫夏草	蝙蝠蛾科昆虫幼虫	/	麦角菌科冬虫夏草菌 ［*Cordyceps sinensis*（Berk.） Sacc.］寄生在蝙蝠蛾科昆 虫幼虫上的子座及幼虫尸体 的复合体
13. 地龙	钜蚓科参环毛蚓 钜蚓科通俗环毛蚓 钜蚓科威廉环毛蚓 钜蚓科栉盲环毛蚓	*Pheretima aspergillum*（E. Perrier） *Pheretima vulgaris* Chen. *Pheretima guillelmi*（Michaelsen） *Pheretima pectinifera* Michaelsen	干燥体
14. 虫白蜡	介壳虫科白蜡虫	*Ericerus pela*（Chavannes）Guerin	雄虫分泌的蜡
15. 全蝎	钳蝎科东亚钳蝎	*Buthus martensii* Karsch	干燥体
16. 牡蛎	牡蛎科长牡蛎 牡蛎科大连湾牡蛎 牡蛎科近江牡蛎	*Ostrea gigas* Thunberg *Ostrea talienwhanensis* Crosse *Ostrea rivularis* Gould	贝壳
17. 龟甲 18. 龟甲胶	龟科乌龟	*Chinemys reevesii*（Gray）	背甲及腹甲； 龟甲经煎煮浓缩制成的固 体胶
19. 阿胶	马科驴	*Equus asinus* L.	干燥皮或鲜皮经煎煮浓缩 制成的固体胶
20. 鸡内金	雉科家鸡	*Gallus gallus domesticus* Brisson	干燥沙囊内壁
21. 金钱白花蛇	眼镜蛇科银环蛇	*Bungarus multicinctus* Blyth	幼蛇干燥体
22. 珍珠 23. 珍珠母	珍珠贝科马氏珍珠贝 蚌科三角帆蚌 蚌科褶纹冠蚌	*Pteria martensii*（Dunker） *Hyriopsis cumingii*（Lea） *Cristaria plicata*（Leach）	受刺激形成的珍珠； 贝壳
24. 哈蟆油	蛙科中国林蛙	*Rana temporaria chensinensis* David	雌性的干燥输卵管
25. 海马	海龙科刺海马 海龙科浅纹海马 海龙科大海马 海龙科三斑海马 海龙科小海马（海蛆）	*Hippocampus histrix* Kaup *Hippocampus kelloggi* Jordan et Snyder *Hippocampus kuda* Bleeker *Hippocampus trimaculatus* Leach *Hippocampus japonicus* Kaup	干燥体
26. 海龙	海龙科刁海龙 海龙科拟海龙 海龙科尖海龙	*Solenognathus hardwickii*（Gray） *Syngnathoides biaculeatus*（Bloch） *Syngnathus acus* Linnaeus	干燥体
27. 桑螵蛸	螳螂科大刀螂 螳螂科小刀螂 螳螂科巨斧螳螂	*Paratenodera sinensis* Saussure *Statilia maculata*（Thunberg） *Hierodula patellifera* Serville	干燥卵鞘
28. 海螵蛸	乌贼科无针乌贼 乌贼科金乌贼	*Sepiella maindroni* de Rochebrune *Sepia esculenta* Hoyle	干燥内壳

药材名称	原动物中文名称	原动物拉丁学名	药用部位
29. 蛇蜕	游蛇科锦蛇 游蛇科黑眉锦蛇 游蛇科乌梢蛇	*Elaphe carinata* (Guenther) *Elaphe taeniura* Cope *Zaocys dhumnades* (Cantor)	干燥表皮膜
30. 猪胆粉	猪科猪	*Sus scrofa domestica* Brisson	胆汁的干燥品
31. 鹿角 32. 鹿角胶 33. 鹿角霜 34. 鹿茸	鹿科梅花鹿 鹿科马鹿	*Cervus nippon* Temminck *Cervus elaphus* Linnaeus	已骨化的角或翌年春季脱落的角基； 煎煮浓缩制成的固体胶； 去胶质的角块； 雄鹿未骨化的幼角
35. 羚羊角	牛科赛加羚羊	*Saiga tatarica* Linnaeus	角
36. 蛤壳	帘蛤科文蛤 帘蛤科青蛤	*Meretrix meretrix* Linnaeus *Cyclina sinensis* Gmelin	贝壳
37. 斑蝥	芫青科黄黑小斑蝥 芫青科南方大斑蝥	*Mylabris cichorii* Linnaeus *Mylabris phalerata* Pallas	干燥体
38. 蛤蚧	壁虎科蛤蚧	*Gekko gecko* Linnaeus	干燥体
39. 蜈蚣	蜈蚣科少棘巨蜈蚣	*Scolopendra subspinipes mutilans* L. Koch	干燥体
40. 蜂房	胡蜂科果马蜂 胡蜂科日本长脚胡蜂 胡蜂科异腹胡蜂	*Polistes olivaceous* (De Geer) *Polistes japonicus* Saussure *Parapolybia varia* Fabricius	巢
41. 蜂胶	蜜蜂科意大利蜂	*Apis mellifera* Linnaeus	干燥分泌物
42. 蜂蜡 43. 蜂蜜	蜜蜂科中华蜜蜂 蜜蜂科意大利蜂	*Apis cerana* Fabricius *Apis mellifera* Linnaeus	分泌的蜡； 所酿的蜜
44. 蝉蜕	蝉科黑蚱	*Cryptotympana pustulata* Fabricius	若虫羽化时脱落的皮壳
45. 蕲蛇	蝰科五步蛇	*Agkistrodon acutus* (Guenther)	干燥体
46. 僵蚕	蚕蛾科家蚕	*Bombyx mori* Linnaeus	家蚕幼虫感染白僵菌而致死的干燥体
47. 蟾酥	蟾蜍科黑眶蟾蜍 蟾蜍科中华大蟾蜍	*Bufo melanostictus* Schneider *Bufo bufo gargarizans* Cantor	干燥分泌物
48. 鳖甲	鳖科鳖	*Trionyx sinensis* Wiegmann	背甲
49. 麝香	鹿科马麝 鹿科林麝 鹿科原麝	*Moschus sifanicus* Przewalski *Moschus berezovskii* Flerov *Moschs moschiferus* Linnaeus	成熟雄体香囊中的干燥分泌物
1~49 为一部收载动物药材：49味，涉及药用动物76种			
50. 干蟾 51. 蟾皮	蟾蜍科中华大蟾蜍 蟾蜍科黑眶蟾蜍	*Bufo bufo gargarizans* Cantor *Bufo melanostictus* Schneider	干燥全体； 干燥皮
52. 山羊角	牛科山羊	*Capra hircus* L.	角
53. 五灵脂	鼯鼠科复齿鼯鼠	*Trogopterus xanthipes* Milne-Edwards	干燥粪便
54. 牛角尖粉	牛科水牛	*Bubalus bubalis* Linnaeus	除去角塞的角尖实芯部分
55. 牛胆汁	牛科牛	*Bos taurus domesticus* Gmelin	胆汁
56. 牛心 57. 牛乳 58. 牛髓	牛科牛 牛科水牛	*Bos taurus domesticus* Gmelin *Bubalus bubalis* Linnaeus	心； 乳汁； 骨髓

续表

药材名称	原动物中文名称	原动物拉丁学名	药用部位
59. 凤凰衣 60. 鸡蛋壳（炒） 61. 鸡骨	雉科家鸡	*Gallus gallus domesticus* Brisson	蛋壳内干燥卵膜； 卵壳； 骨骼
62. 乌鸡	雉科动物乌骨鸡	/	除去毛、内脏及皮下脂肪油的新鲜全体
63. 方海（螃蟹）	蟹科中华绒毛鳌蟹 蟹科溪蟹 蟹科云南溪蟹	*Eriocheir sinensis* H. Milne-Eswards *Potamon*（*Potamon*）*denticulata* *Potamon*（*Potamon*）*yunanensis*	干燥体
64. 石燕	石燕科中华弓石燕 石燕科弓石燕	*Cyrtiospirifer sinensis*（Graban） *Cyrtiospirifer* sp.	化石
65. 龙齿 66. 龙骨	古代哺乳动物三趾马、牛、鹿、犀等	/	牙齿化石； 骨骼或象类门齿化石
67. 全鹿干	鹿科梅花鹿	*Cervus nippon* Temminck	全体加工品
68. 羊骨 69. 羊肉 70. 羊胆 71. 鲜羊肝	牛科山羊 牛科绵羊	*Capra hircus* L. *Ovis aries* L.	去头干燥骨骼； 肉； 胆； 肝
72. 百药煎	瘿绵蚜科五倍子蚜	*Melaphis chinensis*（Bell）Baker	加工品
73. 刺猬皮	刺猬科刺猬 刺猬科短刺猬	*Erinaceus europaeus* L. *Hemichianus dauricus* Sundevoll	干燥外皮
74. 狗骨 75. 狗鞭	犬科狗	*Canis familiaris* L.	骨骼； 干燥阴茎和睾丸
76. 玳瑁	海龟科玳瑁	*Eretmochelys imbricata*（Linnaeus）	背甲
77. 珍珠层粉	珍珠贝科马氏珍珠贝 蚌科三角帆蚌 蚌科褶纹冠蚌	*Pteria martensii*（Dunker） *Hyriopsis cumingii*（Lea） *Cristaria plicata*（Leach）	珍珠壳内层部分加工而成的粉末
78. 胡蜂	胡蜂科胡蜂	*Vespa manifica* Smith	虫体
79. 虻虫	虻科复带虻	*Tabanus bivittatus* Matsumura	雌虫体
80. 蚕沙	蚕蛾科家蚕	*Bombyx mori* Linnaeus	干燥粪便
81. 海星	海盘车科多棘海盘车 海盘车科罗氏海盘车	*Asterias amurensis* Lutken *Asterias rollestoni* Bell	干燥全体
82. 浮海石	胞孔科脊突苔虫	*Costazia aculeata* Canu et Bassler	干燥骨骼
83. 雀脑 84. 麻雀	文鸟科麻雀	*Passer montanus saturatus* Stejneger	脑髓； 除去毛及内脏的干燥体
85. 蛇肉	眼镜蛇科银环蛇 蝰科高原蝮 游蛇科翠青蛇	*Bungarus multicinctus* Blyth *Agkistrodon strauchii* Bedriaga *Opheodrys major*（Guenther）	除去头尾及皮的干燥体
86. 蛇胆汁	眼镜蛇科、游蛇科或蝰科多种蛇	/	胆汁
87. 铜石龙子	石龙子科石龙子	*Eumeces chinensis*（Gray）	干燥体
88. 猪骨 89. 猪脑粉 90. 猪脊髓 91. 猪胆汁 92. 猪胆膏 93. 猪蹄甲	猪科猪	*Sus scrofa domestica* Brisson	干燥骨骼； 脑髓干燥粉； 新鲜脊髓； 胆汁； 胆汁的浓缩品； 蹄爪甲壳

	药材名称	原动物中文名称	原动物拉丁学名	药用部位
94.	鹿心粉	鹿科梅花鹿	*Cervus nippon* Temminck	新鲜心脏
95.	鹿血	鹿科马鹿	*Cervus elaphus* Linnaeus	干燥血
96.	蛴螬	金龟子科朝鲜黑金龟子等同属近缘种	*Holotrichia diomphalia* Bates	干燥幼虫
97.	鹅胆粉	鸭科鹅	*Anser cygnoides domestica* Brisson	胆汁干燥品
98.	蜣螂	金龟子科屎壳郎	*Catharsius molossus* Linnaeus	干燥体
99.	鼠妇虫	潮虫科平甲虫	*Armadillidium vulgare*（Latreille）	干燥体
100.	熊胆粉	熊科黑熊	*Selenarctos thibetanus* Cuvier	引流胆汁干燥品
101.	鳖甲胶	鳖科鳖	*Trionyx sinensis* Wiegmann	鳖甲经煎煮浓缩制成的固体胶
102.	穿山甲	鲮鲤科穿山甲	*Manis pentadactyla* Linnaeus	鳞甲

注：50~102 为四部收载动物药材：53 味，涉及药用动物 43 种；一部、四部共收载动物药材：102 味，涉及药用动物 101 种。

三、珍稀濒危野生药用动物资源现状

《国家重点保护野生动物名录》（2021 年）980 种和 8 类中（8 类是指对渔业部门管理的水生野生动物的分类一级 1 类：红珊瑚所有种二级 7 类：闭壳龟属所有种、金线鲃属所有种、细鳞鲑属所有种、海马属所有种、角珊瑚目所有种、石珊瑚目所有种、苍珊瑚科所有种），Ⅰ级保护药用动物（我国特产稀有或濒于灭绝的野生动物）有 70 种；Ⅱ级保护药用动物（数量稀少或分布地域狭窄，若不采取保护措施将有灭绝危险的野生动物）有 133 种。《国家重点保护野生药材物种名录》（1987 年）76 种中，共有保护药用动物 18 种，约占 24%。其中Ⅰ级保护药用动物 4 种，即虎、豹、赛加羚羊、梅花鹿，Ⅱ级保护药用动物 14 种。《中国药典》2020 年版所载 101 种药用动物，属于国家重点保护野生动物 16 种（Ⅰ级 7 种、Ⅱ级 9 种），不足 1.6%；被列入《濒危野生动植物种国际贸易公约》（2019 年）附录的药用动物 13 种，其中穿山甲和黑熊被列为附录Ⅰ禁止一切国际贸易，马麝等 10 种被列为附录Ⅱ而限制贸易，乌龟被列为附录Ⅲ为控制贸易，见专表 1-3。

专表 1-3　中国药典 2020 版动物药材涉及的保护动物

药材名	动物来源	LWSSP 级别	CITES 级别
穿山甲	鲮鲤科穿山甲 *Manis pentadactyla* Linnaeus	一级	附录Ⅰ
熊胆粉	熊科黑熊 *Selenarctos thibetanus* Cuvier	二级	附录Ⅰ
麝香	鹿科马麝 *Moschus sifanicus* Przewalski 鹿科林麝 *Moschus berezovskii* Flerov 鹿科原麝 *Moschs moschiferus* Linnaeus	一级	附录Ⅱ
鹿茸、鹿角、鹿角胶、鹿角霜、全鹿干、鹿心粉、龙齿	鹿科梅花鹿 *Cervus nippon* Temminck 鹿科马鹿 *Cervus elaphus* Linnaeus	一级 （仅限野外种群） 二级 （仅限野外种群）	

续表

药材名	动物来源	LWSSP 级别	CITES 级别
羚羊角	牛科赛加羚羊 *Saiga tatarica* Linnaeus	一级	附录 II
玳瑁	海龟科玳瑁 *Eretmochelys imbricata*（Linnaeus）	一级	
蛤蚧	壁虎科蛤蚧 *Gekko gecko* Linnaeus	二级	附录 II
海马	海龙科浅纹海马 *Hippocampus kelloggi* Jordan et Snyder 海龙科刺海马 *Hippocampus histrix* Kaup 海龙科大海马 *Hippocampus kuda* Bleeker 海龙科三斑海马 *Hippocampus trimaculatus* Leach 海龙科小海马（海蛆）*Hippocampus japonicus* Kaup	二级 （仅限野外种群）	附录 II
龟甲	龟科乌龟 *Chinemys reevesii*（Gray）	二级 （仅限野外种群）	附录 III

注：LWSSP，即国家重点保护野生动物名录（Lists of Wildlife under Species State Protection）；CITES：濒危野生动植物种国际贸易公约（Convention on International Trade in Endangered Species of Wild Fauna and Flora）。

（一）穿山甲

穿山甲为鲮鲤科动物穿山甲 *Manis pentadactyla* Linnaeus 的鳞甲。别名为鲮鲤、鲮鲤甲、川山甲、钻山甲、山甲、陵鲤、龙鲤、钱鲤、石鲮鱼。具有活血消癥、通经下乳、消肿排脓、搜风通络之功效。用于经闭癥瘕、乳汁不通、痈肿疮毒、风湿痹痛、中风瘫痪、麻木拘挛等病症。

穿山甲始载于《名医别录》，原名鲮鲤甲，《本草图经》开始称之为"穿山甲"并延续至今，《证类本草》中记载："其形似鼍而短小，又似鲤鱼，有四足，能陆能水。出岸开鳞甲，伏如死，令蚁入中，忽闭而入水，开甲，蚁皆浮出，于是食之。"《本草纲目》曰："其形肖鲤，穴陵而居，故曰鲮鲤，而俗称为穿山甲，郭璞赋谓之龙鲤。"《雷公炮制药性解》云："穿山甲形似鲤鱼，有四足，能陆能水，山岸间开鳞甲如死，令蚁入中，闭而入水，开甲蚁浮水面，于是食之，故主蚁漏，其性喜穿山，是以名之。"《本草蒙筌》云："深山大谷俱有，身短尾大类鼍。从陵为穴居于陵，加鲤因鳞色若鲤。俗医不知字义，竟以穿山甲称。"

穿山甲属哺乳纲 Mammalia 鳞甲目 Order Pholidota 鲮鲤科 Family Manidae 鲮鲤属 Genus Manis。鲮鲤属动物全球共有 7 种，其中中国穿山甲 *Manis pentadactyla* Linnaeus 分布于我国及东南亚各地，印度鲮鲤 *Manis crassicaudatus* Gray 分布于中国云南省及印度、斯里兰卡等地，南洋鲮鲤 *Manis javanica* Desmarest 分布于爪哇、苏门答腊、缅甸等地，巨鲮鲤 *Manis gigantea* Illiger 分布于塞内加尔、安哥拉等地，短尾鲮鲤 *Manis temminckii* Smuts 分布于肯尼亚、乌干达、苏丹等地，长尾鲮鲤 *Manis tetradactyla* Linnaeus 分布于几内亚、安哥拉、刚果等地，白腹鲮鲤 *Manis tricuspis* Rafinesque 分布于加纳、利比里亚等地，前 2 种在我国有分布。中国穿山甲 *Manis pentadactyla* Linnaeus 共有 3 个亚种：华南亚种 *Manis pentadactyla aurita* Hodgson 分布于浙江、福建、湖南、湖北、广东、广西、云南、贵州、江西、河南（南部局部地区），海南亚种 *Manis pentadactyla pusillus* J. Allen 分布于海南，指名亚种（台湾亚种）*Manis pentadactyla pentadactyla* Linnaeus 分布于台湾。

我国尚无野生穿山甲资源蕴藏量直接调查数据，但可从捕获量、甲片收购量、野外穿山甲洞穴数量等间接指标来估计穿山甲资源蕴藏量及其变化。历史上，福建、广东、广西、云南、贵州、湖南、海南、台湾是我国穿山甲资源蕴藏量丰富的地区。20 世纪 60 年代前后，据广东省药材部门不完全统计，每年捕获量当在 2 万头以上；福建、湖南、广西、贵州的捕获量与广东相仿，5 省年捕获量共约 10 万头；其余产地年捕获量估计总共有 5 万~6 万头。据此，60 年代前后全国穿山甲年捕获量当在 15 万~16

万头。然而从 80 年代初期资源蕴藏量开始下降，尤其是最近 20 年递减最为剧烈，至少减少 80%。1996 年周冬良估计福建省穿山甲资源蕴藏量仅有 5 000~2 万头；1982—1994 年间，福建省甲片收购量最高的年份是 1990 年，共 4 029 千克，如按每千克甲片由 1 头穿山甲提供，那么，曾经是穿山甲资源大省的福建 1990 年穿山甲年捕获量仅为 4 029 头。可见，福建省穿山甲资源无论是蕴藏量还是年捕获量，都低于甚至显著低于该省 60 年代前后的 2 万多头的年捕获量。据广东有关部门反映，80 年代前，仅韶关一个地区甲片年收购量就达 5 000 千克（约需 5 000 头穿山甲提供），现在全省年收购量总计才数百千克（约需数百头穿山甲提供），多数地区已片甲难收购。李文军等人 1994 年 6 月至 7 月在岭南广东车八岭保护区（24 人/日，约 35 km² 范围内），仅发现一处新鲜的穿山甲洞穴。然而历史上岭南曾是我国穿山甲资源数量最丰富的地区之一。最近的调查结果表明，2000 年广东省穿山甲的资源量仅为 8 409~20 136 头。范志勇报道，浙江省近年估计穿山甲资源量不超过 1 万头，广西有 1 180~3 550 头，西南、华中和华南的一些地区也残存一些。据国家林业局《中国重点陆生野生动物资源调查》（2009）显示目前我国穿山甲资源的蕴藏量约为 6.4 万头，远远低于 20 万头的年需求量。刘振河认为福建、广东、广西等原有的穿山甲产区，至少一半以上已极为罕见或濒临绝迹。事实上，世界上 7 种穿山甲的资源数量均有不同程度的下降，以中国穿山甲、印度鲮鲤、南洋鲮鲤、短尾鲮鲤下降最为严重。所有这些事实均表明我国野生穿山甲的资源数量已大大下降。国家林业局的普查结果表明，它的生态密度只有 0.001 134~0.056 头/km²，如此低的种群密度，很难保证雌雄有交配机会。因此，中国穿山甲潜在的绝灭危险非常大。

（二）熊

熊属于食肉目 Carnivora 熊科 Ursidae 杂食性大型哺乳动物，我国有 3 种：马来熊 Helarctos malayanus（Raffles）、棕熊 Ursus arctos Linnaeus、亚洲黑熊 Selenarctos thibetanus Cuvier。黑熊的干燥胆囊及其内容物属于传统中药材熊胆，现常用人工熊胆粉。熊胆具有清热解毒、凉心平肝之功效，多用于治疗恶疮、痔漏、目赤翳障、黄疸等病症。据马逸清等估计我国有黑熊 17 458~19 548 只；赵文双等报道辽宁省黑熊种群数量总计 347 只；刘务林等报道西藏黑熊有 7 031 只。据国家林业局《中国重点陆生野生动物资源调查》（2009）数据显示，全国约有黑熊 2.8 万只。目前黑熊人工养殖条件较为成熟，已发布国家标准《野生动物饲养管理技术规程：黑熊》，从场址选择、场区布局、主要设施、营养需求、饲料种类、饲料加工、饮水、饲养日常管理、幼熊饲养管理、亚成体熊饲养管理、成年熊饲养管理、种熊选择、选配方案、配种期管理、妊娠期管理、产仔哺乳期管理、人工育幼、饲养场人员要求如兽医、技术员、饲养员、着装、健康检查、人员安全管理、动物安全管理、卫生防疫要求、死亡个体处理、粪尿污水和垃圾处理、档案管理等方面细致进行了规定。据不完全统计，目前国内黑熊养殖数量已超过 1 万头。

（三）麝

麝香是常用名贵中药材和香料工业重要定香剂。麝香临床疗效显著，具有芳香开窍、醒脑提神、活血通络之功效。被广泛应用于热病神昏、中风痰厥、心绞痛、咽喉肿痛、血管神经性头痛及肿瘤等病症。麝属所有种（Moschus spp.）属偶蹄目，为亚洲特有物种，目前在我国主要分布于东北、西北和西南，具有极高生态、药用、工业和科研价值。《全国中药处方集》共载中成药处方 2 600 余种，其中有麝香配伍的近 300 种。每千克麝香的生产附加值可达 100 万元人民币左右，国际上天然麝香价格达到每千克 40 万人民币，高额利润导致了掠夺性猎捕野生麝行为，致使野生麝资源遭受毁灭性打击。我国曾是世界上麝资源最丰富的国家，麝资源量曾占世界总量的 70% 以上，麝香产量也曾占全世界产量的 90% 以上。20 世纪 60 年代我国有野生麝 250 万头左右，年产麝香约 2 000 千克。到 1999—2001 年，全国麝资源专项调查显示察数量为 6 万~7 万头，还不到 20 世纪 60 年代的 3%。原苏联 20 世纪 70 年代大约拥有麝 12 万头，到 90 年代仅剩下 6 万头左右。从麝驯养繁殖产业化进程的角度分析，全国麝养殖数量约为2500头，其中规模较大的康养殖场有四川养麝研究所（下建马尔康养麝场、金凤山养麝场、都江堰养麝场）、川西林业局养麝场、甘肃兴隆山保护区养麝场、上海崇明岛麝养殖场，除四川养麝研究所存栏数量超过1000头，其他多为几十头到几百头。据估计，我国每年需要麝香原料1000千克以上，按每头麝一年人工取香10~15克计，需要人工驯养繁殖麝10万头以上，远不能满足临床用药之需求。

（四）鹿

梅花鹿 Cervus nippon Temminck 为东亚特产，仅见于亚洲东部及其邻近岛屿。梅花鹿是由化石种新竹亚种 Cervus (Pseudaxis) sintikuensis Shikama 演化而来，新竹亚种于早更新世时，分布于华北及台湾地区，并在此期间演化成台湾亚种 Cervus nippon taevanus Blyth 及葛氏亚种 Cervus (Pseudaxis) grayi Zdansky。葛氏亚种随后由华北向南、北扩展形成我国除台湾亚种以外的现生各亚种。我国现生野生梅花鹿可分为6个亚种即台湾亚种 C. n. taevanus Blyth、山西亚种 C. n. grassianus Heade、华北亚种 C. n. mandarinus Milne-Edwards、东北亚种 C. n. hortulorum Swinhoe、华南亚种 C. n. kopschi、四川亚种 C. n. sinchuanicus Guo Chen et Wang。台湾亚种于1969年野外最后一次发现后再无记录，多认为在野外已绝灭，现仅在动物园还有人工饲养的种。山西亚种、华北亚种也已在野外绝灭。现存的东北亚种、华南亚种、四川亚种等3个梅花鹿亚种，种群数量共约1500多，其中东北亚种约350头、华南亚种约450头、四川亚种约800头。它们的分布区正在不断缩减，各种群正遭受来自各种不利因子的威胁，种群数量急剧减少，已处于濒危状态。

马鹿 Cervus elaphus Linnaeus 为分布较广的鹿科动物，全世界共有22个亚种，自然分布于整个亚欧大陆的寒温带或相对应的低纬度高山地区以及中亚到北非的广大地区。我国野生马鹿有8个亚种即东北亚种 C. e. xanthopygus、阿勒泰亚种 C. e. sibiricus、阿拉善亚种 C. e. alashanmicus、天山亚种 C. e. songaricuss、塔里木亚种 C. e. yarkandensis、甘肃亚种 C. e. kansuensis、西藏亚种 C. e. wallichi、川西亚种 C. e. macnerll。由于栖息地的破坏、过度捕猎、牲畜争食等多种原因，使得全国野生马鹿总量已由20世纪90年代初的20万头下降到13万。例如塔里木亚种在20世纪70年代末期尚有1.5万余头，90年代就下降至2000~3000头，到2004年更降至450头左右，已经低于理论最小种群500头的数量，其有效种群更小。过小的种群数量，在短期内会引起近交衰退，长期会产生遗传漂变，进而可导致该种群的灭绝。

可喜的是我国饲养鹿群数量很大，10年前全国约有30万，目前，我国养鹿存栏50万~60万头，其中梅花鹿占85%~90%，其余为马鹿。梅花鹿主要分布在辽宁、吉林、黑龙江等地。品种有双阳、西丰梅花鹿和长白山品系。马鹿主要分布在新疆，品种有天山、塔里木品种和清原品系。100头以上规模的养殖场约3500个，其中工商登记的养鹿企业1600多家。鹿茸产量每年100吨，其中花茸80吨、马茸20吨。

（五）赛加羚羊

羚羊角具有平肝息风、清热镇惊、解毒散瘀、清肝明目之功效。药用主要靠进口。截至2009年，全世界野生赛加羚羊 Saiga tatarica Linnaeus 约有5万只，相比10年前下降了约95%。我国新疆、甘肃曾是其重要分布区，分布于甘肃北部、新疆准噶尔盆地北缘和东部地区及阿拉山口地区和巴尔鲁克山西麓的山前平原。根据新疆20世纪三四十年代的羚羊角年收购量推算，年狩猎量为1.5万~2.5万只，如按10%的狩猎量计算，则资源储量为15万~25万只。由于过度捕猎，加之生存环境恶化，季节迁徙路线的人为阻断，导致资源迅速枯竭，物种濒危。据1972年调查仅在中哈、中蒙边境还有残存。从其生存状况分析，我国境内赛加羚羊种群的自然恢复已极其困难。亚洲中部为 Saiga 属的发生中心，到20世纪20年代，仅在原苏联生存约1000只；由于原苏联进行迁地保护、严格禁猎，其种群在40年间就恢复至 180 万只。其中大部分分布在哈萨克斯坦，其余分布在俄罗斯卡尔梅克、乌兹别克斯坦及塔吉克斯坦。为恢复这一种群，从 20 世纪 80 年代开始，我国从国外陆续引进 12 只赛加羚羊，由甘肃濒危野生动物繁育中心进行人工繁育、驯养研究，截至 2009 年，赛加羚羊存栏数已超过 50 只，这为世界赛加羚羊驯养基地建设奠定了良好基础，但目前尚未形成规模，还不能提供药用羚羊角。赛加羚羊被列入国家 I 级重点保护野生动物名录。

（六）玳瑁

玳瑁 *Eretmochelys imbricata*（Linnaeus）为名贵海洋药物，属爬行纲龟鳖目海龟科动物，我国福建、广东、海南岛、台湾等海域均有分布。其甲片具有清热解毒、平肝定惊之功效，主治热病发狂、谵语惊痫、小儿惊厥、痘毒发斑、痈疽疮毒等病症。据 1988 在我国福建与广东调查资料，由于掠夺性地乱捕滥杀、滥挖龟卵，西沙群岛的玳瑁资源急剧减少，已经濒临绝灭危险。玳瑁已被列入国家 II 级重点保护野生动物名录，在广东省惠州市已建有保护玳瑁、绿蠵龟等海龟和其他物种的惠东港口海龟自然保护区。

其他如蛇类药材、鳖甲、蜈蚣、蟾酥、哈蟆油等自然产量低下，属紧俏动物类药材，其原动物资源必须加以保护和合理地利用。珍稀濒危野生药用动物濒临绝灭的原因主要是森林大面积地消失，生态失去平衡，给野生动物生存、繁衍带来了灾难性的后果。人类活动范围的日益扩大相对自然环境保护相对落后，是破坏野生动物资源的一个重要原因，而人类对野生动物盲目地、大量地猎杀是野生动物资源蕴藏量剧减的直接因素。

第二节　药用动物资源与利用面临的问题

随着动物药临床应用的不断扩大，目前药用动物资源应用与研究中也面临严重的问题。如上所述，一些珍稀野生药用动物已濒于绝迹。国际社会对我国使用动物类中药高度关注，严重制约了含有动物类药材的中药出口。

目前在我国已能成功进行养殖的药用动物包括梅花鹿、熊类、蛇类、海马、珍珠贝类、蝎、蜈蚣、中国林蛙、鳖甲类、地鳖、乌鳢、斑鳢、泥鳅、黄鳝、蜜蜂、乌鸡、鹌鹑、宽体金线蛭、鼠类、蚯蚓等。养殖成功实例主要包括环节动物宽体金线蛭；软体类动物牡蛎；节肢动物少棘蜈蚣、蝎、地鳖等；鱼类动物海马；两栖类动物中国林蛙；爬行类动物乌梢蛇；鸟类动物乌骨鸡；哺乳类动物复齿鼯鼠、灵猫、林麝、梅花鹿、黑熊等。目前已有商品动物药材供给市场，但目前的大规模养殖品种主要分为昆虫类，如地鳖、蚯蚓等；食用类，如驴、鲍鱼、黄牛等，以及具有其他经济价值的动物，如珍珠蚌等，仅有少数品种养殖目的为单一药用。我国虽然建立了专门的药用动物养殖场及科研中心，但大多数品种养殖技术并未取得突破性进展，总体上无法达到大规模集约化养殖标准。

一、野生药用动物资源短缺

动物药材虽有较高的医疗价值，又为广大人民群众所喜用，但由于重视不够，很多领域没有得到开发，一些珍贵稀有的药用动物滥捕滥杀，造成野生药用动物资源破坏。然而缺乏计划不加节制地滥采滥伐、肆意捕杀导致了野生动物资源的急剧减少，再加上耕地面积的增加、环境恶化导致的野生药用动物的栖息地面积不断缩减，使得许多野生药用动物蕴藏量急剧减少，甚至濒临灭绝。我国多数药用野生动物资源面临日益减少的态势。近年来，由于各级政府的高度重视，情况有明显好转，但没有大量的、可持续利用的野生动物药材已成为我国中医药发展的一个制约因素。随着自然环境的日益恶化，开展药用动物的人工养殖刻不容缓。我国自古以来就有食用和药用野生动物的传统，社会文化背景中的保护濒危野生动物思想并未占据主流，食用和药用至今仍是野生动物消费的主要方式，这使得野生药用动物的保护形势十分严峻。虽然为保护珍贵、濒危野生动物，合理利用野生动物资源，国家进行了相关政策的制定、发布与实施，为严厉打击猎杀、倒卖珍贵濒危野生药用动物的犯罪活动，保护野生动物资源做出了积极的贡献。但我国野生濒危药用动物的保护与可持续利用立法庞杂，专门立法位阶较低，监管环节众多，行政机构权责划分复杂，多头保护没有形成多重保护，反而因为立法及行政机构权责混乱造成监管真空、执法不力。这使得野生药用动物资源的可持续发展仍然任重而道远。与此同时，人工养殖标准的缺失从另一方面也拖延了药用动物资源的可持续发展进程。

二、养殖方式落后，缺乏行业标准

虽然我国的药用动物养殖品种很多，但繁育方法仍较为原始。比如，麋鹿现在仍处于原生态养殖模式，贝类海洋药用动物沿用仿生态养殖模式，中国林蛙属于半生态养殖模式，梅花鹿处于圈养养殖模式，蛇类仍是圈养模式等。现有养殖模式科技含量不高，繁殖效率低，亟需采用现代技术按照标准化养殖规程进行改进。我国药用养殖业缺乏统一的部署和组织，规划布局不够合理，在养殖生产的过程中，以经验为主，缺乏科学统一的操作。2020 版《国家药典》收载的药用动物中仅有 16 个有繁育方面标准。可见，药用动物饲养规范化程度较低。

目前制定药用动物繁育饲养标准还存在以下困难：药用动物繁育与畜牧水产业交叉生产，按照畜牧产品或者水产品要求进行生产，有可能造成有交叉生产的动物药材饲养标准与中医药的结合不足的问题；药用动物饲养与动物福利与传统药材提取方法之间存在矛盾；生物安全难以保障；缺乏可引用药用动物标准、规范文件。

三、动物药材鉴别存在困难

由于动物药材中多来源品种较多，且通常以粉末、中成药等形式入药，给动物药材的品质鉴定带来了极大的困难。过去传统的中药鉴定技术，主要是依靠经验进行外部鉴别无法做到准确无误，而先进的鉴定技术又存在参与单位较少、数据共享不足、实际应用不够、研究品种局限等问题。如近几年国内动物药材的 DNA 分子鉴定报道较多，但研究的品种较少，只集中在蛇类、鹿类，以及鸡内金、海马、龟甲等少数品种，而对于其他常用的品种研究不多。

第三节　药用动物资源可持续发展建议

一、管理保障战略

（一）完善相关政策、法规和制度，加强执法体系建设

针对我国中医中药资源的分布以及药材产量的分布情况，研究促进自然保护区周边社区环境友好产

业发展政策，探索促进野生药用动物资源保护与可持续利用的激励政策。研究制订加强药用动物资源获取与惠益共享、传统知识保护、生物安全和外来入侵物种等管理的法规、制度，适时调整重点保护的野生药用动物名录。完善中药资源管理协作机制，充分发挥中医药部际联席会议的作用。各级地方政府应针对本地区药用动物资源的特点制定相关规章制度，将野生药用动物资源特别是珍稀濒危药用动物作为一种国有资产，同其他国有资产一样用法律手段进行有效保护和利用。加强国家和地方有关药用动物资源法律法规的执法体系建设。

（二）加强和规范药材市场管理

引导药用动物资源的合理开发和可持续利用。政府各有关部门应联合治理，严格并提高市场准入水平，坚决取缔收购、加工、销售国家保护动物类药材的不法商贩，打击假冒伪劣。建立珍稀濒危动物药材产供销数据库与预测方法一体化的信息预测系统，使药材的采猎、养殖更具计划性。

（三）加强队伍建设，提高公众参与意识

从事药用动物资源学研究涉及的知识面较广，既要具备中医药学的基本理论、基本知识和基本技能，又要有动物学的系统知识、理论以及相关政策法规知识，目前这类复合交叉型人才很少。教育部门应给予积极支持，通过师范类、综合性高校与中医药院校联合培养双学士或学科交叉培养研究生来解决药用动物研究人才匮乏问题。充分利用电视、广播、报纸、杂志、网络等多种媒体，举办多种形式的讲座、培训，大力宣传有关政策、法律法规及野生动物保护对生态环境建设和实施可持续发展战略的重要意义，提高公众对濒危药用动物物种资源保护的意识。积极总结、推广药用动物资源管理和生产经验与技术成果，促进野生药用动物资源可持续发展。

（四）加大资金投入，建立保护基金

加大野生药用动物资源保护的资金投入，拨付专门经费开展重大科研项目，重点资助野生药用动物资源保护技术、资源再生技术、提高资源利用率等项目及宣传教育工作。

二、立体保护战略

（一）建立野生药用动物资源动态监测体系

野生药用动物资源的动态监测就是对野生药用动物资源的种类、数量、生态环境的变化和群落的演替规律，以及其他影响野生药用动物资源变化的各种因素作定期或长期观察和切合实际的综合统计与分析，及时预报野生药用动物资源的消长变化与市场、价格等因子的关系，为决策部门提供参考。第四次全国中药资源普查利用现代科学技术，建立健全野生药用动物资源动态监测网络、监测分支机构和监测网点，其主要职责是重点物种的年度监测，组织专门调查队伍，承担国家统一组织的定期资源普查，对野生药用动物的物种、分类、生态环境、药用部位、蕴藏量、年产量、年利用量、濒危状况等进行综合分析，评估其濒危程度，作为调整和编制野生药用动物资源保护名录的重要依据，修订出版《中国药用动物志》。

（二）实施就地保护工程

加强生态保护，建立野生药用动物自然保护区。生态环境是影响野生药用动物资源分布和质量的重要因素，生态环境一旦遭到破坏，药用动物的生存就会受到直接威胁。加大生态环境保护的力度是解决

药用动物资源的可持续利用的重要举措。在野生药用动物相对集中的一定地域建立药用动物自然保护区，在保护区内就地保存药用动物种质资源，如江西彭泽桃花岭梅花鹿保护区、广西弄岗蛤蚧保护区等。

（三）实施异地保护工程

以穿山甲、麝、鹿、蛤蚧、蛇类等国家重点保护珍稀濒危野生药用动物物种保护为核心，根据传统动物园、野生动物园的发展模式，建立集科学研究、宣传、旅游休闲、中医药文化为一体的综合性、保护性野生药用动物保育基地。

（四）实施再引进工程，发展和壮大濒危药用动物种群

再引进工程是保护、壮大极度濒危药用动物野生种群的重要手段。所谓再引进就是在某个物种曾经分布但现已绝灭的地域，再引进该物种的活体用于建立新的种群；或者是向某物种现存的极小的野生种群补充新的活体，以充实该野生种群并促进其发展壮大，后者又称再充实。目前，我国已成功实施麋鹿、赛加羚羊、野马等再引进工程；对华南虎和扬子鳄的保护管理工程属于再充实型的再引进。从某种意义上讲，在原产地放生被罚没的野生动物如大鲵、缅甸陆龟、穿山甲、蟒蛇等，也属于野生种群再充实活动。

三、开发利用战略

（一）大力开展药用动物基础生物学研究

开展野生药用动物尤其是珍稀濒危野生药用动物生态学、生物学习性、生理学、遗传特性等方面的研究，既可防止或延缓有关物种的绝灭，又可提高其生产性能，减少对野生种群的猎捕压力，更是野生变家养的关键，还可为实施再引进工程提供种源。研究内容包括其所处环境因子（包括生物和非生物）间的相互关系、药用动物机体功能以及一般生理特征如营养、生长、繁殖等。只有积累了丰富的基础研究数据，才能为野生药用动物的保护、驯养提供科学依据。

（二）加强野生变家养研究

在加强资源保护的同时，还要大力加强对资源紧缺野生药用动物物种的引种、驯养、繁殖和野生变家养的研究和技术推广工作。早在3 000多年前，我国就开始了对蜜蜂的利用，不少药用动物已从野生转为人工养殖。如人工养麝，活体取香；鹿的驯化和鹿茸的生产；蛤蚧、金钱白花蛇、全蝎、地鳖虫的人工养殖；人工养熊，活体引流胆汁等都已取得成功，并初步形成商品药材供应市场。这些为大力开展珍稀、濒危、市场需求量大的野生药用动物驯养繁殖提供了非常成功的经验。同时，对现有大规模养殖的药用动物基地，按照《中药材生产质量管理规范》（GAP）的要求加快改造，并对其生产的药材商品给予政策扶持和保护，以利于行业健康发展。

（三）积极开展替代品寻找和人工合成（培植）品研究

替代品和人工合成（培植）品是解决珍稀、濒危名贵动物药材的重要途径之一，经过科学工作者长期不懈的努力和辛勤工作取得了一定成果。在替代品研究方面，水牛角浓缩粉代犀角，塞隆骨代虎骨、豹骨代虎骨、猪蹄甲代穿山甲、普通羊角代羚羊角，灵猫香的培植和生产等均有所成果；在人工合成品研究方面，除人工牛黄早已上市外，近年来，人工麝香、人工虎骨粉也相继上市；在人工培植品方

面，人工体外培育牛黄、河蚌的人工培育珍珠等都已取得成功。标志着我国在保护与开发利用名贵药用动物资源研究取得了新的突破。

（四）鼓励利用现代生物技术开发新药源

利用现代生物技术开发新药源是指结合基因工程、酶工程、发酵工程、细胞工程和蛋白质工程等技术以及其他基础学科的原理，获得具有优良品质和遗传性状的药用动物品系。目前，现代生物技术在医药领域的应用，如基因工程药物、胰岛素、干扰素以及重组水蛭素等都产生了巨大的经济效益，但是在中药资源尤其是药用动物资源方面刚刚起步。利用细胞工程技术，采集活组织或细胞进行组织培养、细胞培养，从其中间代谢产物或培养液中诱生或分离具有生理活性的物质，以扩大药源，发现新药，进而达到保护、合理利用濒危野生药用动物的目的，如麝香、蟾酥等。对于濒危药用动物的优良生产基因，可利用基因工程技术研制转基因动物，定向生产重要的生物活性物质和改造天然活性成分，使转基因动物成为中药活性成分的活体工厂即"动物药品工厂"。已经从动物药材中分离出鹿茸多肽、脑啡肽、β-内啡肽等物质。然而动物药材中存在的活性蛋白质、肽类含量通常较低，难以实现大批量生产，且成本非常高，而通过蛋白质（多肽）工程技术则可以实现。利用蛋白质（多肽）工程技术对有控制的基因修饰和基因合成，对现有蛋白质加以定向改造、设计、构建，从而大量表达目标蛋白质（多肽），经过分离纯化，最终生产出性能优良、符合人类社会需要的新型蛋白质，实现目标蛋白质（多肽）规模化生产。当前，应着重开展具有抗凝、抗血栓、抗肿瘤、性激素样等作用的动物药材中蛋白质（多肽）基础研究，如水蛭素、蚯蚓溶栓酶、蛤蚧多肽、蜂毒、蜈蚣多肽、鹿茸多肽、海马多肽、蛇毒等。

（五）继续开展动物药材药效物质基础研究和品质评价

之所以动物的全体或某一部分或分泌物或生理及病理产物能入药，主要是其中具有药效作用的物质基础。在蚯蚓、蟾酥、蛇毒、斑蝥、水蛭、麝香、牛黄、熊胆等药效物质研究方面取得了一些成果，并开发研制成功新的制剂应用于临床，取得了满意的效果。如斑蝥素能抑制癌细胞蛋白质生物合成及DNA、RNA的合成，从而抑制癌细胞的分裂和生长。但同一药用动物、同一物质基础的药效也不尽相同，如斑蝥素同时也是一种堕胎剂，试验证明其能显著抑制黄体生成素生成，降低小白鼠怀孕率，增高畸胎率。目前，尚有许多动物药材其作用物质基础不明确，有效性、安全性实验资料也缺乏，制约了药用动物资源的进一步开发利用，也影响了人工合成（培植）品的研发。

利用DNA条形码（DNA-Barcoding）、DNA指纹图谱（DNA fingerprinting）、随机引物扩增多态性（randomamplified polymorphic DNA，RAPD）、限制性内切酶酶切片段长度多态性（restrict fragment length polymorphism，RFLP）等现代生物技术，以药用动物线粒体细胞色素C氧化酶亚单元Ⅰ（Mitochondrial cytochrome C oxidase subunit Ⅰ，mt CO Ⅰ）基因为标识，重点开展我国常用药用动物DNA条形码等品质评价研究，以多来源动物药材为研究重点如虻虫、斑蝥、地龙、蛤蚧、金钱白花蛇等，为鉴别不同类别的动物药材提供准确、灵敏、快捷的方法与技术，从而保障中药材质量。

（六）着重开展药用动物生物信息学研究

基因资源是一种有限的战略资源，从种质资源中分离出来的基因或者用种质资源育成的品种具有自主知识产权。根据已有的资料，截至2010年10月底，世界范围内对药用动物基因的研究还十分有限。其研究内容主要涉及包括基因组DNA、cDNA、药用蛋白基因克隆与表达等不同层次。涉及的主要药用动物有蛤蚧、鹿、麝、东亚钳蝎、穿山甲等。

总之，要保证我国中药产业与资源环境、社会经济协调发展，必须适时实施我国药用动物资源"三位一体"可持续发展战略，建立我国药用动物资源可持续发展体系。从资源的科学利用、合理开发和有效保护等方面开展深入系统的研究，从而达到有效保护药用动物资源生物多样性的目标，进而保障药用动物资源可持续发展。

第四节 药用动物资源调查

基于以上现状及发展建议，为摸清我国药用动物资源家底，2020 年已开展全国药用动物资源调查工作。

一、历史调查情况

此前全国药用动物资源调查仅系统性开展过一次。1972 年在卫生部的支持下，以原中医研究院中药研究所（现中国中医科学院中药研究所、中药资源中心）和长春中医学院（现长春中医药大学）为主持单位，以原中国科学院动物研究所、中国科学院海洋研究所、南开大学生物系、内蒙古大学生物系、中国科学院西北高原生物研究所、陕西秦岭生物资源考察队和中国人民解放军后勤部兽医大学为参加单位，组成了我国北方药用动物暨动物药材资源调查协作组。对秦岭—长江以北的 12 个省（自治区、直辖市），开展了系统的调查研究。包括药用动物的种类、分布、数量、各地药材收购部门 5 ~ 10 年的业务情况，各基层卫生部门（医院、诊所）及民间使用情况，各养殖场情况。编写出版了《中国药用动物志》第一册（1979），天津科学技术出版社出版。1978 年以原中医研究院中药研究所、长春中医学院和四川省中药研究所为主持单位，以原浙江中医学院、广西中医学院、沈阳药学院、东北师范大学生物系、中国科学院昆明动物研究所、广东省昆虫研究所为参加单位，组成了我国南方药用动物暨动物药材资源调查协作组。对我国秦岭—长江以南诸省（自治区、直辖市），开展了系统的调查研究，调查的内容及方法，与北方协作组基本相同，工作于 1981 年完成。编写出版了《中国药用动物志》第二册（1984）。这两次调查构成了唯一一次全国性药用动物暨动物药材资源调查。

1984—1989 年，根据国务院 1982 年第四次常务会议决定，由中国药材公司和全国中药资源普查办公室具体组织实施的"全国中药资源普查"，由国家医药管理局、卫生部、农业部、林业部、外经贸部、中科院、国家统计局、中国药材公司共同完成。共组织了 4 万名技术人员参加，通过 5 年的实地调查，查清全国有药用动物 1 581 种，编写出版了《中国中药资源志要》（1994）。

我国地大物博，国土东西南北跨度较大，不同的区域以及自然环境状态使得国内中药资源的种类分布较为丰富，但是由于地域的差异，导致许多药材的区域分布较为不均。药材资源的分布呈现区域、节气上的不均衡性，药材种类分布上总体呈现由东北向西南逐渐增多，存在部分稀有药材的管理漏洞和资源浪费监管不到位的情况，严重影响了中药资源的可持续发展情况，而在追求商业利益化的过程中大肆采挖药材进而使这些中药材陷入"越贵越挖、越挖越少、越少越贵"的恶性循环中，进一步加速了许多名贵中药材资源的匮乏速度。

二、现状调查开展情况

在《中药材保护和发展规划（2015—2020 年）》战略指导下，药用动物保护与开发利用得到了快速发展。但尚未建立比较完善的药用动物资源保护与利用体系，有关基础研究较为薄弱，特别是药用动物资源情况、生物学特性、养殖技术等几乎空缺，这对药用动物资源可持续利用、发展药用动物人工养殖、解决动物药材资源短缺问题极为不利。对药用动物资源进行系统调查研究，对于建立药用动物资源保护与利用体系，为中医药事业可持续发展提供技术支撑具有十分重要的意义。

三、动物药材生产及产地加工技术体系建设

基于以上现状及发展建议，逐步建立我国药用动物资源可持续发展体系，目前已开展动物药材生产及产地加工技术体系建设初步工作。

药用动物资源是中医药发展的重要战略储备资源。药用动物标准化规模养殖是现代中医药产业发展的必由之路。标准化生产及产地加工在规范动物药材生产、保障产品供给、提升质量安全水平、保护野生药用动物资源，促进现代中医药产业持续健康平稳发展具有重要意义。

国外早已颁布了畜牧养殖及水产养殖规范，建立起规范的动物养殖管理体制。近年来，随着全球经济一体化发展进程不断加快，WTO各个成员均不断完善其动物养殖标准体制。我国现有药用动物约2 341种（《中国药用动物志》，2013），随着全球经济一体化，中药材品种、安全等问题成为热点，动物药材用量少、疗效好等特点更受到广泛关注，但受制于野生资源有限未得到很好发展，极不利于中药产业和中医药事业可持续发展。

2016年12月25日，第十二届全国人民代表大会常务委员会第二十五次会议通过的《中医药法》中第二十一条规定"国家制定中药材种植养殖、采集、贮存和初加工的技术规范、标准，加强对中药材生产流通全过程的质量监督管理，保障中药材质量安全"。从法规上支持进一步完善中医药标准体系，强化中药材资源保护利用和规范种养。国民经济和社会发展第十三个五年规划纲要提出"加快中药标准化建设，提升中药产业水平"。国务院《中医药发展战略规划纲要（2016—2030年）》中指出完善中医药标准化体系。《中医药标准化中长期发展规划纲要（2011—2020年）》更加明确了发展目标，要求基本建立适应事业发展需要、结构比较合理的中医药标准体系。

为实现标准化的药用动物人工养殖，实现动物药材规范化生产，从源头把控动物药材、动物类中药饮片及含有动物性成分中药产品质量。2017年，中华中医药学会批准《动物药材生产及产地加工技术规程》团体标准立项。

（一）动物药材生产及产地加工技术标准体系基本框架

目前，我国动物药材生产缺乏统一部署和组织，规划布局不够，在养殖生产过程中，以经验为主，缺乏科学统一的技术操作规程。2015版《中国药典》一部收载的52种动物药材涉及的106种药用动物中仅有22种（除家畜家禽外）拥有现行选育、养殖相关标准，共211项，其中国家标准7项，行业标准11项（均为农业、水产生产标准），其余均为地方标准，其养殖目的多为食用，远远落后于同类型农业标准化进程。

在现行的211项动物养殖标准中，鹿（44项）、鳖（39项）、蜜蜂（33项）等3种主要产出农产品的动物占全部标准的半数以上，3种药用动物各自拥有2项国家标准，2项或以上行业标准，但均不是专门针对动物药材生产的标准，而其他动物药材如土鳖虫、水蛭、金钱白花蛇、全蝎、蟾酥等5种原动物仅有1项相关标准，九香虫、五倍子、乌梢蛇、地龙、虫白蜡、海龙、穿山甲、海螵蛸、桑螵蛸、羚羊角、斑蝥、蝉蜕、蕲蛇等13种则无相关标准。地方标准方面，吉林省23项、广西壮族自治区19种、山东省19种位居前3位，均以道地药材原动物标准为主，如吉林省的哈蟆油、鹿茸，广西的蛤蚧、水牛角，山东省的阿胶、蛤壳等，具有极强的地方特色。

迄今为止，我国尚未建立一系统完整且具有中医药特色、科学性和操作性强的动物药材生产及产地加工技术体系，更没有针对药用动物养殖管理条例和实施细则等，动物药材生产处于边缘地带。有关法

律规范未将药用动物作为特定对象进行管理，虽然已颁布实施《中华人民共和国药典》《中华人民共和国畜牧法》《中华人民共和国动物防疫法》和《中药材生产质量管理规范》，但实际工作中，主要针对常见畜牧品种或是植物类药材，对药用动物暨动物药材特性考虑不够；明确的管理部门缺失，行业管理和质量监督处于职能交叉或真空；市场不规范，市场流通的动物药材种源不清；交易无序，假冒伪劣动物药材以及损害消费者利益事件时有发生；随着野生动物资源保护形势日益严峻，药用动物科研及养殖进度滞后，现行标准缺失影响整个产业健康发展。

动物药材生产及产地加工技术标准体系的建立正是为了解决上述问题。推动药用动物人工养殖规范化、产业化进程，在保护野生动物资源的同时，从源头控制动物药材质量，保障临床效果，促进中医药事业可持续发展。

动物药材生产及产地加工技术标准体系旨在明确药用动物物种前提下，根据《中医药法》等相关法律法规，参照畜牧及水产养殖通用标准，联合全国有关科研院所、生产企业，在深入研究和实地调研基础上，根据优质动物药材标准化生产模型，见专图1-1，对常见药用动物的引种、驯化、养殖、繁育、饲养管理以及药材采收加工技术等关键点进行研究，形成特异性动物药材生产及产地加工技术规程，推动动物药材生产规范化进程，实现中药产业可持续发展。

2017年11月24日，中华中医药学会批准团体标准《动物药材生产及产地加工技术规程》立项，计划完成哈蟆油、蛤蚧、冬虫夏草、水蛭、蟾酥、蟾皮、干蟾、鹿茸、龟甲、鳖甲、熊胆、蜈蚣、土鳖虫、五倍子、僵蚕、麝香、蜂蜜等动物药材相关标准。项目组在中华中医药学会的大力支持下，2018年1月24日召开了项目启动会，2018年7月24日召开了项目中期研讨会。项目组对云南省、湖北省、广西壮族自治区、四川省、重庆市等地药用动物资源与人工养殖情况进行了现场调研，获得了宝贵的一手材料，体现了动物药材生产及产地加工技术标准体系的实践性和实用性，期待药用动物养殖水平升级换代。这一工作现已完成标准送审稿。

动物药材生产及产地加工技术标准体系包括基础标准、产品标准、工艺过程标准、安全标准、环境保护标准、管理标准、工作标准等。在标准研制、起草过程中，我们始终遵循完整性、统一性、科学性、实用性原则。完整性即标准内容组成应完整、配套，基本覆盖主要的动物药材生产领域；统一性即各项标准之间应尽量做到协调、统一；科学性即体系内标准应分类科学、层次清晰、结构合理，具有一定的可分解性和可扩展空间；实用性即标准应深入浅出，需深入研究以求研制的标准能够简单易行，便于推广应用。

根据我国药用动物生产现状，综合考虑动物药材的需求。目前，动物药材生产及产地加工技术标准体系中药用动物品种包括中国林蛙 Rana chensinensis David、大壁虎 Gekko gekko（Linnaeus）、冬虫蝙蝠蛾 hepialis armoricanus oberthür、日本医蛭 Hirudo nipponica（Whitman）、中华蟾蜍 Bufo gargarizans Cantor、宽体金线蛭 Whitmania pigra（Whitman）、马鹿 Cervus elaphus Linnaeus、梅花鹿 Cervus nippon Temminck、中华真地鳖 Eupolyphaga sinensis（Walker）、角倍蚜 schlechtendalia chinensis（Bell）、家蚕 Bombyx mori Linnaeus、林麝 Moschus berezovskii Flerov、东方蜜蜂中华亚种 Apis（Sigmatapis）cerana cerana Fabricius、东亚钳蝎 Buthus martensii Karsch、乌龟 Chinemys reevesii（Gray）、黑熊 Ursus thibetanus、少棘巨蜈蚣 Scolopendra subspinipesmutilans L. Koch、鳖 Trionyx sinensis 等数十种养殖技术较为成熟的药用动物，具体内容包括场址选择与功能区划、饲养投入品、饲养管理、繁殖管理、饲养场人员要求、安全管理、卫生防疫、采收、产地加工、包装、标识、贮藏、运输及档案管理等内容。

（二）发展重点

标准运行外部环境是实时变化的，标准体系必须适应环境条件和企业生产技术发展需要。构建标准体系应根据生产、市场急需优先的原则，需实行动态管理，及时跟踪相关国内外先进标准动态，在使用中进一步补充、完善。

1. 重视科研投入

国内各科研机构应积极投入力量开展有关基础研究，进一步开展标准制定、修订。结合国内同类标准研究进展与科研成果，采用现代先进技术，深入探索药用动物人工养殖、采集、加工各环节关键技术，鼓励提出新理论、新观点。理论引导实践，推进药用动物人工养殖产业化进程，实现中医药产业的可持续性发展。

2. 加强管理和机构建设

从相关行业的经验来看，我国畜牧业标准的管理体制自改革开放以来逐步完善，管理体系逐步健全。根据相关规定，畜牧业标准的管理部门为农业部畜牧业司，全国畜牧总站为技术支撑机构，全国畜牧业标准化技术委员会具体负责机构。同时，各省（自治区、直辖市）农牧业主管部门也都设立了相应的质量标准管理机构，有些省成立了畜牧业标准化技术委员会。这种结构既有利于明确责任，强化措施，也有利于统筹规划，理清行业发展思路，值得我们借鉴。

3. 推动标准化示范基地建设

"典型引路、示范带动"的渐进式道路，是加快推进动物药材规范化生产的有效途径。目前全国药用动物养殖规模较小，在相应道地产区试点基础上逐步扩大至全国，通过政策扶持、宣传培训、技术引导、示范带动，发挥规范化示范场在标准化生产、防疫条件管理、安全高效饲料推广、废物废污处理和产业化经营等方面的示范带动作用，全面推进标准化规模化生产进程是发展的必经之路。

4. 大力推进标准的推广和普及

组织力量开展药用动物人工养殖、药用动物保护和可持续利用的相关培训。每年召开 1~2 次药用动物人工养殖、药用动物保护和可持续利用的相关培训会议，对药用动物养殖要点、动物药材鉴别及动物药材生产及产地加工技术标准的使用进行宣讲，进一步扩大标准的实际应用能力，同时鼓励企业和科研、消费群体结合实际，对已完成标准提出修改意见，不断实现体系完善。

利用现有中药资源服务平台，线上结合线下，及时发布动物药材生产及产地加工技术标准相关信息。借助中医药学会、中药协会、中药联合会等多种平台发布标准，方便有需求者随时下载使用。

综上，动物药材生产及产地加工技术标准体系的建设要因地制宜，做到标准来源于实践，同时服务于实践，及时根据实际情况进行调整。只有按照标准内容切实做到监管常态化、养殖规模化、品种良种化、生产规范化、废污资源化才能从源头上保动物药材质量安全。

专题报告二 矿物药资源研究进展与展望

第一节 矿物药概况

矿物类中药（以下简称矿物药）是指在中医药理论指导下，可供药用的原矿物、矿物原料的加工品、动物或动物骨骼的化石。药用矿物资源是指在中医药临床应用中可作为制作中药原料的天然矿物，包括矿物、岩石、矿石、化石、有机物、土壤、矿泉水等，因以矿物资源为主，故统称药用矿物资源。药用矿物资源的研究与利用已有几千年的历史，矿物药是中医药不可缺少的重要组成部分，是我国各族人民在与疾病做斗争的过程中，经过无数次尝试、观察而积累的医疗实践和经验总结。矿物药的治疗范围涉及内、外、妇、儿、五官各科，通过内服或外用，发挥着清热理血、安神补益、利水渗湿、化痰止咳、收敛止血、平肝息风、消肿解毒、祛腐生肌和保健强身等药理作用，用于治疗和预防多种疾患，促进人体生长和发育，且临床疗效显著，极具特色。

一、矿物药的发现和应用历史

我国矿物药的发现和使用历史悠久，详见专表 2-1。早在商代甲骨文中就有关于朱砂使用的记载（据考证，墓葬中文物为公元前 1566—1120 年）。矿物药在古代典籍中均有收载，早在《山海经》中就收载了朱砂、砒霜等多种矿物药。《五十二病方》（公元前 168 年）收载 21 种矿物药，如雄黄、丹砂、长石、汞等。《神农本草经》收载矿物药 46 种，其中关于汞剂和砷剂较为详细的记载，并对其配伍法则、毒性大小、辨证用药原则有论述。《本草纲目》记载矿物 355 种，对含重金属传统药物的功效和毒性均有了更全面的记载与更深刻的认识。《中药大辞典》共收载矿物药 82 种。《中华本草》收载矿物药 114 种。2020 年版《中华人民共和国药典》（Ⅰ部）收录矿物药 25 种，且收载的传统中药制剂中约 7% 含有一种或多种重金属，如安宫牛黄丸、人参再造丸、补肾益脑丸、苏合香丸、七十味珍珠丸、冰硼散、小儿至宝丸等。此外，矿物药亦在我国民族药中占有相当比例，如维吾尔药中有 20 余种矿物药，约占 30%；藏药中有 50 余种矿物药，占 5%~10%；蒙药中有 50 余种矿物药，约占 12%。虽主要品种基本包括在中药品种中，但在少数民族地区，矿物药的临床使用率有时甚至超过中草药。我国最早的藏医药学名著中，《月王药诊》收载矿物药 37 种，《四部医典》收载含金、银、铜、铁、锡的矿物药 20 余种，《晶珠本草》对矿物药的分类、性味、功效的论述更为完善，收载矿物药 309 种。现今的《中华人民共和国药品质量标准》藏药第一册中有 43 个处方配伍了多种矿物类藏药组方，约占 21.5%。

二、矿物药品种

尽管我国矿产已达 3 000 多个品种，历史上作为药用的已达 200 多种，但目前只有部分矿物药见诸临床，矿物药的质量总体而言还存在较多问题。目前所涉及的有矿物药基础研究薄弱，药物来源、加工工艺、质量标准研究滞后，检验检测的技术水平偏低，缺少安全性研究数据，中药制剂中矿物药控制的标准数量少、覆盖面小，许多矿物药的药用价值尚待研究开发。

专表 2-1　各历史时期矿物药收录情况

年代	著作	收载矿物药种类
汉代	《神农本草经》	上、中、下三品，共 41 种
汉末	《名医别录》 《本草经集注》	新增矿物药 32 种，共 73 种
唐代	《新修本草》	新增矿物药 14 种，共 87 种
唐代	《本草拾遗》	104 种
明代	《本草纲目》	土金石部共 161 种，加土部和丹药，共 222 种
清代	《本草纲目拾遗》	新增矿物药 38 种，共 199 种
1985 年	《中药大辞典》	收录 82 种，临床常用 50~60 种（部颁标准、地方标准）
1999 年	《中华本草》	收录 114 种
2020 年	《中国药典》	收录 25 种

三、矿物药的临床应用

　　传统矿物药在临床上具有明确的疗效，积累了丰富的临床治疗经验。例如，朱砂及其制剂在临床上主要用于心悸易惊、失眠多梦、癫痫发狂、小儿惊风、视物昏花、口疮、喉痹和疮疡肿毒等；雄黄的临床主要功效为辟秽解毒、祛痰，有抗菌、抗溃疡、镇痉、抗惊厥、抗肿瘤、止痛、杀虫等药理作用；铅丹能直接杀灭细菌、寄生虫，并有制止黏液分泌的作用，外用可治疗痈疽疮毒、湿疹癣疥、口舌生疮、耳中流脓、阴部溃疡等。同时，与植物药配伍用药，可增强疗效，如芒硝配大黄，可增强泻下作用；石膏配知母，可增强解热作用；滑石配甘草，可增强利水渗湿作用等。此外，矿物药在外科、皮肤科外用的制剂也颇具特色，如白降丹、红升丹、炉甘石洗剂、枯痔散、复方扑粉、脚癣粉、硫黄软膏、白降汞软膏、冻疮膏、柳汞软膏等。在顽固性皮肤病方面，例如糖尿病肢端坏疽患者，伤口久溃不愈，使用一效膏外用效果显著。但总体上来说，使用数量和规模跟植物药和动物药相比都很有限。

　　现代药理学认为，矿物药中的重金属及有害元素，如铜、铅、汞、砷、镉等元素，对人的大脑、肾脏、肝脏均有潜在毒性，因此，此类矿物药的临床安全受到质疑，导致临床中医师对矿物药的使用持审慎态度。目前，矿物药在临床使用品种较少、临床地位堪忧。此外，作为矿产资源本身的不可再生性，矿物药面临被淘汰之危境。目前矿物药资源的基础研究与开发利用程度与植物药、动物药相比非常薄弱且受重视程度远远不够，导致矿物药的总体研究水平和资源产业化状况参差不齐。医药界对药用矿物的研究、资源开发、质量控制、剂型的确定和改革、临床药理研究等重视程度不够。因此，必须重视和加强矿物药及其矿物资源的研究。

　　矿物药也是非常珍贵的科学遗产，重视药用矿物的基础研究是当务之急。矿物药的资源问题是亟待深入研究的问题，应该引起我们药学工作者的高度重视。矿物药资源的研究，包括从地质资源观念去研究其区域分布的特点，地质成因的规律，地质条件控制的规律，地表地质条件的基本特征，地球化学的基本特征，矿物药资源分布的内在规律，矿物药开发、应用、发展、枯竭的规律，以及立足长远和全局观念，联合地矿部门科技工作者，对矿物药资源制定合理开发、合理利用、认真保护的方针和有利于药用矿物药发展的政策。因此，当前为弘扬祖国传统矿物药，我们应充分挖掘药用矿产资源的药用价值和潜在经济价值，深入开展矿物药的研究和精细化利用，保护药用矿物资源，使其服务于国民健康。

第二节　矿物药资源调研及成果简介

矿物药资源是中药资源不可缺少的重要组成部分，矿物药在传统中医药中疗效确切，独具特色和优势。矿物药资源的研究涉及中药学、地质学、化学、药理学等多个学科领域，研究难度较大，致使矿物药资源研究进展相对缓慢。新中国成立以来，通过一系列的整理、考证、规范和研究，在资源调查的基础上，编著出版了一系列矿物药专著。如《中国矿物药》《药用矿物》《矿物药与丹药》等等，而《中华本草》矿物药卷则成为矿物药方面最具权威的工具书。

一、矿物药资源调研文献整理

地质学家王嘉荫将《本草纲目》正文和集解中有关矿物、岩石等 127 种，以原书次序分为"水部""土部""金石部"，摘要录出，每种介绍其有关史料记录，部分详述其形态、性质、医用、产地、识辨及标志等。同时还充分评价了这本医药经典在地质矿物学上的意义，于 1957 年由科学出版社出版了《本草纲目的矿物史料》。

李大经等编著的《中国矿物药》是中国第一部矿物药专著，由地质出版社于 1988 年出版发行，并且已翻译成英文、俄文等出版。全书分总论与分论两部分，总论部分从矿物药研究的主要内容、分类、成因及其成分特征、加工与炮制、治病物质基础研究、鉴定方法及样品来源等多方面进行介绍和研究，分论中记述了 70 种矿物药及 4 种矿物制剂等。此书根据矿物药的来源、加工方法及所用原料性质等不同，重新确定矿物药的分类、品种及其组分；着重研讨了 54 味原矿物药、16 味矿物制品药与 4 味矿物药制剂的鉴别、可溶性、炮制和应用等；并结合古今文献资料对矿物药治病的物质基础进行相应的论述；并采用性状特征鉴定法、显微镜鉴定法、X 射线分析技术、热分析法等多种方法；列举了具有典型意义的样品实测数据与图表，全书附表共 174 个，图 200 余幅。《中国矿物药》是作者长期从事中药学、中药炮制学、地矿学教学和科研研究工作的成果，并将中医药学与矿物学进行结合，经整理提高而成，其内容和方法学均有创新和较高的参考价值。该专著对中医药的发展做出了巨大贡献，为矿物药的发展奠定了基础，也为矿物药临床应用提供了重要参考。

中药学专家高天爱对于矿物药及微量元素有深入研究，于 1997 年主编并出版了《矿物药及其应用》。该书简述了矿物药研究近况、存在的问题、矿物药特点、分类、加工炮制、鉴别依据与取样鉴定法，较详细地阐述了矿物药外表特征鉴定法和理化鉴定法，并对 111 种矿物药的正名、本草考证、别名、蒙藏药名、原矿物、来源、性状、鉴别、检查、化学成分、产状与分布、炮制、药理、毒理、性味与归经、功能与主治、用法与用量、使用注意等做了详细介绍。在附注项下重点介绍新中国成立以来品种真伪鉴别、易混淆品的区别以及炮制研究的概况。且该书为了便于读者对矿物药鉴别术语的理解，特在附录部分增加了矿物、岩石、矿床学有关名词简释。该著作是从事矿物药资源研究的重要参考书。

随着对矿物药研究的逐步深入和发展，研究矿物药的发展史及每味药的演化史成为一个重要课题，《矿物药的沿革与演变》由此思路设计而编著。随着用药历史的发展，部分药品种发生了变化，有的增加了新的基原，也有些貌似实异的品种讹传为真品，还有的是因为地区用药习惯不同而发生了品种变异等。王水潮等针对这些问题，结合青海高原具有极其丰富的矿物药资源的特点，经多年的实地考察，在查阅大量资料的基础上，凭借实际工作中的经验，撰写了该书，概述了矿物药的发展、演化、鉴别、炮制等内容。重点介绍了 64 种矿物药的演化，并按基原、性状、炮制、性味归经、功能主治、品种讨论、应用等方面作了较详细的论述。

滕佳林本着忠实古籍原著的精神，从古代本草文献中摘录与矿物药临床应用密切相关的原文，对 91 种矿物药进行了分类整理，编著了《本草古籍矿物药应用考》，于 2008 年由人民卫生出版社出版。该书内容涉及药性、功效、主治、配伍、禁忌、附方等，并加以综述和按语，以便帮助读者了解常用矿物药的性能与效用特点。

《中国矿物药图鉴》和《矿物药真伪图鉴及应用》是近 50 年来不可多得的收载有矿物药图片的参考书籍。杨松年编著的《中国矿物药图鉴》，于 1990 由上海科学技术文献出版社出版，是我国首部矿物药图鉴专著。该书附 142 幅矿物药彩色图照，介绍了近百种矿物药的性状鉴别特征、加工炮制、成分、药理、功用等特征，反映了中医药和矿物学相结合进行矿物药研究的新成果。高天爱等学者编著的《矿物药真伪图鉴及应用》，于 2014 年由山西科学技术出版社出版。该书收载矿物药 231 种，其中 166 种有标准收载，其余 65 种为中华本草和中国藏药收载品种，附自拍内容丰富、真实清晰、特征明确的彩色图片 570 余幅。该书参考了历年出版的中国药典、卫生部药品标准及炮制规范 90 余册，广泛收集中药志等 70 余册专著和 30 余种文献杂志，是一部实用性很强且比较全面的矿物药鉴定工具书，为中药生产、经营、临床使用、检验、管理、教学、科研提供准确的、极具学术价值的参考。

在矿物药的主要成分及有效成分方面，我国学者也做了有益的研究。赵中杰编著的《矿物药分析》，包括矿物药的定性鉴别、含量测定和杂质检查等 3 个主要内容。介绍了矿物药及其分析的一般问题，详细叙述分析试样的制备方法，分别讨论了砷、汞、铅、铜、铁、钙、硅、硫、氯类药及其他矿物药的试样分解、定性鉴别、含量测定的原理和方法，讨论了矿物药中微量元素的比色分析法，同时还介绍了中成药中若干重要无机成分的分析。分析方法简便可靠，并附有大量常量分析和光谱分析的实测数据。林瑞超编著的《矿物药检测技术与质量控制》，于 2013 年科学出版社出版。全书介绍了应用于矿物药分析的现代检测技术和对矿物药检测技术及质量控制的研究。在矿物药检测技术及质量控制的各论中，首先重点介绍了各类矿物药的研究历史及本草考证情况，其次介绍了如何采用先进的分析技术，进行矿物药基原鉴定、全元素分析、毒性元素的检测及质量安全控制，最后是矿物药炮制工艺的优化、炮制品的减毒试验及质量安全控制等，且专门介绍了对朱砂和雄黄的毒理研究。

矿物药资源调查大多都是地质学家完成的，由医药管理部门及医药工作者开展的矿物药资源方面的研究甚少。现将矿物药调查及成果整理如下。

1980—1982 年，谢崇源等学者对广西各地、市、县矿物药资源进行了调查。本次调查由广西中医学院组织进行，谢崇源等参与完成了广西矿物药调查报告，并在《广西中医药杂志》上发表。通过调查，共采到 80 多种矿物药，初步摸清了广西矿物药的种类、分布、资源概况及某些矿物药的产销情况。在此基础上，系统整理出了 55 种矿物药资料，总计汞类药 4 种、砷类药 3 种、铅类药 4 种、铁类药 9 种、铜类药 2 种、铝类药 4 种、钙类药 11 种、钠类药 4 种、硅类药 5 种、其他药 9 种。通过调查，比较系统地掌握了广西矿物药的种类、分布和资源概况，发现了在药材产销和使用等方面存在的问题。并建议有关方面进一步重视矿物药的发掘和利用，为医药部门、医务人员和广大群众提供有关资料，充分而合理地利用本地资源。

1987 年，白学让等在陕西省高教局科学基金资助下，对本省药用矿物资源展开广泛调研，编绘出了陕西省药用矿物分布图。调研结果表明，陕西省具备药用矿物产出的有利地质环境，尤其是秦巴山区药用矿物资源相当丰富，如当时中药材部门常用的和经营的药用矿物约 50 多种，在陕西省基本上都有所分布。对所收集到的 57 件样品，借助现代矿物学的测试手段，系统地进行了显微镜下薄片（光片）

鉴定、常量成分化学分析、微量元素光谱分析、X 射线粉晶衍射分析、红外光谱分析、差热分析以及物性测试，积累了比较完整的资料。发表了论文《陕西省药用矿物资源》。

1990 年，上海自然博物馆杨松年等学者，对吉林、贵州、湖北、河南等地的矿物药进行了文献调研。结果显示吉林省产出的常用药用矿物有 34 种，不常用的达 20 余种；贵州省的药用矿物在中药学中占有一定的地位，当时常用、经营的 50 多种矿物药，该省就产 45 种，其中有些已探明储量，有些是矿点；湖北省现产药用矿物 44 种，其中已探明储量、省内自给有余的有 10 种，已探明储量能满足省内需要的有 11 种，不能满足省内需要的有 6 种，未探明储量的有 6 种，尚缺 12 种，当时年产药用矿物最高达 80 吨左右；同期河南地质博物馆通过整理研究发现，河南省药用矿物资源蕴藏丰富，品种繁多，有药用矿物 170 多种，其中常用的有 44 种，河南省药用矿物易开采，运输方便，经济效益十分可观。

1992 年，地质专家周天驹以矿物的化学成分分类为依据，对河南省主要原生药用矿物资源类型、品种、分布及其药用功效归纳论述。将河南省主要的原生药用矿物资源划分为 10 大类 33 个品种，对其分布与药用功能进行了论述。针对开发利用现状所存在的问题，提出了重视资源优势的发挥、加强资源调查及开发利用的组织与管理、加快资源开发速度、提高资源利用率等措施与对策。发表了论文《河南省原生药用矿物资源及其开利用》。

1995 年，韩军青等对山西省矿物药进行了文献调研，将山西省药用矿物划分为 4 个大类 31 个品种，对其分布与药用功效进行了系统论述。针对开发利用现状及存在问题，提出了发挥山西省药用矿物资源优势，提高资源利用效益的措施与对策。当时发现有矿种 84 种，探明具有一定储量的有 44 种，产地 610 处。其中药用矿物资源丰富，具有良好的开发前景。发表了论文《山西省药用矿物资源及其开发利用》。

1996 年，江苏省地质矿产厅钟启宝对江苏省药用矿物资源进行了文献综述。江苏地质工作历史悠久，研究程度较高，全省当时已发现矿种 100 余种，约有 50% 的矿种已得到开发利用，广泛应用于工业，有 36 种矿产的保有储量在全国排列前 10 位。江苏药用矿物种类多，如矿物类有岩盐、石膏、石英、方解石、自然铜、金、银、铁、孔雀石、蓝铜矿、阳起石、白云母、滑石、天然碱、萤石、玛瑙等；岩石类有花岗岩类、浮石、白奎土、石灰岩、黄土、石钟乳、石笋、姜结核、粉砂、细砂岩、膨润土、含纹石大理岩、绿泥云母片岩、云母片岩等。简述了江苏部分优势药用矿物的地质特征，发表了论文《江苏药用矿物资源初探》。

1996—1998 年，曹成等学者通过对以往河北省地质矿产调查资料的整理和部分野外实地考察，初步查明具有药用价值的矿物有 65 种，药品工业矿物资源 7 种。通过初步调查和研究，发现河北矿物药资源潜力很大。河北省地处华北地区，在漫长的地质历史演化中，经过地壳的构造运动、岩浆侵入、火山喷发、江河湖海的沉积，形成了丰富而多种多样的矿产资源。本次研究发表了论文《河北省药用矿物资源概况及其初步研究》，将河北资源概况列出，产地精确到县，对产状、资源量进行了简述。

2003 年，张雅聪等对甘肃省矿物药资源进行了调查。甘肃省境内地域辽阔，地形复杂，在地理位置上跨越多个构造单元，经历了多次构造运动以后，形成了现今独特的地质构造，孕育了丰富的矿产资源。甘肃省矿产品种齐全、类型多、藏量丰富，部分品种藏量居全国前列。已探明的矿种有 60 余种，已开发利用的有 30 多种。就常用的矿物药资源，本省均有出产。甘肃省矿物药资源以矿物中所含主要化合物的阳离子种类为依据，分为汞化合物类、铁化合物类、铅化合物类、铜化合物类等。并对甘肃省矿物资源进行了产地分布、储藏量的总结。发表了论文《甘肃省矿物药资源调查》。

2004 年，李宪洲等学者对长白山地区雄黄、雌黄、寒水石、理石、朱砂、金精石、金礞石、赤石脂、白石脂、浮石、滑石、无名异、花蕊石、鹅管石、代赭石共 16 种天然药用矿物的产出地点及地质产状进行了归纳，并提出了进行系统性评价的建议。发表了论文《开展长白山地区天然矿物药科学评价的意义》。

2013 年，刘圣金等学者对江苏地区非金属矿产资源分析表明江苏生产的矿物药资源主要有高岭土、石膏、石英、芒硝、岩盐、白云岩、蛇纹岩等。如苏州高岭土的开采已经有 50 多年，并保持了一定的开发规模，是国内重要的高岭土产业基地。同时较系统地对有史以来江苏分布的药用矿物资源进行了梳理和实地考察。结果表明，历史上江苏是矿物药资源丰富的省份，多达近 50 种，常见的药用矿物资源有芒硝（玄明粉）、滑石、花蕊石、紫石英、赤石脂、白石英、磁石、自然铜、青礞石、禹余粮、石膏、硫磺、赭石、云母石等。本次调研工作整理发表了论文《江苏省矿物药资源的生产应用历史及现状调查分析与发展建议》。

2017—2018 年，高翠芳等学者采用样地调查、走访调查与资料考证相结合的方法对甘肃省西南部玛曲县矿物资源进行了调查，结果发现藏药药用矿物 18 种，主要代表品种有石灰、白石英、密陀僧、雌黄、水银、石灰华、金矿石等。属于全国普查的重点品种的有 6 种，即方解石、代赭石、雄黄、石膏、朱砂、磁石等。走访药材交易市场和医院发现，几乎没有矿物药流通和临床应用，基层矿物药使用情况堪忧。

二、矿物药资源调研

在矿物药资源调研方面，值得参考的著作有《中国矿物志》《中国中药资源》丛书，在此做简要介绍。

由于我国幅员辽阔，矿物丰富多彩。新中国成立后，随着地质事业的发展，积累了丰富的矿物学资料。系统整理我国矿物的种类、特征及分布规律，既是一项地质科学的基础工作，又是国民经济建设中矿产综合利用和提供新的矿物原料的重要途径。在此背景下，《中国矿物志》的编著工作，进一步加强我国矿物学研究，提高测试水平，丰富世界矿物宝库，发掘我国矿产资源。《中国矿物志》编著单位主要有中国地质科学院各有关所、中国地质博物馆、地质出版社、地矿部各省局及研究所、地质院校，中国科学院地质研究所、贵阳地球化学研究所、青海盐湖研究所等，冶金部有关单位（天津地质研究院、中南工业大学等），中国有色金属总公司（北京地质研究所、桂林地质研究院），黄金指挥部，能源部核工业地质研究院，国家建材局地质勘探公司研究所及全国各有关大专院校等。该专著按系统矿物学分类，还包括分区分类矿物志（区域矿物志、矿床矿物志、重砂矿物志和矿种矿物志等）。《中国矿物志》第四卷"卤化物矿物"一书收集编入了我国 80 余个产地已发现的 21 种矿物。本书分产地阐述了每种矿物的结晶形态、晶体结构、物理性质、光学性质、化学成分、产出条件和用途。运用常规方法和近代矿物物理方法对大部分矿物进行了系统研究，为地质、采矿、冶金和尖端技术部门等有关专业工作者、科研人员和大专院校师生，提供了丰富的矿物学资料。

"中国中药资源"丛书是 1995 年由中药材公司编著，科学出版社出版。根据 1982 年国务院第 45 次常务会议决定，1983 年开始全国中药资源普查，这是中华人民共和国成立以来规模最大的一次中药资源普查，国家和地方各级政府以及医药等有关部门投入了大量的人力和财力。通过此次普查，取得了大量的第一手资料。科学地总结、整理这些宝贵资料，既是普查成果推广应用的需要，也是服务于中医中药事业和我国现代化建设的需要。中国药材公司（全国中药资源普查办公室）组织有关方面的专家和技术人员，在整理普查资料的基础上，编写（绘）的这套中国中药资源丛书，极大地丰富了中药学宝库，是对发展我国中药事业做出的重大贡献。这套丛书以此次普查取得的第一手资料为主，参考吸收了历次普查成果和有关方面的最新资料，通过深入细致地研究整理，使大量的实践经验上升为系统的理论，首次全面、科学地反映了我国的中药资源现状，并对中药资源合理开发利用和护育管理的长远目标、方向，途径和措施等进行了比较深入的研究，其内容广泛、科学实用，堪称是当代中药资源方面的权威性论著。这套丛书包括《中国中药资源》《中国中药资源志要》《中国常用中药材》《中国中药区划》《中国药材资源地图集》等6本书。在总体内容安排上，既是一个有密切联系的有机整体，又有其各自的特点，既有全面的概要介绍，又有深入的论述，既反映了客观实际，又有理论上的分析和提高；既着眼于当前，又考虑了长远发展；在编写形式上，图文并茂，形式多样，资料翔实，查考方便。这套丛书是一套科学价值、实用意义极其珍贵的药材学文献，既可作为领导决策的依据，也是从事中药生产、经营、科研、教学、资源保护等工作必需的常用参考书。其中，《中国中药资源》主要内容包括中药资源的种类、中药资源的分布、中药资源的蕴藏量和产量、中药资源的开发利用、中药资源的保护和管理、中药区划及中药资源区域开发等7章，90种有代表性的药用种类简述和药用动、植物资源保护名录。该书对13种临床常用的矿物药材资源蕴藏量进行了调研：石膏、石燕、石蟹、朱砂、雄黄、滑石、代赭石、花蕊石、炉甘石、禹粮石、蛇含石、寒水石和鹅管石，为矿物药蕴藏量研究提供了宝贵的资料。

此外，通过检索中国地质调查局网站信息，能够发现对石膏、明矾、芒硝、朱砂、紫石英、硫磺、雄黄、滑石、磁石、自然铜、皂矾等中药相关的矿产资源进行勘查的记录。在中国地质调查局官网（http://www.cgs.gov.cn/），地质资料目录检索中，输入拟查找的关键词，如：石膏，可以查找到全国馆和省馆资料，按工作程度分为5类：预查、普查、详查、勘探、其他，并列出了报告形成时间，也可按档案号查找，由此可以获取较为全面的地矿背景资料。

三、常用矿物药资源概况

由于药用矿物学是跨学科专业，目前可检索的相关资料中，药用矿物资源的研究工作大多是矿物学专家完成的，研究成果均是报告或论文。因此对药用矿物资源的研究势必依赖矿物学的知识，中国地质调查局、工业局地质研究所、矿产地质研究院等部门为我们研究药用矿物资源提供了丰富的资料。以下以常用矿物药石膏、明矾为例，简介其资源概况。

石膏为硫酸盐类矿物硬石膏族石膏，主含水硫酸钙（$CaSO_4 \cdot 2H_2O$）。石膏首载于《神农本草经》："味辛，微寒。主中风寒热，心下逆气，惊喘，口干舌焦，不能息，腹中坚痛，除邪鬼，产乳，金疮。"本品清热泻火，除烦止渴，用于外感热病，高热烦渴，肺热喘咳，胃火亢盛，头痛，牙痛等病症，其作为矿物类常用中药被誉为"降火之神剂，泻热之圣药"，经历代医家广泛应用于临床，主要用于治疗热病。石膏矿在全国分布广泛，资源丰富，储量巨大，尚缺乏较准确的统计数据。据国家建筑材料工业局地质研究所报告，中国石膏矿已有探明储量的矿产地共有169处，其中大型矿79处、中型矿34处、小型矿56处；累计探明石膏矿石储量B+C+D级579亿吨，除历年消耗矿石储量3亿吨左右外，全国保有石膏矿石储量B+C+D级576亿吨，居世界第1位。虽然全国其他地区石膏矿产量大，伴生纤维石膏量也较多，但其纤维石膏品位较低。湖北应城石膏矿矿床属湖相沉积型后生矿床，其石膏矿以纤维石膏为主，纤维石膏质地纯优，矿石品位（$CaSO_4 \cdot 2H_2O$）一般达98%，为应城石膏矿的主要产品，是中国优质石膏的主要产地。湖北荆门石膏矿主产雪花石膏、鸭蛋石膏、青石膏，伴产纤维石膏，因总产量较大，故伴产纤维石膏量较大。北方石膏矿以雪花石膏、青石膏为主，伴采纤维石膏，且纤维石膏产量有限。

明矾又称白矾、钾矾、钾明矾，是含有结晶水的硫酸钾和硫酸铝的复盐，即十二水合硫酸铝钾。无色立方晶体，外表常呈八面体，或与立方体、菱形十二面体形成聚形，有玻璃光泽。明矾性味酸、涩，寒，有毒。具有解毒杀虫，燥湿止痒，止血止泻，清热消痰的功效。近年来的研究证实，明矾还具有抗菌、收敛等作用，临床应用广泛。据化学矿产地质研究院宣之强等的研究、统计，截至1998年12月底，全国探明明矾石矿产地36处，累计探明明矾石矿物储量达1.67亿吨，其中浙江储量居全国之冠，达8992万吨（主要是温州矾矿，素有"世界矾都"之称）；安徽次之，为5866万吨；福建第三，为1671万吨。此外，山东有110万吨，江苏75万吨，甘肃有一个小型矿山。据1990年地质矿产部和化学工业部完成的《明矾石矿产资源对建设保证程度论证》报告，我国明矾石矿资源丰富，能满足国民经济建设的需求。

第三节　矿物药研究现状

一、本草考证

我国的矿物药起源甚早，有着悠久的药用历史，远在春秋战国时代，《山海经》中记载了矿物药64种。我国现存最早的医学著作《五十二病方》中记载了雄黄、丹砂、硝石等21种矿物药的临床应用。《周礼》记载的"五药"指的是"草、木、虫、石、谷"，其中"石"即指矿物药。《黄帝内经》收载的13方中所用药物25种，其中小金丹则皆由矿物药组成。现存最早的本草专著《神农本草经》载药365种，矿物药采用上、中、下三品分类，共46种，占全书总数的12.6%。汉晋时期由于炼丹术盛行，矿物药在作为药用方面又成为贵族长生的"仙丹"，古代道家炼制的五石散即全由矿物药组成，这一时期盛行的炼丹术对矿物药的应用起了一定的推动作用。张仲景《伤寒论》共用药87种，矿物药有8种，《金匮要略》共用药147种，矿物药19种，分别占总数的10.9%和7.7%。唐代的《新修本草》将矿物药按自然属性分类列入"玉石部"，共收载矿物药100余种。宋代的《证类本草》记载矿物药139种。明代李时珍《本草纲目》将药用矿物分别收列为土部、金石部，载矿物药已达161种，并对每一种矿物药的来源、产地、形态、功效等作了较详细的论述。《中药大辞典》第一版载药5767种，共收载矿物药92种，占总数的1.6%。《中华本草》所载药物8980种，矿物药114种，只占总数的1.3%。南京药科大学编著的《药材学》，载药794种，矿物药58种，占7%。成都中医学院主编的《中药学》，矿物药13种，占3%。《中国药典》2020年版收载矿物药23种。这些均较古代本草书籍记载的比例低得多。近些年来，随着对传统药物的深入开发研究，对矿物药的研究有所增加，已有不少新的发现和研究成果出现。

有关学者对硇砂、紫石英、禹余粮等矿物药的名实问题进行了考证。邓水蓉等提出古本草记载的硇砂药材是指现代的白硇砂，主含氯化铵；紫硇砂主要成分为氯化钠，不能与白硇砂合称硇砂。赵渤年对紫石英进行本草考证，提出历代本草记载中紫石英有两种原矿物：一种为硅酸盐类矿物石英族石英；一种为氟化物类矿物萤石族萤石。该结论与历版中国药典所收载的中药紫石英的原矿物仅为氟化物类矿物萤石族萤石的描述是不同的。禹余粮与太一余粮、太一禹余粮均作禹余粮使用，现在市场上流通的禹余粮来源多为皮壳状、块状、蜂窝状及土状褐铁矿。孙文情经过调查，认为阴起石基原应定为矿物阳起石岩。王伯涛经本草考证，认为金礞石基原矿物应为变质岩类矿物蛭石化黑云母片岩，与历版药典不一致。此外，还有研究考证，玄精石应当是现代矿物学上的石膏；寒水石正品应是透石膏；正品滑石应为软滑石；正品阳起石基原为透闪石或透闪石石棉，阴起石历代本草未见记载，建议其基原定为矿物阳起石岩；文献记载无名异应为软矿锰，而市售药材为褐铁矿；硝石是矿物硝石加工炼制而成的结晶，朴硝是矿物芒硝加工而成的粗制结晶，芒硝是其精制结晶；古籍中的真丹应是铅丹而不是丹砂。

二、鉴定技术

（一）性状鉴别

性状鉴别是矿物药最基本的鉴别方法，不用借助太复杂的手段，能迅速地判断中药材真伪优劣，具有快速、方便、省时、经济等优点，主要用于外形特征明显的矿物药。该法主观性强，需要鉴别者具有丰富的鉴别经验。矿物药因其生成环境、成分、构造的不同，具有相对固定的形状、颜色、条痕、透明度、光泽、硬度、解理、断口、比重等物理特征，通过归纳这些特征可以对矿物药进行鉴别。关于矿物药的性状鉴别的报道较多。陈海红等依据晶体形状、解理面、条痕等性状特征对紫石英、绿矾、芒硝等常用的 19 种矿物药物理特征进行归纳编制成检索表，供矿物药鉴定者参考。王盛明等对 85 种矿物药的物理化学特征进行归纳，制成鉴别特征检索表，依据此表可以很好地鉴别矿物药。温海成从外观、颜色、硬度、划痕、火试等方面对收集到的 34 种矿物药进行了性状鉴别，并归纳总结出各矿物药性状鉴定的要点。另有学者对来源和性状极为相似的云母类矿物药云母、金精石、青礞石、金礞石进行了形态外观鉴定，总结出从性状上区别这几种易混矿物药的鉴别要点；从气味、色泽、条痕等方面对冒充朱砂的人工染色雄黄与朱砂进行了经验鉴别并列表进行了比较；通过工作实践总结出石膏经验鉴别的要点；通过总结工作经验，归纳了青礞石、阳起石、阴起石的性状鉴别特征。

（二）显微鉴别

对于粉末状的矿物药，利用性状特征进行鉴别具有很大的难度，而矿物药在中药制剂中多以粉末入药，如由雄黄组成的成方制剂安宫牛黄丸、六神丸、复方黄黛片等，含有朱砂的朱砂安神丸、紫雪丹、活络丸等，含硼砂、朱砂和玄明粉的冰硼散等，因此利用显微特征鉴别矿物药粉末具有实际意义。矿物药的显微鉴别往往通过利用各种偏光显微镜来观察矿物的形态、解理、颜色、突起、消光、干涉色及干涉色级序等，从而鉴定和研究矿物药。如在偏光镜下，矿物药薄片中石英为等向粒状，石膏为板状；含 Fe^{2+} 矿物薄片显浅绿色，含 Fe^{3+} 矿物薄片显红色；矿物药紫石英为负高突起，其折射率为 1.54 等。借助这些矿物特征，可以对不同种类矿物药进行鉴别。张亚敏总结了偏光显微镜下矿物药主要观察的几方面特征。李鸿超等通过显微镜观察石膏、白矾、花蕊石等 70 个矿物药及 4 种矿物药制剂的粒度、形状、晶形、折射率、消光类型等主要特征，确定了常用矿物药的重要光性常数。张军等利用偏光显微镜和电子显微镜对比研究了不同产地海浮石微观组构与矿物化学特征。潘穗生利用显微鉴别法准确地鉴别出了一类人工染色掺伪的朱砂，该方法快速、直观、准确。于艳等总结了赤石脂、龙骨和铅丹的显微鉴别特征，对 3 种矿物药单味药及其在复方制剂中的鉴别具有重要意义。温海成利用偏光显微镜对硅化合物类、钙化合物类、钠盐类、铁、砷、汞化合物类等 34 种常用矿物药进行了显微鉴定。汪滢观察了正常及偏光显微镜下矿物药金礞石、朱砂和雄黄的显微特征，可从中成药粉末中快速检出。李朝峰利用偏光显微技术对雄黄及含雄黄中成药进行鉴别，可以准确地发现其所含的杂质。

（三）理化鉴别

理化鉴别是根据药物及其制剂所含成分的某些物理性质或化学性质，采用物理或化学的手段，对其有效成分、主要成分或特征性成分进行定性或定量分析来鉴定药物真伪优劣的方法。矿物药按阳离子分类可以分为汞盐、钠盐、钙盐、钾盐等；按阴离子分类可以分为硫酸盐、碳酸盐、磷酸盐、氯化物等。根据阴阳离子与特殊试剂产生沉淀、显色反应或颜色反应可判断药材的种类，从而进行鉴别。理化鉴别是目前矿物药鉴别当中应用较广的方法之一，2020 版药典收载矿物药 23 种，其中大部分采用理化鉴别。张建国对 44 种矿物药粉末建立了理化鉴别检索表，为矿物药的鉴别提供了重要的参考。王盛民等对 85 种矿物药根据其理化鉴定特征及硬度等方面建立了检索表，可以简便快速地鉴定矿物药的品种。

（四）扫描电镜法

在微观结构上，每种矿物具有其特定的结构，在纳米级层次上，晶体表面与内部结构是不同的，矿物相界面上的结构与晶体内部结构也是不同的，而这些结构只能通过高分辨率的电子显微镜才能观察到。扫描电镜是一种研究表面微观世界的新型的电子光学仪器，它具有样品制备过程简单、景深大、放大范围广、图像的分辨率高等特点，可清晰地观察到亚显微结构。目前，它已广泛应用于中药质量控制领域。陈建伟等采用扫描电镜观察，观察不同炮制温度下石膏的晶型结构和性状差异，结果表明扫描电镜法可用于不同炮制温度下的石膏的鉴别。杨柳等采用扫描电镜对不同产地石膏样品进行观察，表明了扫描电镜可用于鉴别石膏，并用于湖北道地产区石膏与其他非道地产区石膏的识别。李钢等对白矾及枯矾进行了扫描电镜显微分析，发现扫描电镜下白矾表面布有大小不一的椭圆小孔，小孔内由大量条纹、斑点，条纹放大后成蠕虫状且在端点处嵌有白色孪生斑点，该特征可用于白矾的鉴别。于新兰等采用环境扫描电镜对 34 份不同产地的大青盐和光明盐样本进行形态结构和元素分析，结果表明，光明盐的天然纯度较大青盐高。陈春荣等通过扫描电镜展现了 5 种硫酸盐类矿物药形态特异的微观结构，可用于矿物药的辅助鉴别。

（五）X 射线衍射（XRD）技术

当一束单色 X 射线入射到晶体时，由于晶体是由原子规则排列成的晶胞组成，这些规则排列的原子间距离与入射 X 射线波长有相同数量级，故由不同原子散射的 X 射线相互干涉，在某些特殊方向上产生强 X 射线衍射，该衍射现象与物质的组成、晶型、分子成键方式、分子构型等密切相关。利用这种衍射现象对物质进行分析的方法称为 X 射线衍射（XRD）分析法，它是结构和成分分析的一种现代科学方法，分为单晶 XRD 法与多晶 XRD 法。单晶 XRD 法常用于解析物质晶体结构。该法能获取晶胞的空间群、晶胞常数和一套晶胞中每个原子位置的参数。从结构分析结果看，可以很容易得到键长、键角、配位数等晶体化学数据。多晶 XRD 法又称粉晶 XRD 法，如果某物质是一混合物，其 XRD 图谱就是混合物各组分衍射效应的叠加，通过分析晶体对 X 射线的衍射特征——XRD 图谱中衍射的晶面间距与相对强度，就能得到该混合物的物质组成。

矿物药绝大多数是由结晶质组成的矿物，因此采用 XRD 法鉴定和研究矿物药是有效的手段。陈丰为了检测滑石粉中是否含有致癌物质石棉，采用 XRD 法对滑石粉进行了分析，得到质量较佳的滑石的 XRD 特征峰，并通过物相分析得知各批滑石的主要成分。农以宁等考察了药用滑石粉以及其中可能存在的透闪石石棉、蛇纹石石棉、绿泥石的 X 射线衍射，用于药用滑石粉的质量控制。温海成等利用 X 射线粉晶衍射法方法对药用矿物萤石进行了半定量分析，从而对萤质量进行评价。同时采用 X 射线衍射法对炉甘石进行成分分析，结果表明该方法可应用于炉甘石的鉴定及其质量控制。李刚等采用 XRD 法对矿物药胆矾进行了物相分析。李祥采用 XRD 法对纤维状石膏、非纤维状石膏和硫酸钙化学试剂进行了分析，建立了石膏的 XRD 指纹图谱，其指纹图谱具有良好的专属性，可用于纤维状石膏与非纤维状石膏、化学试剂硫酸钙以及其他含钙矿物类中药鉴别。何立巍建立了煅石膏的 XRD 指纹图谱，用于生、煅石膏及化学试剂之间的鉴别。李晓明对生石膏、煅石膏及含石膏制剂清咽六味散进行了 XRD 分析鉴定，获得了石膏、煅石膏粉晶 XRD 指纹图谱及特征标记峰值。熊南燕等通过考察三种不同性状的赭石 XRD 图谱，发现由于不同性状赭石中三氧化二铁（Fe_2O_3）在含量上具有差异，导致矿物药赭石的 XRD 图谱具有特定的起伏，从而建立了三种性状赭石的 XRD 指纹图谱，这表明了 XRD 指纹图谱不仅可以用于鉴别不同种矿物药，还可用来鉴别不同性状的同种矿物药。周剑雄采用电子探针为主、XRD 为辅的分析方法对滑石进行了分析，为滑石的鉴别和质量检测提供了快速准确的方法。吕芳等分析了玄精石的 XRD 图谱，发现该图谱能客观反映了玄精石的内在质量特征，能对玄精石进行鉴定。雷雨等建立了自然铜炮制前后 XRD 指纹图谱，给自然铜生、煅品的区分提供了较为可靠的鉴别方法。田金改等对雄黄进行 XRD 分析，结果表明湖南雄黄晶与湖南雄黄的主要成分为 β 雄黄（As_4S_4）与 α 雄黄（AsS），贵州思南烧黄的主要成分为二硫化二砷（As_2S_2），雌黄烧结石属于雌黄无定形粉末，并含有少量结晶，雌黄矿石主要由雌黄和花岗岩组成。韩墨等建立了雄黄和雌黄的 XRD 指纹图谱，可用于雄黄和雌黄的鉴

定和识别。曹帅等对炮制前后的雄黄进行 XRD 图谱的峰匹配分析和相似度分析，用于评价雄黄药材和
饮片的质量。刘圣金等建立了青礞石 XRD 指纹图谱，可用于青礞石药材的鉴定与分析。傅兴圣等采用
XRD 技术对矿物药磁石进行分析，结果建立了以 11 个共有峰为特征指纹信息的磁石 XRD 指纹图谱分析
方法。刘静等应用 XRD 法对生花蕊石和煅花蕊石药材进行定性分析，得出不同来源花蕊石样品粉晶
XRD 图谱共有峰相似度，可作为与其他矿物药进行区分鉴别的手段。赵翠等对煅硼砂的 XRD 图谱进行
了研究，并建立了煅硼砂 XRD 指纹图谱。陈广云等建立了龙齿与龙骨的 X 射线衍射指纹图谱，快速准
确地鉴定龙齿与龙骨及其炮制品。刘艳菊等用 XRD 法优选了水飞朱砂炮制工艺。李岑等用 XRD 分析藏
药矾石结构，表明其体系中主要存在三方晶系（Mg_xCa_{1-x}）CO_3（空间群为 R‒3c）或三方晶系 $CaCO_3$
（空间群为 R‒3c）。朱晓静采用 XRD 法对市售芒硝和玄明粉进行了测定分析，得到芒硝的主要 XRD 特
征衍射峰，并到了芒硝和玄明粉的主要物相组成，结果表明 XRD 分析法可鉴别矿物药芒硝和玄明粉。
游宇等采用 XRD 法对玄明粉进行了分析，并建立了玄明粉的 XRD 指纹图谱。蔡学艳等用 XRD 法鉴别
礞石滚痰丸中的金礞石，找出了金礞石的明显特征峰，可作为鉴别的依据。明晶等采用 XRD 方法对 6
种白色结晶矿物药进行了鉴别，结果表明 XRD 图谱可用于 6 种白色矿物药以及白矾及其常见伪品铵明
矾的鉴别。崔晓慧等对硼砂的 XRD 和拉曼研究得到正品硼砂的 XRD 图谱主要特征峰。杨欢等建立了禹
余粮的 XRD 指纹图谱，并通过物相解析和检索，得知了禹余粮的主要物相组成为石英、针铁矿和高岭
石。刘圣金通过偏光显微镜及 XRD 技术分析禹余粮不同样品矿物成分组成及其含量，评价不同矿物成
因禹余粮质量，得到结论江西产沉积型禹余粮质量最好。刘圣金还利用扫描电镜及 XRD 技术建立了鉴
别白矾、枯矾、铵明矾及其炮制品的方法。潘发波等测试并分析了不同产地阳起石生品和炮制品的 XRD
图谱，结果表明 XRD 图谱能客观确地反映药材内在质量特征及含杂质情况，可作为区分市售不同产地
阳起石质量的鉴别手段。以上研究均表明，X 射线衍射分析方法鉴别矿物药专属性强、准确可靠，可作
为矿物药质量检测与鉴别的手段。

（六）热分析（TA）技术

热分析（TA）技术是研究物质的物理（晶型转变、熔融、升华和吸附等）或化学（脱水、分解、
氧化和还原等）变化与温度关系的方法。常用的热分析法有热重法（TG）、差示热分析法（DTA）和差
示扫描量热法（DSC）等。TG 法是一种在程序控制温度下测量物质的质量与温度关系的技术；DTA 法
是一种在程序控制温度下建立被测物质与参比物的温度差与温度关系的技术；DSC 法是一种在程序控制
温度下测量输入物质和参比物的功率与温度关系的技术。有学者对几十种矿物药及其制剂采用热分析技
术进行鉴定，取得科学可行的实验结果。卢长庆等对白矾煅制标准进行探讨，白矾加温煅制时，120℃
开始失去大量结晶水，260℃左右脱水基本完成，300℃则开始分解，但 300~600℃分解缓慢，至 750℃
无水硫酸铝钾（煅白矾）出现脱硫过程，产生硫酸钾、三氧化二铝及三氧化二硫。刘养杰用化学分析、
光谱半定量分析、X 射线衍射物相分析和差热分析的方法对白石脂测试表明，白石脂是由高岭石和伊利
石组成的黏土矿物。李钢等对雄黄进行 TG‒DTA 分析得出，在 273.2℃时发生硫化砷（AsS）由 α 型转
变为 β 型的相变，304.4℃时为 AsS 的熔点，355.5℃时失重分解；对胆矾采用原位高温装置结合热重
分实验证明矿物药胆矾（$CuSO_4 \cdot 5H_2O$）加热到 58.92℃时失去 2 分子结晶水，形成 $CuSO_4 \cdot 3H_2O$，继
续加热到 102.26℃时再失去 2 分子结晶水，形成 $CuSO_4 \cdot H_2O$，最后在 198.79℃时失去全部结晶水，成
为白色无水粉末 $CuSO_4$。刘继华等用 DSC、TG 法研究不同产地的赤石脂样本的热变化，该方法可较好地
测定赤石脂中所含的结晶水，可作为鉴别赤石脂及高岭石的重要手段。杨丽采用差热分析法对石决明、
珍珠母、珍珠等 7 种碳酸钙类药材进行热谱扫描分析，根据各药材差热谱图的差异可快速鉴别不同种类
碳酸钙矿物药。刘圣金等对不同产地的禹余粮样品进行 TG‒DSC 分析，同时测定炮制品及伪品的热分
析曲线，发现生品及其明煅品和伪品三者的 TG‒DSC 热分析曲线有明显差异，热分析法可为禹余粮药

材的质量控制提供依据。

（七）中红外光谱技术

IR 光谱技术是利用物质对红外光区的电磁辐射的选择性吸收来进行结构分析及对各种吸收红外光的化合物的定性和定量分析的一法，是目前公认的化合物"指纹光谱"技术，也是各国药典普遍规定化合物鉴别的关键方法。矿物药的红外光谱是由分子振动产生的吸收光谱，它能提供有关矿物的成分和结构的大量信息。封秀娥对 7 个地区所用无名异的样品进行红外与发射光谱等研究，并与对照标准品软锰矿进行比较，结果表明均为褐铁矿。曹先兰等测定了 95 种矿物药的红外光谱，认为应用红外光谱法可鉴别不同品种的矿物药及矿物药炮制品，还可鉴别矿物药的真伪优劣。陈军等采用红外光谱技术对不同来源的金礞石、青礞石进行分析，对其指纹图谱进行特征性指认，为金礞石和青礞石的鉴别和质量控制提供可靠的依据。包贝华等运用红外光谱及二阶导数谱，对不同产地白矾及枯矾进行分析，结果表明白矾及枯矾红外光谱图具明显差异。程宾等对不同产地的 29 批次赤石脂样本进行红外光谱分析，不同来源的赤石脂在 $3618\,cm^{-1}$ 及 $3695\,cm^{-1}$ 波数处存在差异，可以有效区分赤石脂及高岭石。尤淑霞等测定了白矾与其炮制品枯矾的红外光谱，发现白矾与枯矾的红外吸收峰的峰数、峰位、峰形、峰强等存在明显差异，可作为鉴别白矾与枯矾的依据。傅兴圣等不同产地和批次的 13 个生磁石样品进行 IR 分析，建立磁石的红外光谱指纹图谱，并将其炮制品和生品进行分析比较。发现所有生磁石样品指纹图谱的相似度均大于 0.97，磁石炮制后相似度和相关系数均降低，该指纹图谱可用于商品磁石的分析与品质评价。刘圣金等通过傅里叶变换红外光谱仪对不同产地和批次的青礞石样品进行分析，建立了青礞石的傅里叶变换红外光谱指纹图谱，并分析比较青礞石炮制前后图谱变化。结果表明该方法可用于青礞石炮制后的品质评价。郭啸等用傅里叶变换红外光谱仪测定金礞石炮制前后的样品，比较两者的红外图谱特征，分析其变化规律，得到金礞石的炮制原理主要在于破坏其矿物结构并改变其中各主要金属离子的可交换性，进而改变其药性药效。袁明洋等建立了 8 种含碳酸盐的矿物类中药近红外定性定量模型，该模型可快速准确鉴别 8 种含碳酸盐类矿物类中药。刘圣金通过 FTIR 法建立矿物药禹余粮 FTIR 指纹图谱，并对禹余粮炮制前后及伪品 FTIR 图谱进行了比较分析，结果表明 FTIR 法能够快速、简便地区分真伪及炮制前后的禹余粮样品。闫蔚等用傅里叶变换红外光谱仪测定煅石膏、石膏、芒硝等矿物药的红外光谱，初步建立石膏、芒硝等矿物药的红外指纹图谱，并建立三种硫酸盐类矿物药材的聚类分析模型。余驰采用红外光谱等，对琥珀、煤珀以及混淆品、伪品进行了系统鉴别和比较分析，归纳样品的特征吸收，用于琥珀的鉴定。

（八）近红外光谱技术

近红外光谱（NIR）是介于可见光和中红外之间的电磁波，美国材料检测协会将近红外光谱区定义为 780~2526 nm 的区域，是人们在吸收光谱中发现的第一个非可见光区。近红外光谱的产生，主要是由于分子振动的非谐振性，使分子振动从基态向高能级的跃迁成为可能。近红外光谱测量的主要是含氢基团振动的倍频和合频吸收，包括 C—H（甲基、甲氧基、亚甲基、芳基、羧基等）、羟基 O—H、巯基 S—H、氨基 N—H 等。

矿物类中药相对植物药和动物药，其组成相对简单，NIRS 特征谱段较明显。刘义梅等用近红外漫反射光谱法对化石类矿物中药龙骨、龙齿、石燕和石蟹等进行分析，归纳样品光谱特征，并建立聚类分析定性模型，可以快速准确地鉴别几种化石类矿物中药。袁明洋等对含碳酸盐的矿物类中药进行了近红外光谱解析，建立了南寒水石、鱼脑石等 8 种含碳酸盐的矿物药 NIRS 聚类分析模型。雷咪等采用 NIR 和聚类分析法建立了 7 种硫酸盐类矿物类中药的 NIRS 鉴别方法，利用 X 射线衍射技术和近红外光谱技术并结合支持向量机人工智能算法对 8 种硅酸盐类矿物药进行快速分析的方法学研究，建立的定性分析模型可准确鉴别此类矿物药。陈龙等对 51 种常见矿物药的近红外漫反射光谱特征谱段进行归纳和解析，并参考矿物学和地质学文献，确定矿物药 NIR 特征谱段的归属，为其 NIR 快速鉴别提供理论依据；此外，以紫石英为例，利用 X 射线衍射、近红外光谱、拉曼光谱等多种现代分析技术，结合传统性状鉴别和理化鉴别方法，构建了矿物类中药系统鉴别方法。明晶通过采集白矾、芒硝、玄明粉等易混淆的白色矿物药样品的近红外光谱，使用标准算法和因子化法计算光谱距离，基于距离判别法建立 11 种易混淆白色矿物药的 NIR 定性分析模型，准确率达到 96.6%，模型具有较高的预测能力。孙杨波利用近红外光谱技术，结合人工神经网络等智能算法建立了炉甘石的定性鉴别模型，模型预测效果较好。

（九）拉曼光谱技术

拉曼光谱是一种散射光谱。拉曼光谱分析法是基于印度科学家 C. V. Raman 所发现的拉曼散射效应，对与入射光频率不同的散射光谱进行分析以得到分子振动、转动方面信息，并应用于分子结构研究的一种分析方法。对于每一种物质，都有相对应的特征拉曼光谱，图谱中拉曼位移及拉曼散射强度可反映物质的分子基团类型。拉曼位移即拉曼光谱的横坐标，反映的是分子的振动模式，每一个分子都能产生一个或多个拉曼峰，这些拉曼峰对应的波数即为该分子的特征拉曼位移，据此可得到物质的成分及结构信息，这就是拉曼光谱用于物质鉴定的理论基础。

张志杰等应用拉曼光谱分析了雄黄晶体结构，并且通过对不同构型雄黄的鉴别，验证了我国药用雄黄的晶体结构为 $\alpha - As_4S_4$，且常规的炮制加工和制剂生产不会造成雄黄晶体结构的变化。廖晴等利用激光拉曼光谱并结合二阶导数拉曼光谱对雄黄进行鉴别分析，拉曼光谱及其二阶导数谱均在 182、234、271、342 cm^{-1} 等波数位置出现了特征性较强的拉曼峰，拉曼光谱能较好地反映出雄黄的特征吸收峰，具有快速、简便、准确等优点。明晶等解析了朱砂、轻粉、雄黄等 7 种毒性矿物药的拉曼光谱特征，并与其分子振动形式进行匹配，明确各特征峰归属，为几种毒性矿物药及其粉末的质量控制提供快速、准确的鉴别方法。雷咪等应用拉曼光谱技术对 6 种含硫酸盐类矿物药及石膏炮制品进行分析，对各类矿物药的特征谱线进行了归纳和分析，结果表明拉曼光谱不仅可以对硫酸盐类矿物药进行快速准确的分类鉴别，同时也反映了硫酸盐类矿物药炮制前后、炮制程度的差异。崔晓慧等以 8 批硼砂正品样品的平均数和中位数图谱的 10 个共有峰为特征信息建立拉曼指纹图谱，以样品的相关系数为相似度评价指标，相似度分析和聚类分析结果可以将真伪硼砂准确区分。明晶分析了白硇砂和紫硇砂的拉曼光谱特征，计算二者平均光谱数值和相关系数，建立二者的拉曼光谱标准图谱，为今后安全有效地应用该药材提供了有效依据。

三、炮制方法

天然矿物药一般是几种矿物的集合体，大多质地坚硬、结构致密、不易粉碎、有效成分难煎出，因此临床使用前一般需要经过炮制。《雷公炮炙论》中记载矿物药炮制方法有净制、粉碎、水飞研磨、煅、焙、煅淬、煮法、复制等。现代矿物药常用的炮制方法有煅法、醋淬、水飞等。矿物药经过炮制可去除杂质、减毒增效等。如质地坚硬的自然铜、磁石等常采用煅法炮制，煅法能去除原矿物的吸附水和部分硫、砷等易挥发物质，能促使原矿物药成分发生氧化、分解等反应，还能使受热后不同矿物组分在不同方向涨缩的比例产生差异，致使煅后原矿物药粒间出现孔隙，质地变为酥脆。炉甘石常采用明煅法和水飞法炮制，可达到制备药物细粉、去除杂质、减毒、防止药粉飞扬等目的，水飞后的药粉不仅质地更细腻，粒度更均匀，还便于入药制剂与调剂。此外，炮制前后矿物药的功效可能发生改变，达到改变或缓和药性的目的。如龙骨生用以潜阳镇静，安神为主，煅后增强收敛涩精，生肌的功效；生赭石镇逆凉血，煅赭石收敛止血；生石膏清热泻火，除烦止渴，煅后主要外用，可收湿、生肌、敛疮、止血。

四、药理作用

矿物药的药理研究多针对其主治病症的药效作用及所含重金属毒性的研究。现代药理研究证明，矿物药及其复方大多具有降低体温、利尿、通便及镇静等作用，见专表2-2。近年来，有学者逐步关注到矿物药还具有抗炎、抑菌、抗肿瘤、抗突变、止血、催眠、平喘、改善微循环、降血糖、调节肠蠕动及保护胃黏膜等作用。

专表2-2　常见矿物药使用率、功能及主治

	矿物药	使用率	功能	主治
重镇安神类	朱砂	常用	清心镇惊，安神	心悸易惊，失眠多梦
	磁石	常用	镇静安神，平肝潜阳	惊悸失眠，头晕目眩
	赭石	常用	重镇降逆，平肝潜阳	眩晕耳鸣，呃逆
	紫石英	较少用	镇心安神，温肺平喘	惊悸不安，失眠多梦
	青礞石	较少用	平肝镇惊，坠痰下气	咳逆喘急，癫痫发狂，烦躁胸闷，惊风抽搐
	金礞石			
清热解毒类	石膏	常用	清热泻火，除烦止渴	外感热病，高热烦渴，肺热咳嗽，胃火亢盛，头痛，牙痛
	芒硝	常用	清火消肿，软坚润燥	实热积滞，大便燥结，肠痈肿痛；外用：乳痈，痔疮肿痛
	玄明粉	常用	清火消肿，软坚润燥	实热积滞，大便燥结，咽喉肿痛，口舌生疮，牙龈肿痛，目赤，痈肿，丹毒
	滑石	常用	清热解暑，利尿通淋	热淋，石淋，暑湿烦渴，湿热水泻
	滑石粉		外用祛湿敛疮	外治湿疹，湿疮，痱子
	大青盐	较少用	清热凉血	牙龈肿痛出血，目赤肿痛，风眼烂弦
解毒杀虫类	朱砂	常用	解毒	口疮，喉痹，疮痈肿毒
	炉甘石	常用	解毒，敛疮	目赤肿痛，睑弦赤烂，翳膜遮睛，胬肉攀睛，溃疡不敛，脓水淋漓，湿疮瘙痒
	红粉	较常用	拔毒化腐，除脓生肌	痈疽疔疮，梅毒下疳，一切恶疮，肉暗紫黑，腐肉不去，窦道瘘管，脓水淋漓，久不收口
	雄黄	较常用	解毒杀虫，截疟	痈肿疔疮，蛇虫咬伤，虫积腹痛，惊痫，疟疾
	硫磺	较少用	外用解毒杀虫疗疮	外用：疥癣，湿疹，阴疽疮疡
	轻粉	较少用	外用杀虫，攻毒，敛疮	外用：疥疮，顽癣，梅毒，疮疡，湿疹
	皂矾	较少用	解毒燥湿，杀虫补血	黄肿胀满，疳积久痢，肠风便血，血虚萎黄，湿疮疥癣，喉痹口疮
止血类	赤石脂	常用	涩肠止血，生肌敛疮	大便出血，崩漏带下
	赭石	常用	凉血止血	吐血，崩漏下血
	煅石膏	常用	收湿止血，生肌敛疮	外用：溃疡不敛，湿疹瘙痒，水火烫伤，外伤出血
	白矾	较常用	止血止泻	久泻不止，便血，崩漏
	大青盐	较少用	清热凉血，止血	吐血，尿血，牙龈肿痛出血
	禹余粮	较少用	收敛止血	大便出血，崩漏带下
	花蕊石	较少用	化瘀止血	咯血，吐血，外伤出血

在矿物药抗炎作用方面，王良静实验发现，云母可以减轻大鼠溃疡结肠炎肠黏膜损害和炎症指数，降低结肠组织髓过氧化物酶（MPO）活性，具有保护肠黏膜的作用；提高再生黏膜组织学及功能恢复，达到高质量的溃疡愈合；具有促进胃黏膜细胞良性增殖的作用，可以逆转萎缩改变；能减轻胃黏膜炎

症，促进腺体的再生，从而推断，云母对萎缩性胃炎的治疗和逆转作用可能与其对癌相关基因蛋白表达的调控作用有关。郭红荣等对砒石治疗哮喘的可能机制进行研究，结果表明，砒石（As_2O_3）通过下调 c－myc、c－sis 的表达，降低气道的高反应性，抑制 SMC、FB 的增殖，减少胶原的合成及 ECM 的沉积，抑制上皮下纤维化，抑制气道重构，从而发挥治疗哮喘的作用。黎东明等通过建立小鼠哮喘模型，给予 4 种剂量砒石治疗，检测血浆 8－Isoprostane 水平变化，探讨砒石对哮喘小鼠的治疗作用，结果表明哮喘小鼠机体存在氧化应激状态，砒石能够减轻其气道阻塞，降低气道高反应性，纠正氧化/抗氧化失衡。应帮智等研究芒硝及朴硝的泻下、抗炎、抑菌作用及刺激性，研究发现，芒硝及朴硝均有较强的泻下作用，但抗炎和抑菌作用不明显；朴硝由于含杂质较多，对家兔眼结膜有一定刺激性，炮制后刺激性降低，清热泻火作用增强。徐富一等研究结果证实滑石有明显减轻关节浮肿的作用。方成武等研究表明咸秋石具有抑制蛋清性足跖肿胀和缓解大鼠体温升高的作用，且其水煎液对大鼠有明显利尿及排便增多的作用，证明咸秋石具有一定的抗炎、退热作用。"寒剂之祖方"白虎汤由石膏、知母、甘草、粳米 4 味药物组成，用于治疗阳明热证和气分热证，解热效果显著，并能够抑制炎症反应，下调炎症因子。

　　刘圣金等对矿物药止血药理作用及临床应用研究进展进行了综述。有研究表明，赤石脂能显著缩短凝血时间和血浆复钙时间，体外、半体内均能显著抑制 ADP 诱导的血小板聚集，对 ADP 引起的体内血小板血栓形成也有显著对抗作用，对全血黏度影响不明显。说明赤石脂既能止血，又能祛瘀，属祛瘀止血药。亦有研究显示赤石脂合剂对兔胃溃疡面出血有良好的止血作用，对小白鼠有良好的凝血止血作用。彭智聪等比较了花蕊石炮制前后止血作用的强度，结果表明，花蕊石具有明显的止血作用，能缩短凝血时间和出血时间，减少出血量，并能增加外周血小板数量，但炮制前后止血作用无明显差异。丁望等研究了花蕊石对小鼠凝血时间、出血时间的影响，结果表明，花蕊石能缩短凝血时间和出血时间，减少出血，炮制后止血作用略有增强。熊南燕、刘丹等研究赭石的止血、促凝血等药理作用，结果表明赭石生品及煅品均能有效地缩短动物出血时间和凝血时间，说明赭石具有明确的止血作用。有研究表明白矾可通过使局部小血管收缩，使血液凝固，从而达到局部止血的作用。吴德康等研究表明禹余粮生品具有明确的止血作用，但经煅制、醋制后作用不明显。据现代药理分析，禹余粮在胃肠中能收敛管壁黏膜，保护创面，促进红细胞的新生。吴超颖等对不同矿物成因禹余粮止血作用作比较，结果表明沉积型成因的禹余粮止血作用较好，可能与针铁矿、伊利石含量较高有关。

　　在矿物药镇静安神作用研究方面，刘圣金等总结了常用的安神类矿物药的药理研究进展，包括镇静催眠、抗惊厥、抗癫痫、抗抑郁、抗精神分裂、抗焦虑等作用。黄寅墨等发现龙骨、龙齿显著增加戊巴比妥钠的催眠率。李光华等采用行为药理学方法观察并测定龙骨、磁石对小鼠最大耐受量，对小鼠自发活动及对阈下剂量和阈剂量戊巴比妥钠催眠作用的影响，研究表明，龙骨、磁石均对小鼠具有镇静催眠的作用，同浓度时龙骨的镇静催眠作用强于磁石。王怡薇等发现紫石英能减少小鼠自发活动的次数，并且能够延长戊巴比妥钠小鼠的睡眠时间。郭冷秋、王汝娟等发现磁石水煎液能延长大鼠睡眠时间，显著抑制醋酸诱发小鼠的扭体反应，缩短入睡潜伏期时间，降低角叉菜胶引起小鼠足肿胀度，缩短出血、凝血时间。熊南燕等发现赭石的生品及制品均有镇静催眠作用，张立明发现单用硼砂和联合用药对电惊厥和药物致惊厥均有拮抗作用，且联合用药效果更明显。朱砂对中枢神经系统有一定的抑制作用，且有明显促进水合氯醛催眠作用及对抗戊四氮所致惊厥的作用。朱砂对小鼠无明显急性毒性，大鼠灌胃 3 周的肝和肾病理学改变在停药 2 周后可恢复。王旗等研究发现，朱砂能够降低小鼠脑部 5－羟色胺含量，从而起到抗焦虑的作用。

　　许多矿物药对人体治病作用和中毒作用的剂量相当接近，其用量规定及作用机制尚缺乏充分的实验依据，给临床安全、有效用药带来许多困难。矿物类中药的毒性多来源于其中所含的砷盐或汞、铅等重金属。含有这些成分的矿物药若炮制得当、用量合理，与其他中药配伍使用，将具有独特的疗效。如含有朱砂与雄黄的安宫牛黄丸具有良好的清热解毒、镇静开窍之功效；含雄黄的复方黄黛片对急性早幼粒细胞白血病具有很好的治疗效果；砒霜的主要成分 As_2O_3 在治疗乳腺癌、肝癌和神经胶质瘤等实体瘤方面也具有良好的活性，但若使用不当或被误用，很容易导致中毒。

以目前研究较多的朱砂为例，朱砂的主要成分是硫化汞，汞为一种原浆毒，汞化物对人体有强烈的刺激性和腐蚀性，并能抑制多种酶的活性，引起中枢神经与自主神经功能紊乱。汞中毒主要是由汞离子（Hg^{2+}）引起，金属汞和一价汞入血后可氧化成高汞离子，其可与血浆蛋白中的巯基结合，亦可与尿中半胱氨酸的巯基结合，对肾脏损害最大。王晓烨等研究了汞矿物药的神经毒性、肝肾毒性、胚胎及遗传毒性机制，含汞矿物药朱砂和轻粉在服用方式不当或高剂量服用时会导致急性肝肾毒性，朱砂、红粉和轻粉在长期外用时可能导致慢性肝肾毒性、神经毒性及胚胎遗传毒性。彭茨克等比较氯化汞、硫化汞以及朱砂对大鼠学习记忆行为以及肾脏功能的影响，结果表明朱砂可以导致大鼠事件性学习记忆行为改变，诱导肾损伤。国外限制朱砂及含朱砂复方的使用，其标准是以总汞含量衡量朱砂的毒性。而付中详等的实验结果表明等汞含量、等汞浸出量的朱砂、朱砂安神丸、廖元和堂化风丹和万胜化风丹对人肝 HL‐7702 细胞的毒性远小于对应等汞含量、等汞浸出量的氯化汞、甲基汞。由此可以得到结论朱砂含的汞的毒性并不是主要取决于含量，而更主要地取决于其不同的存在形式。梁爱华等通过研究朱砂对大鼠的肝肾毒性，建议在可溶性汞含量 $\leqslant 21\ \mu g/g$ 的条件下，朱砂的用药剂量不宜超过 $0.05 \sim 0.1\ g$，用药时间不宜超过 2 周。朱砂的用量和用药时间，还需要大量的实验来验证。

再以雄黄为例，根据研究报道，雄黄具有抗炎镇痛、抑菌、抗病毒、抗肿瘤等功效。目前，由雄黄组成的成方制剂安宫牛黄丸、复方黄黛片、六神丸等，被广泛用于治疗脑炎、脑膜炎、中毒性脑病、急性早幼粒细胞白血病、烂喉丹痧、痈疡疔疮、无名肿毒、火热内盛、咽喉肿痛、牙龈肿痛等症，在国内医药界得到广泛认可。如 1995 年，黄世林等以复方青黛片治疗 60 例急性早幼粒细胞白血病，完全缓解率达 98%。目前，对雄黄及其成方制剂的研究持续推进，雄黄的毒性和药效也在不断地得到科学的认知。有研究人员对砷的毒性进行研究发现，毒性不但与其总量有关，而且与其形态和价态也有关联，不同形态的砷其药效不同，且毒性差异也比较大。有学者对雄黄生品与其酸奶飞炮制品进行了镇痛、抗炎、中枢抑制和毒性等方面比较，结果表明雄黄生品与其酸奶飞炮制品对动物的镇痛、抗炎作用相同，对中枢神经系统均无抑制作用，而其炮制品的毒性比生品显著降低。

三氧化二砷治疗白血病的发现过程也证明了矿物药的独特疗效。三氧化二砷（As_2O_3）是矿物药砒霜的主要成分，明代《本草纲目》记载其用于"蚀痈疽败肉"。自 20 世纪 70 年代初期，哈尔滨医科大学科研人员发现农村医生用砒石来治疗肿瘤，经临床实践，发现 As_2O_3 治疗急性早幼粒白血病（APL）有效。1996 年 8 月 1 日美国《血液》杂志报道陈竺团队对 As_2O_3 治疗 APL 作用的重复临床验证和分子机理研究。经过多年探索和试验，陈竺团队通过将全反式维甲酸、As_2O_3 和化疗联合应用，对 APL 进行联合靶向治疗，使得这一疾病的 5 年无病生存率跃升至 90% 以上，达到基本"治愈"标准。

目前，矿物药的药理研究还处于基础阶段，相对于植物药和动物药，其药效物质基础和作用机制研究还较薄弱。大多数研究工作是对矿物药或其复方的整体药效、毒性进行研究，其物质基础和作用机制并不明确，从分子水平阐明其作用机制的还不多。如矿物药硇砂具有散结破瘀、祛痰消积、化腐生肌之功效。近年来，有学者研究发现，硇砂提取液有较好的体外杀伤小鼠肝癌细胞和体内抑制肝癌细胞作用。有较多研究报道也表明该矿物药有明显的抗肿瘤作用。此外，亦有临床报道硇砂治疗食管和鼻咽癌等均取得较好的疗效。但是其抗肿瘤作用机制目前还并不清楚，临床使用多凭经验用药。因此，亟待利用现代技术方法对矿物药进行深入研究，充分挖掘和利用宝贵的矿物药资源。

五、少数民族使用情况

据统计，全国共有 20 个少数民族使用矿物药，在蒙药、藏药的复方配伍中矿物药占到 50% 左右。

藏族使用矿物药的种类最多，其数量大大超过汉族。

《中华人民共和国药品质量标准》藏药第一册（以下简称《部颁标准》）中的 200 个藏药成方制剂，有 43 个处方配伍了多种矿物类藏药组方，约占 21.5%。分析《部颁标准》中藏药处方，在下列 8 种类型的疾病中广泛应用了矿物药：治疗呼吸系统疾病，如含石灰花的十五味龙胆花丸等；治疗脑血管病，含"佐太"的七十味珍珠丸，含石灰花、金礞石的二十五味珍珠丸等；治疗心血管病，如含紫硇砂的安神丸；治疗胃肠病，如含寒水石（制）、碱花（制）的六味能消丸，含寒水石、石灰花、佐太等的坐珠达西等；治疗泌尿系疾病，如含金礞石、硇砂的八味金礞石散；清热解毒，如含朱砂、寒水石（制）的二十五味绿绒蒿丸；治疗皮肤、黄水及风湿类疾病，如含铁粉（制）、珍珠母的二十五味儿茶丸，含寒水石（水煮）的三味甘露散；妇科疾病，如含朱砂、硼砂的二十六味通经散等。上述 8 类应用了矿物药的藏药处方有 19 个处方用于治疗胃肠病，而且 18 个处方中应用了寒水石，并且应用寒水石时有煅制、奶制、酒制、水煮等不同。可见，藏药中矿物药的应用范围非常广泛，藏医对矿物药的应用有其独到之处。

六、展望

我国地域辽阔，药用矿产资源丰富，种类繁多，分布面积广泛，储量大。例如石膏矿、膨润土矿、滑石矿、高岭土矿、明矾石等矿产资源储量位居世界各国前列。许多省（自治区）矿点的药用矿物品质优良，如青海的芒硝，广西的滑石，湖南和四川的菱锌矿，江苏、福建、浙江的高岭土矿等。丰富的药用矿产资源为我们深入研究与开发利用提供了广阔前景。如药用云母属硅酸盐类矿物白云母矿石，主要从变质岩、花岗岩、伟晶岩及云母片岩中采得，药用白云母主产于内蒙古、辽宁、河北、山西、山东等省（自治区）；代赭石产于河北宣化的宣龙式铁矿；矾石产于浙江、安徽、福建火山岩区；石膏产于湖北应城市等；炉甘石地道药材的产地为广西泗町厂等铅锌矿矿床氧化带；朱砂地道药材产于湘西、黔东汞矿带。然而，从药用矿产资源使用的经济学角度审视，评价准则已经明确、勘查程度相对较高的药用矿种却几乎没有。

我国药用矿产资源虽然种类较多，蕴藏丰富，但开发利用情况却不尽如人意。到目前为止，大多数药用矿产资源开发未与医药产业相结合，未形成产业化。或虽有结合但未发挥其药用产业价值，产业化程度不高。当前我国药用矿产资源开发利用中仍存在一些问题：一是对药用矿物缺乏系统的研究与总结，如有书中将黄铁矿误定名为矿物药自然铜；紫萤石矿物是一种氟化钙成分的矿物，被误定名为紫石英（SiO_2 的矿物）。因此，很有必要对药用矿物进行科学、系统、深入的研究，为进一步对矿物药药理作用机理的研究提供必要的科学数据，也为产业化开发利用提供更加可靠的信息。二是药用矿产资源与市场状况不清。因长期以来未开展药用矿物资源普查工作，资源家底不清，多种原生矿物资源缺少全面、系统的地质资料。现有资料零星、分散，甚至有认识上的错误，远远不能发挥对药用矿产开发利用的指导作用。另外对各种药用矿产成矿条件、分布规模、数量和质量缺乏评价，对各种药用矿物的药用价值、药性功效、治病机制、临床效果缺乏系统研究，导致药用矿产无法准确地和产业开发相结合，市场定位无法进行。三是缺乏统一的药用矿产认定标准与质量评价准则。目前，对我国药用矿产资源的认定和评价尚无统一标准，常常以偏概全。例如矿物药自然铜，具有理气活血、续筋接骨之功效，这是医学临床的宝贵经验。根据现代方法鉴定其矿物成分为黄铁矿。而我国黄铁矿探明储量达 30 多亿吨，成因类型有沉积型、沉积变质型、火山岩型、夕卡岩型和热液型多种，散布全国各地，结构状态、共生矿物、伴生元素多种多样，不能笼统都算作药用矿产资源，而必须通过药效试验、考证或类比，以疗效决定取舍。另一种偏向是脱离产地地质条件，以市售药材作为研究样品，因受市售样品同名异物甚至假冒伪劣的干扰，研究成果可信度差，难以推广应用。四是对矿物药的开采无整体规划，矿物药资源存在盲目滥采、资源浪费现象，尤其是龙骨、琥珀等作为古化石类矿物药，其资源再生性差，若不保护资源、限制开采及出口，这类资源必将日益枯竭，因此加强基础研究积极寻找龙骨等替代药材势在必行。五是专业性研究型人才和学术组织匮乏，是造成药用矿产资源调查与开发利用互相脱节甚至空白的重要原因。当前，我国对药用矿产资源的开发利用重视程度不够，药用矿产资源的研究处于边缘状态，科研与创新速度也较落后。专业性研究型人才的缺乏，使得药用矿产的研究处在分散凌乱的状态，加之缺乏学术性的组织机构，无法开展学术交流活动，知识体系建设推动缓慢。六是各级部门重视不够。历年来，研究药用矿物的中标标书，寥寥无几。近10年来，国家基金委资助基础研究的金额不断加大，但可检索到的与药用矿物学研究相关的标书，仅3项，相对于前期基础工作丰富、可借鉴的研究手段和技术层出不穷动植物药来说，矿物药显然要单薄、苍白很多。获取基金资助的难度，也进一步阻碍了对此课题研究有兴趣的科研工作者，使其工作重心不得不向热点方向转移。

一方面，药用矿物药矿物资源的开发不足极大地限制了矿物药的发展；另一方面，矿物药本身的研究进展相对缓慢滞后，存在尚待解决的问题：在矿物药的炮制方法、剂量大小、服用时限、方剂配伍、临床经验等方面蕴含的科学道理尚待揭示；含有毒性元素的矿物药安全性问题的评价体系尚待建立；可以采用科学的分析方法找出造成毒性元素安全问题的所有可能原因；透彻分析各种类型问题间的逻辑关系，研究毒性元素用药安全的关键环节，包括重金属形态结构、价态配位、动态代谢、量效关系、毒效机制等；新技术、新方法、新理论，特别是代表性重金属与机体之间"构-效-毒""量-效-毒""态效-毒"的识别和评价方法技术；建立多学科交叉解决思路，避免只考虑单一方向而不具多维度。段金廒等学者提出的"金属组学"概念在矿物药研究中的应用，将是研究矿物药的一种可行的理论。

对药用矿产资源的开发，一定要走可持续发展之路，地质学、矿物学、岩石学及中药学等多学科联手共同攻关。不同学科发挥各自优势，相互补充，务必规划产业的长远发展战略，加强资源保护，合理开发与利用资源，维护资源、生态、社会与环境的协调发展。要注意进行综合开发利用，提高资源利用率，普及药用矿产资源知识，变资源优势为经济优势，这样不仅可以避免资源浪费，而且可以大大地提高资源利用价值与经济效益。天然矿物药资源为不可再生资源，为充分利用现有的矿物药资源，也为了更好地继承和发展祖国的中医药文化遗产，使矿物药的研究和利用更进一步地繁荣昌盛起来，药学界应进一步加强对矿物药药理与治病机理的深层次研究，地质矿物界应加强药用矿物资源的调查、地质分析、地道矿物药性状与产地的鉴别与论证。因此地质界与中药界必须携起手来，共同为祖国矿物药的开发利用研究协作共进。

传统矿物药在临床中已有数千年的应用历史，对多种疾病具有重要的治疗作用，然而因其中重金属成分的安全性备受质疑。重金属化合物的生物活性和毒性取决于其价态、生物利用度和剂量，对于传统药物不应谈重金属色变，可充分利用现代技术对传统药物中重金属成分安全性和有效性进行科学评价。今后，对于含重金属传统药物，应深入研究的关键科学问题包括不同形态重金属化合物的体内代谢与毒性机制、疗效评价与风险评估、安全性评价与标准制定等，特别要加强对重金属体内价态及不同价态的药代动力学等基础研究。科学界应面向公众对疾病治疗和含重金属药物合理使用的双重需求，深入研究传统医学临床经验的科学依据。针对含重金属传统药物与安全性关键科学问题，选择好突破点，吸收现代医学的思路和方法，开展深入细致的系统性研究，为科学合理使用含重金属传统药物提供参考，为制定传统药物重金属限量标准提供依据。

总之，对于矿物药及其资源的研究，我们任重道远。我国高等院校应加强矿物资源学科建设，培养中医药学、地质学、化学等交叉学科的复合型人才，为矿产资源的科学利用奠定基础；开展矿物药的深入研究，明确原矿物的活性成分，统一矿物药的名称；矿物药主含无机元素，应加强无机药物的开发，如具抗癌作用的砷制剂及顺铂、具有良好止泻作用的蒙脱石等；逐步建立矿物药质量标准体系，提升矿产资源在医疗中的利用价值。

附　　录

附录1　我国158种重点中药材生产统计情况

种类	种数	总种植面积 （万亩）	中药名称	主要种植省 （自治区、直辖市）	种植面积 （万亩）
乔木类	24种	3 521.43	八角茴香	广西、云南、广东、江西	627.00
			大枣	陕西	80.00
			山茱萸	河南、陕西、浙江、湖北、山西、安徽	81.06
			山楂	山东、山西、河南、河北、辽宁、黑龙江	86.68
			乌梅	福建、四川、云南、广东、安徽	12.84
			龙眼肉	福建、广东	7.06
			肉桂/桂枝	广西、广东、云南	348.67
			红豆杉	云南、福建、湖北、浙江、安徽	46.14
			花椒	甘肃、四川、陕西、重庆	1 198.30
			杜仲	陕西、湖北、贵州、河南	251.22
			皂角刺	河北、山西、山东、湖北、湖南、广西	25.00
			余甘子	云南	3.00
			辛夷	河南、安徽、湖北	31.20
			沉香	广东、海南、云南、福建、广西	22.30
			青果	福建、广东	4.40
			苦杏仁	宁夏、辽宁、山东	36.37
			枇杷叶	福建	5.00
			降香	海南、广东	2.80
			枳壳/枳实	浙江、江西、湖南、四川、重庆	32.27
			厚朴	湖北、湖南、贵州、广西、浙江、福建	154.13
			桑白皮/桑枝/ 桑叶/桑葚	江苏、广东、安徽	11.71
			黄柏	湖北、四川、贵州、湖南、重庆、云南	119.48
			银杏叶/白果	河南、江苏、云南、湖北、重庆	77.60
			槟榔	海南	173.00
灌木类	15种	951.55	山豆根	广西、贵州	3.12
			木瓜	湖北、重庆、四川、安徽	32.27
			连翘	山西、河南、河北、湖北	469.91
			吴茱萸	江西、广西、湖北、湖南、广东、浙江	14.11
			牡丹皮	安徽、河北、浙江	27.31
			沙棘	新疆、河北	30.70
			鸡骨草	广西、广东	3.16
			玫瑰花	甘肃、新疆、浙江、江苏	23.94
			刺五加	黑龙江、吉林	6.10
			罗布麻叶	新疆	1.00

续表

种类	种数	总种植面积 （万亩）	中药名称	主要种植省 （自治区、直辖市）	种植面积 （万亩）
			肿节风	江西、广西、广东、福建	8.60
			栀子	江西、河南、福建、浙江、广西、四川	64.39
			枸杞子	青海、甘肃、宁夏、新疆、河北	149.76
			雷公藤	福建、浙江	3.08
			覆盆子	浙江、江西、安徽	12.24
藤本类	14种	504.05	三叶青	浙江、福建、广西	3.52
			山药	河南、河北、江西、广西、福建、湖北	72.88
			山银花	湖南、广西、重庆、贵州、湖北、广东	97.95
			瓜蒌/瓜蒌子/ 瓜蒌皮/天花粉	浙江、安徽、江苏、四川、河北、湖北	23.99
			五味子	黑龙江、吉林、辽宁、河北、河南	22.19
			防己	江西	2.00
			巴戟天	广东、广西、福建	4.68
			何首乌	贵州、广东、广西、河南、河南、湖北	11.17
			罗汉果	广西、贵州、湖南、福建	15.08
			金银花/忍冬藤	山东、河南、四川、河北、甘肃、浙江	158.68
			胡椒	海南、云南	33.48
			钩藤	贵州、广西、四川、浙江	27.02
			粉葛	广西、广东、江西	16.26
			葛根	湖北、四川、江苏、安徽、浙江、广东	8.08
草本类	89种	3 305.41	人参	吉林、辽宁、黑龙江	386.17
			三七	云南、广西、福建	49.68
			大黄	甘肃、湖北、四川、陕西、青海	49.55
			川牛膝	四川、重庆、湖北	5.86
			川乌/附子	云南、四川、陕西、贵州、湖北	1.73
			川芎	四川、湖北	17.62
			川明参	四川	8.00
			天冬	广西、贵州、四川、广东、重庆	5.82
			天麻	贵州、云南、湖北、陕西、四川、安徽	42.03
			木香	云南、四川	29.54
			太子参	贵州、福建、安徽、浙江、广东	37.96
			车前子	江西、四川、湖北	3.01
			水飞蓟	内蒙古、辽宁、黑龙江	11.95
			牛膝	内蒙古、河南、河北	10.72
			月见草	黑龙江	3.00
			丹参	山东、四川、河南、陕西、河北、山西	77.05
			玉竹	湖南、辽宁、广东、湖北、广西、浙江	26.31
			甘草	甘肃、新疆、宁夏、陕西、内蒙古	40.32
			艾叶	河南、湖北、江西、四川、安徽	68.74
			艾纳香	贵州	5.10
			石斛	云南、四川、贵州、安徽	24.53
			龙胆	云南、辽宁、黑龙江、吉林	25.41
			平贝母	吉林、黑龙江	0.93
			北沙参	内蒙古、河北、山东	3.34
			生姜	云南、广西、四川、湖北、安徽	112.32
			白及	贵州、云南、河南、湖北、四川、陕西	26.84
			白术	河南、湖北、四川、安徽、重庆、河北、 浙江	20.72
			白芍	安徽、四川、山西、山东、新疆、湖北	47.72
			白芷	安徽、四川、河北、重庆、湖北、江苏	13.98

种类	种数	总种植面积 （万亩）	中药名称	主要种植省 （自治区、直辖市）	种植面积 （万亩）
			白花蛇舌草	河南、浙江	8.17
			白鲜皮	黑龙江、辽宁、吉林、内蒙古	12.18
			冬凌草	河南、山西	4.96
			玄参	重庆、湖北、四川、陕西、安徽、浙江	7.27
			半枝莲	河南	5.00
			半夏	甘肃、湖北、贵州、河北、四川	16.01
			地黄	河南、山西、河北、陕西、四川、山东	14.93
			西洋参	山东、吉林、辽宁、黑龙江、陕西	20.38
			百合	湖南、湖北、安徽、四川、广西、吉林	17.97
			百蕊草	安徽	0.01
			当归	甘肃、云南、青海、湖北	71.25
			肉苁蓉	内蒙古、新疆、甘肃	99.29
			延胡索	陕西、浙江、安徽、福建	16.02
			伊贝母	新疆	2.47
			防风	黑龙江、河北、内蒙古、吉林、安徽	29.67
			红花	新疆、甘肃、宁夏、云南	55.19
			红芪	甘肃	8.3
			麦冬	四川、河南、浙江	9.20
			远志	山西、陕西、内蒙古	15.50
			赤芍	黑龙江、山西、内蒙古、吉林	27.06
			苍术	湖北、河北、吉林、辽宁、陕西、河南	10.26
			芡实	江苏、江西、广东	23.87
			还魂草	内蒙古、吉林、黑龙江	1.10
			青蒿	湖南、重庆、广西、四川	19.10
			苦参	河南、山西、河北、辽宁	40.22
			板蓝根	黑龙江、甘肃、河北、宁夏、河南、新疆、安徽	61.97
			金线莲	浙江、福建、广东	1.36
			金莲花	黑龙江、河北、内蒙古、宁夏	4.94
			鱼腥草	贵州、四川、湖北、福建、浙江	14.59
			泽泻	四川、广西	5.84
			细辛	辽宁、黑龙江、陕西、吉林	3.04
			草果	云南	210.00
			南板蓝根	云南、广西、福建、四川	13.52
			砂仁	云南、广东、广西	93.22
			重楼	云南、河南、四川、湖北、浙江	28.91
			姜黄	湖北、四川、重庆	14.48
			前胡	安徽、浙江、四川、重庆、江西	7.74
			莪术	广西、浙江、海南、福建	7.64
			莲子/莲子心/ 荷叶/莲房	江西、湖南、福建、江苏、浙江	75.46
			桔梗	安徽、贵州、河北、内蒙古、河南、陕西、重庆	59.35
			夏枯草	河南、湖北、四川	22.50
			柴胡	山西、河北、陕西、四川、河南、宁夏	77.56
			党参	甘肃、山西、贵州、重庆	85.62
			铁皮石斛	贵州、浙江、云南、福建、广西、广东、安徽	15.85
			益智	海南、广东、广西	22.65
			浙贝母	浙江、江苏、福建	9.32
			黄芩	河北、山西、陕西、内蒙古、甘肃	111.53

续表

种类	种数	总种植面积（万亩）	中药名称	主要种植省（自治区、直辖市）	种植面积（万亩）
			黄芪	甘肃、山西、陕西、河北、宁夏、黑龙江、内蒙古	150.96
			黄连	四川、湖北、云南、重庆、陕西	51.60
			黄精	湖南、贵州、云南、河南、陕西、四川、浙江、江西、湖北、安徽、重庆	58.73
			菟丝子	宁夏、内蒙古、四川、黑龙江	23.20
			菊花	江苏、湖北、安徽、浙江、河北、河南	47.26
			野菊花	湖北、安徽、陕西、山西	6.50
			淫羊藿	河南、贵州、甘肃、吉林	4.32
			续断	云南、四川、湖北	20.41
			款冬花	甘肃、陕西、内蒙古	13.57
			紫苏子/紫苏梗/紫苏叶	黑龙江、河北、湖北、浙江、广东	33.70
			锁阳	甘肃、内蒙古	3.31
			蒲公英	河南、黑龙江、江苏、新疆、内蒙古	6.07
			薏苡仁	贵州、云南、福建、广西	71.60
菌类	3种	24.40	灵芝	安徽、广西、浙江、湖北、广东、福建、四川	2.92
			茯苓	湖北、云南、广西、安徽、四川	18.48
			猪苓	陕西、四川	3.10
动物类	11种	215.50	五灵脂	陕西	养殖鼯鼠约5 000只
			地龙	广东、广西、湖北、安徽、江苏、海南、上海、河南、上海、河南、山东	4000亩，年产1000吨
			全蝎	山东、山西、陕西、河南、河北、宁夏、甘肃、青海	5000亩，年产1000吨
			牡蛎	福建、山东、广东、辽宁、广西、浙江、江苏	214.52
			阿胶	新疆	养殖驴约10万头
			珍珠	海水珍珠：广东、广西　淡水珍珠：安徽、江西、江苏、湖南	海水珍珠：约2.78吨　淡水珍珠：609.35吨
			哈蟆油	东北地区	养殖林蛙约100亿只
			鹿茸	新疆（马鹿）、内蒙古（梅花鹿）	马鹿约1 000头；梅花鹿约3 000头
			蛤蚧	广西、广东、贵州、云南、福建	养殖蛤蚧约20万对
			鳖甲	浙江、湖北、安徽、江西、湖南、广西、广东、江苏	养殖鳖约30万吨
			麝香	陕西	养殖林麝约3.1万头
人工加工类	2种	6.30	天然冰片	江西、广东	5.50
			青黛	福建（马蓝）	0.80
合计	158种	8 528.64			

附录 2　中药新药相关指导原则之导图摘要

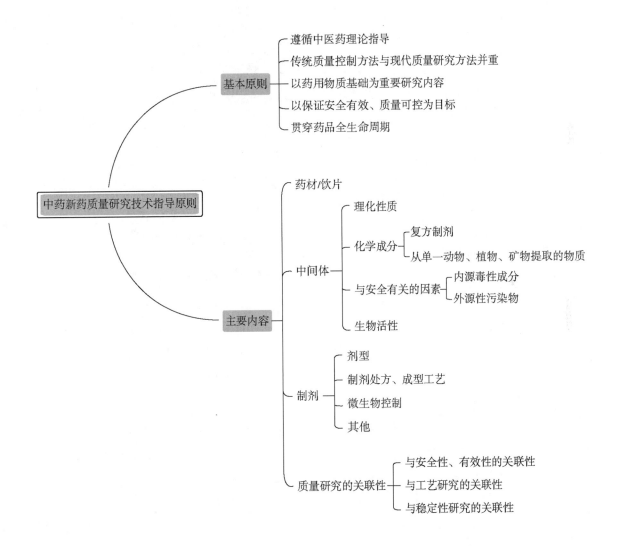

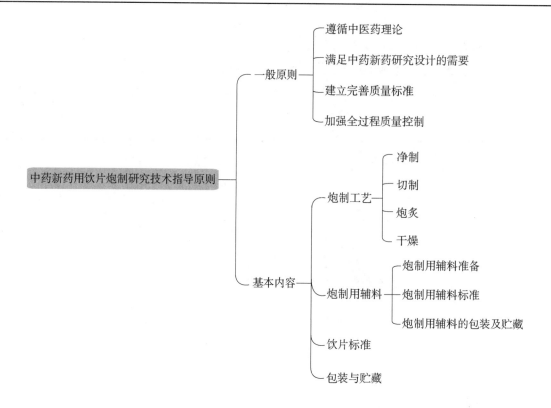

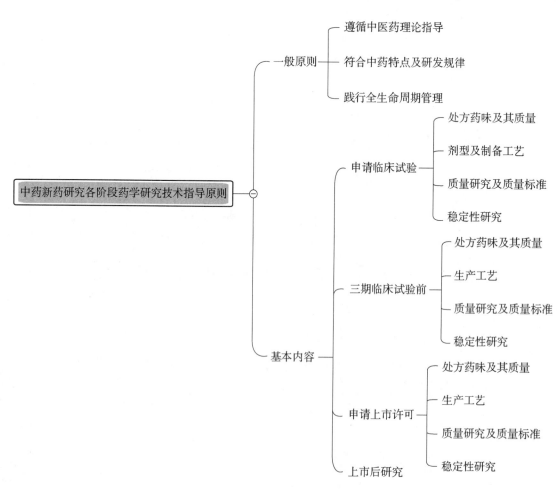

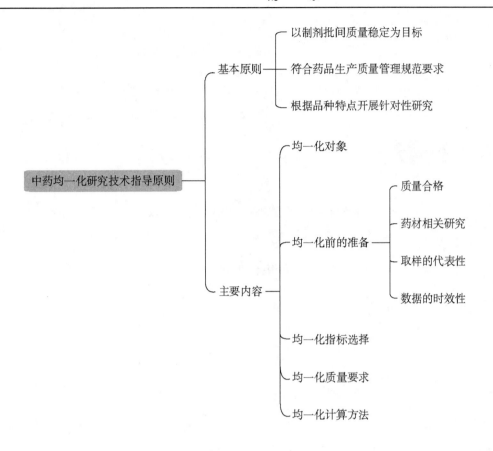

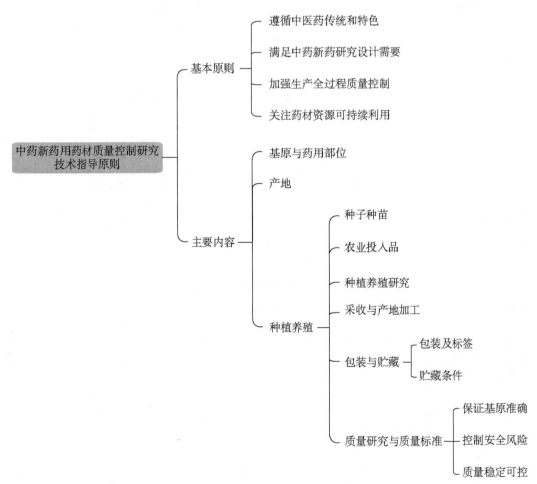

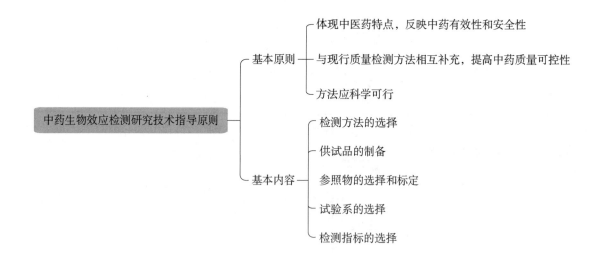

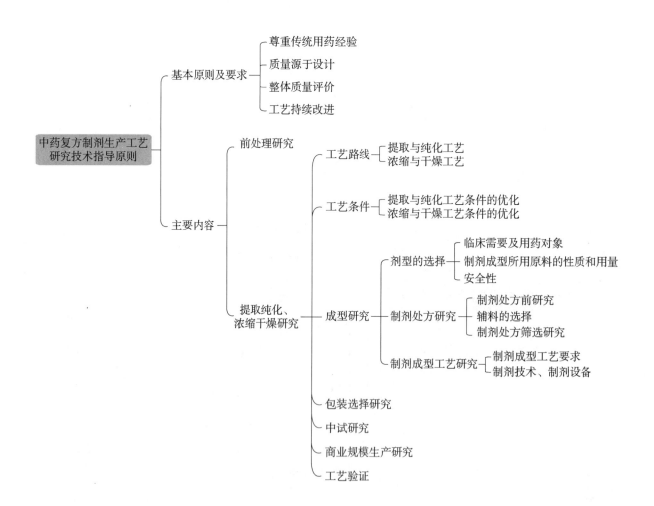

参 考 文 献

[1] 王继永，王浩，曾燕，等．中药材种业发展现状及品牌化战略路径［J］．中国现代中药，2021（6）：1－15.

[2] 赵鑫，葛慧，王盼，等．中药材种子种苗繁育现状及发展建议［J］．中国种业，2021（5）：28－31.

[3] 曾燕，焦连魁，李进瞳，等．现代中药材种业发展的产业和技术需求分析［J］．中国现代中药，2022，24（2）：198－209.

[4] 李鹏英，尚兴朴，曾燕，等．中药材产业扶贫现状经验探讨及可持续发展建议［J］．中国现代中药，2021，23（3）：409－416.

[5] 程蒙，杨光，黄璐琦．《中国中药资源发展报告（2019）》综述——中药资源发展七十年历程与展望［J］．中国食品药品监管，2021（3）：16－27.

[6] 杜弢，杨福红，蔺海明，等．政产研结合推动中药材种业快速发展［J］．中国种业，2020（12）：14－17.

[7] 尚兴朴，朱勇，邓庭伟，等．我国中药材种子丸粒化研究进展［J］．中国现代中药，2021，23（7）：1299－1303.

[8] 尚兴朴，邓庭伟，曾燕，等．我国中药材种衣剂的研究进展［J］．中国现代中药，2019，21（11）：1587－1591.

[9] 陇萃源．2019—2020年中药材及饮片进出口概况［EB/OL］．（2021－02－04）［2022－03－25］．http://www.longcuiyuan.com/news-id-8694.html.

[10] 赛柏蓝．国家药监局发布中药重磅文件　促进中药传承创新发展［EB/OL］．（2020－12－27）［2022－03－25］．https://med.sina.com/article_detail_103_1_94107.html.

[11] 中华人民共和国中央人民政府．国务院办公厅印发关于加快中医药特色发展若干政策措施的通知［EB/OL］．（2021－02－09）［2022－03－25］．http://www.gov.cn/zhengce/content/2021-02/09/content_5586278.htm.

[12] 国家药品监督管理局．"十四五"国家药品安全及促进高质量发展规划［EB/OL］．（2021－12－30）［2022－03－25］．https://www.nmpa.gov.cn/directory/web/nmpa/xxgk/fgwj/gzwj/gzwjzh/20211230192314164.html.

[13] 国家药品监督管理局．《推进中医药高质量融入共建"一带一路"发展规划（2021—2025年）》政策解读［EB/OL］．（2022－01－15）［2022－03－25］．http://ghs.satcm.gov.cn/zhengcewenjian/2022-01-15/24183.html.

[14] 黎麟．《中国药典》2020年版第四部通用技术要求增修订概况［EB/OL］．（2021－03－06）［2022－03－25］．https://www.cn-healthcare.com/articlewm/20210306/content-1195953.html.

[15] 方雅冰，李全新．中国中药材产业健康发展分析与对策［J］．农业展望，2021，17（10）：123－129.

[16] 张萍，郭晓晗，荆文光，等．2020年全国中药材及中药饮片质量情况分析［J］．中国现代中药，2021，23（10）：1671－1678.

[17] 中国食品药品检定研究院．国家药品抽检年报（2020）［EB/OL］．（2021－03－19）［2022－03－25］．https://www.nifdc.org.cn/nifdc/bshff/gjchj/gjchjtzgg/202103231108143186.html.

[18] 医药网．2021年中药材进出口顺差加大　香料是绝对主力！［EB/OL］．（2022－02－14）［2022－03－25］．http://news.pharmnet.com.cn/news/2022/02/14/563454.html.

[19] 魏锋，戴忠，马双成．我国中药质量概况（二）中成药［EB/OL］．（2020－12－28）［2022－03－25］．http://www.cnpharm.com/c/2020-12-28/769545.shtml.

[20] 中国中医药报．擦亮中药炮制"明珠"（中药产业周刊）［EB/OL］．（2020－12－10）［2022－03－25］．http://www.100md.com/html/paper/cntcm/5380/6174.htm.

[21] 江启明．中药外源污染物的防控方法［J］．环境与发展，2021，33（1）：88－92.

[22] 杨昌贵，周涛，张小波，等．中药材农药残留现状分析与安全保障建议［J］．中国中药杂志，2022，47（6）：1421－1426.

[23] 张炼．中药市场乱象亟待正本清源［EB/OL］．（2021－05－18）［2022－03－25］．https://ky.scol.com.cn/jrtj/

202105/58154460. html.

［24］安徽药品监管．国家药监局新发布 3 项中药相关补充检验方法［EB/OL］．（2021 - 04 - 16）［2022 - 03 - 25］．
https：//www. 163. com/dy/article/G7NLCDCM0514FEL9. html.

［25］国家药品监督管理局．国家药监局关于发布根痛平片中松香酸检查项补充检验方法等 3 项补充检验方法的公告
（2021 年第 47 号）［EB/OL］．（2021 - 04 - 01）［2022 - 03 - 25］．https：//www. nmpa. gov. cn/xxgk/ggtg/qtggtg/
20210401164228117. html.

［26］国家药品监督管理局．国家药监局关于发布消肿片中松香酸检查项和复方龙胆碳酸氢钠片中土大黄苷检查项 2 项
补充检验方法的公告（2021 年第 124 号）［EB/OL］．（2021 - 10 - 15）［2022 - 03 - 25］．https：//www. nmpa. gov.
cn/yaopin/ypgngtg/20211015172352135. html.

［27］王卡拉．今年 146 批次中药材/中药饮片不合格江西和硕药业屡被处罚［EB/OL］．（2021 - 06 - 17）［2022 - 03 -
25］．https：//finance. china. com. cn/industry/medicine/20210617/5595139. shtml.

［28］魏锋，戴忠，马双成．我国中药材及饮片的掺伪掺杂行为有哪些？［EB/OL］．（2021 - 01 - 12）［2022 - 03 - 25］．
https：//www. sohu. com/a/443950009_749842.

［29］国家药品监督管理局．国家药监局关于发布人参养荣丸中拟人参皂苷 F11 检查项补充检验方法等 3 项补充检验方
法的公告（2021 年第 72 号）［EB/OL］．（2021 - 05 - 25）［2022 - 03 - 25］．https：//www. nmpa. gov. cn/xxgk/ggtg/
qtggtg/20210525172337140. html.

［30］国家药品监督管理局．国家药监局关于发布黄连上清丸等水丸中水稻源性成分检查项补充检验方法等 2 项补充检
验方法的公告（2021 年第 101 号）［EB/OL］．（2021 - 08 - 23）［2022 - 03 - 25］．https：//www. nmpa. gov. cn/xxgk/
ggtg/qtggtg/20210823090322158. html.

［31］国家药品监督管理局．国家药监局关于发布人参、西洋参药材中高锰酸盐检查项和阿胶益寿口服液中牛皮源成分
检查项 2 项补充检验方法的公告（2021 年第 120 号）［EB/OL］．（2021 - 10 - 08）［2022 - 03 - 25］．https：//
www. nmpa. gov. cn/xxgk/ggtg/qtggtg/20211008171759154. html.

［32］国家药品监督管理局．药品不良反应检测年度报告（2020）［EB/OL］．（2021 - 03 - 26）［2022 - 03 - 25］．
https：//www. nmpa. gov. cn/xxgk/fgwj/gzwj/gzwjyp/20210325170127199. html.

［33］医学界临床药学频道．药监局「点名」三黄片等 5 种中成药，新增这些不良反应！［EB/OL］．（2021 - 09 - 18）
［2022 - 03 - 25］．https：//www. 163. com/dy/article/GK789FVI0514ADH8. html.

［34］谷升盼，付淑军，MUSSA Ally，等．雷公藤片中 5 种有效成分同时测定及其质量评价研究［J］．天津中医药，
2015，32（1）：38 - 41.

［35］腾讯网．不良反应尚不明确？药监局出手，中药说明书或将全面修改［EB/OL］．（2021 - 10 - 22）［2022 - 03 -
25］．https：//new. qq. com/omn/20211022/20211022A0A6E600. html.

［36］国家药品监督管理局．国家药监局关于修订小儿咽扁颗粒等 5 种药品说明书的公告（2021 年　第 112 号）［EB/
OL］．（2021 - 09 - 16）［2022 - 03 - 25］．https：//www. nmpa. gov. cn/xxgk/ggtg/ypshmshxdgg/20210916171726133.
html.

［37］医药网．百余种中成药修改说明书　不良反应尚不明确将成历史？［EB/OL］．（2021 - 03 - 18）［2022 - 03 - 25］．
http：//news. pharmnet. com. cn/news/2021/03/18/552279. html.

［38］国家中医药管理局．治疗新冠肺炎　中医药全过程起效［EB/OL］．（2020 - 04 - 04）［2022 - 03 - 25］．http：//
www. satcm. gov. cn/xinxifabu/meitibaodao/2020-04-04/14460. html.

［39］国家药品监督管理局．对十三届全国人大四次会议第 8836 号建议的答复［EB/OL］．（2021 - 10 - 11）［2022 - 03 -
25］．https：//www. nmpa. gov. cn/zwgk/jyta/rdjy/20211011085349158. html？type = pc&m = .

［40］黄璐琦．中国中药资源发展报告（2019）［M］．上海：上海科学技术出版社，2019.

［41］中华人民共和国中央人民政府．国务院办公厅印发关于加快中医药特色发展若干政策措施的通知［EB/OL］．
（2021 - 02 - 09）［2022 - 03 - 25］．http：//www. gov. cn/zhengce/content/2021-02/09/content_5586278. htm.

［42］中华人民共和国中央人民政府．《全国道地药材生产基地建设规划（2018—2025 年）》［EB/OL］．（2018 - 12 -
18）［2022 - 03 - 25］．http：//www. gov. cn/gongbao/content/2019/content_5380376. htm.

［43］段金廒，宿树兰，严辉，等．2016—2020 年我国中药资源学学科建设及科学研究进展与展望［J］．中草药，2021，
52（17）：5151 - 5165.

［44］郑春松．关于建设福建"互联网+道地药材"标准化服务的建议与思考［J］．福建中医药，2019，50（5）：87 -
88.

［45］高红艳，宋欣阳，黄奕然，等．中药国际标准构建的战略思考［J］．世界科学技术—中医药现代化，2021，

23（1）：33 - 38.

［46］ 杨彬，李遇伯，张艳军．基于单细胞转录组学的多基原有毒中药危害识别研究思路及方法［J］．中草药，2021，52（13）：3783 - 3789.

［47］ 李耿，李振坤，杨洪军，等．中成药价值与风险多维评价模型构建［J］．中国中药杂志，2021，46（5）：1284 - 1292.

［48］ 杜乐梅，付淑军，吴增光，等．黄独素B的体外代谢通路及其代谢产物研究［J］．中草药，2019，50（23）：5760 - 5766.

［49］ 中国药理学会生化与分子药理学专业委员会．第十届全国药物和化学异物代谢学术会议暨第三届ISSX/CSSX联合学术会议第二轮通知［C］．中国药理学会生化与分子药理学专业委员会网络药理学研讨会论文摘要，2012：14 - 17.

［50］ 刘福梅，王连心，谢雁鸣．中药安全性信号早期发现与风险管控［J］．中国中药杂志，2021，46（21）：5456 - 5461.

［51］ 赛柏蓝．中药饮片开始全程追溯，千亿市场或生变［EB/OL］．（2022 - 03 - 02）［2022 - 03 - 25］．https：//www.cn-healthcare.com/articlewm/20220302/content-1320639.html.

［52］ 刘晴晴，冉晔，王萍，等．我国中药追溯法律规制研究［J］．中国卫生法制，2021，29（2）：38 - 41.

［53］ 国家药品监督管理局．国家药监局关于公开征求《药品追溯码印刷规范（征求意见稿）》等2个标准意见的通知［EB/OL］．（2021 - 06 - 21）［2022 - 03 - 25］．https：//www.nmpa.gov.cn/xxgk/zhqyj/zhqyjzh/20210621161500105.html.

［54］ 国家药品监督管理局．"十四五"国家药品安全及促进高质量发展规划，［EB/OL］．（2021 - 12 - 30）［2022 - 03 - 25］．https：//www.nmpa.gov.cn/xxgk/fgwj/gzwj/gzwjzh/20211230192314164.html.

［55］ 赛柏蓝．想要优质中药材　这个环节必须做好［EB/OL］．（2021 - 12 - 22）［2022 - 03 - 25］．https：//med.sina.com/article_detail_103_1_110379.html.

［56］ 嘉峪检测网．《中药新药研究各阶段药学研究技术指导原则（试行）》解读［EB/OL］．（2021 - 05 - 07）［2022 - 03 - 25］．http：//www.anytesting.com/news/1924379.html.

［57］ 杨媛．中药质量标志物（Q-Marker）知识产权保护的研究［J］．中草药，2021，52（23）：7401 - 7406.

［58］ 张铁军，白钢，陈常青，等．基于"五原则"的复方中药质量标志物（Q-Marker）研究路径［J］．中草药，2018，49（1）：1 - 13.

［59］ 阳长明，杨平，刘乐环，等．中药质量标志物（Q-Marker）研究进展及对中药质量研究的思考［J］．中草药，2021，52（9）：2519 - 2526.

［60］ 朱婉丽．中药资源价格影响因素与实现机制研究［D］．南京：南京中医药大学，2015.

［61］ 于淼，郭崇慧．中药材价格指数编制与研究综述［C］．第十四届（2019）中国管理学年会论文集，2019：491 - 496.

［62］ 张萍，郭晓晗，荆文光，等．2020年全国中药材及中药饮片质量情况分析［J］．中国现代中药，2021，23（10）：1671 - 1678.

［63］ 国家中医药管理局．新版药品管理法来了！中药内容有这些新变化［EB/OL］．（2019 - 08 - 27）［2022 - 03 - 25］．http：//www.satcm.gov.cn/xinxifabu/shizhengyaowen/2019-08-27/10690.html.

［64］ 汤少梁，蒋苏苑．中药材市场价格波动成因分析及对策建议——基于中药材的"农副产品"属性［J］．价格理论与实践，2014（1）：70 - 71.

［65］ 孟植良，孝金波．我国全面禁止非法野生动物交易、革除滥食野生动物陋习［EB/OL］．（2020 - 02 - 24）［2022 - 03 - 25］．http：//npc.people.com.cn/n1/2020/0304/c14576-31616523.html.

［66］ 杨俊丽，黄丽丹，张亚中，等．萹蓄的研究进展［J］．安徽医药，2016，20（6）：1025 - 1029.

［67］ 马川，彭成，李馨蕊，等．广藿香化学成分及其药理活性研究进展［J］．成都中医药大学学报，2020，43（1）：72 - 80.

［68］ 宋静，陈亚南，饶高雄．莲须化学成分与药理作用的研究进展［J］．中国当代医药，2020，27（19）：31 - 34.

［69］ 侯振丽，胡爱林，石旭柳，等．八角茴香的化学成分及生物活性研究进展［J］．中药材，2021（8）：2018 - 2027.

［70］ 范蕙淇，赵嫣虹．海螵蛸的研究进展［J］．中国民族民间医药，2016，25（4）：47 - 48.

［71］ 朱云霞．戒毒中药济泰片中白豆蔻及肉桂的活性组分分离纯化研究［D］．华东理工大学，2011.

［72］ 赵成坚，霍娟，徐永莉，等．近20年蛤蚧的研究进展［J］．中国药房，2021，32（22）：2798 - 2802.

［73］ 付强，王萍，杜宇凤，等．威灵仙化学成分及其药理活性最新研究进展［J］．成都大学学报（自然科学版），2018，37（2）：113 - 119.

［74］ 郑艳青，王艳敏．乌梢蛇的化学成分及分析方法研究进展［J］.中国药业，2006（21）：59-60.

［75］ 卢杰，邹凯，蔡锦源，等．半边莲有效成分分离提取研究进展［J］.轻工科技，2015，31（9）：33-34.

［76］ 张玉杰，李明春，张华，等．半边莲药理作用及机制的研究进展［J］.中国药师，2015，18（8）：1376-1378.

［77］ 魏舒婷，刘元乾，黄坚，等．吴茱萸化学成分、药效及肝毒性的研究进展［J］.世界中医药，2020，15（23）：3580-3585+3592.

［78］ 毛景欣，王国伟，易墁，等．川木香化学成分及药理作用研究进展［J］.中草药，2017，48（22）：4797-4803.

［79］ 胡立宏，房士明，刘虹，等．蒲黄的化学成分和药理活性研究进展［J］.天津中医药大学学报，2016，35（2）：136-140.

［80］ 粟倩，吴萍，夏伯候，等．百合化学成分及药理活性研究进展［J］.中国药学杂志，2021，56（11）：875-882.

［81］ 孔伟华，徐建波，崔琦，等．白及化学成分、药理作用和白及多糖提取工艺的研究进展［J］.中医药信息，2021，38（9）：69-78.

［82］ 严辉，蓝锦珊，濮宗进，等．梅花化学成分与药理活性研究进展［J］.中草药，2021，52（11）：3453-3461.

［83］ 刘俐，何清湖，唐宇，等．龟甲的现代研究进展［J］.湖南中医杂志，2020，36（7）：181-183.

［84］ 彭美晨，艾晓辉．秦艽花化学成分、药理作用及其临床应用的研究进展［J］.中南药学，2021，19（6）：1243-1249.

［85］ 黄盼，周改莲，周文良，等．广金钱草的化学成分、药理作用及质量控制研究进展［J］.中华中医药学刊，2021，39（7）：135-139.

［86］ 潘慧清，朱平，魏学明，等．概述板蓝根的研究进展［J］.中国医药指南，2018，16（30）：22-24.

［87］ 黄璐琦，张小波．全国中药材生产统计报告［M］.上海：上海科学技术出版社，2021.

［88］ 王慧，张小波，汪娟，等．2020年全国中药材种植面积统计分析［J］.中国食品药品监管，2022（1）：4-9.

［89］ 国家林业和草原局．中国林业和草原统计年鉴［M］.北京：中国林业出版社，2019.

［90］ 杨明，丁立威，丁乡．人参产销趋势分析［J］.中国现代中药，2013，15（3）：241-244.

［91］ 王宏阳．吉林统计年鉴［M］.北京：中国统计出版社，2021.

［92］ 魏红江，张玉平．辽宁统计年鉴［M］.北京：中国统计出版社，2021.

［93］ 李建明．黑龙江垦区统计年鉴［M］.北京：中国统计出版社，2010.

［94］ 王密．2021年中国人参种植面积、产量及相关企业经营分析［EB/OL］.（2022-01-02）［2022-03-25］.https://www.chyxx.com/industry/202201/991561.html.

［95］ 任珩，王君兰．我国枸杞产业发展现状及提升路径［J］.科技促进发展，2019，15（3）：310-317.

［96］ 曹伍斌．2020年中国枸杞行业产量、消费量统计及市场规模分析［EB/OL］.（2021-04-07）［2022-03-25］.https://www.chyxx.com/industry/202104/943613.html.

［97］ 李学斌，赵志锋，陈林，等．宁夏甘草产业发展现状及对策研究［J］.生态经济，2012（12）：132-135.

［98］ 王琼，李捷，司马依·合斯莱提．新疆甘草资源开发利用现状与保护措施［J］.草食家畜，2018（2）：52-56.

［99］ 张升明，王绍柏．从市场需求角度谈天麻产业发展趋势与建议［J］.食药用菌，2022，30（1）：7-10.

［100］ 李啸浪，王璐，卢博礼，等．贵州天麻产业发展现状及对策［J］.中国热带农业，2018（5）：19-22+57.

［101］ 李浦，朱永清，向卓亚，等．川天麻现状和发展前景［J］.四川农业科技，2021（12）：81-82.

［102］ 王密．2020年中国天麻发展现状及趋势分析［EB/OL］.（2020-12-30）［2022-03-25］.https://www.chyxx.com/industry/202012/919901.html.

［103］ 中研网．中国陈皮行业现状及市场规模分析［EB/OL］.（2021-09-23）［2022-03-25］.https://www.chinairn.com/hyzx/20210923/120803520.shtml.

［104］ 蒋林，杜卓．全国陈皮产业分析及新会陈皮与其他品种的区别［C］.第三届中国·新会陈皮产业发展论坛主题发言材料，2011：36-50.

［105］ 陈皮称宝·集久益香．新会陈皮年亩产量多少？新会陈皮历年产量数据［EB/OL］.（2020-06-26）［2022-03-25］.http://www.99bbs.cn/chenpiasi/2020-06-26/751.html.

［106］ 祁春节，顾雨檬，曾彦．我国柑橘产业经济研究进展［J］.华中农业大学学报，2021，40（1）：58-69.

［107］ 奎国秀，祁春节．我国柑橘产业生产贸易的变化及机遇与挑战［J］.中国果树，2021（6）：93-97.

［108］ 段琼辉，李永．中药资源现状与可持续发展［J］.西部中医药，2013，26（10）：142-144.

［109］ 孙红祥．中药资源开发利用与可持续发展［J］.中国兽药杂志，2003（4）：37-41.

［110］ 孟宪军，刘顺航，王平．中药资源的综合利用与可持续发展［J］.中国中西医结合杂志，2008（5）：463-465.

［111］ 张文晋，曹也，张燕，等．中药材GAP基地建设现状及发展策略［J］.中国中药杂志，2021，46（21）：5555-

5559.

[112] 王红阳，康传志，张文晋，等．中药生态农业发展的土地利用策略［J］．中国中药杂志，2020，45（9）：1990 - 1995.

[113] 林义平，田斌，瞿孝兰，等．中药资源可持续发展现状分析及对策［J］．中药与临床，2019，10（Z2）：1 - 3+7.

[114] 张小波，李大宁，郭兰萍，等．关于建立中药资源动态监测机制的探讨［J］．中国中药杂志，2013，38（19）：3223 - 3225.

[115] 司亚庆，蒋益萍，辛海量．浅谈中药资源保护存在的问题和对策［J］．药学实践杂志，2016，34（5）：396 - 398.

[116] 任德金，周荣汉．中药材生产质量管理规范（GAP）实施指南［M］．北京：中国农业出版社，2003.

[117] 潘建武，王军．中药资源的科学发展战略探讨［J］．甘肃中医，2008（9）：5 - 6.

[118] 李隆云，钟国跃，卫莹芳，等．中国中药种质资源的保存与评价研究［J］．中国中药杂志，2002（9）：4 - 8.

[119] 王丽英．打造行业平台　推进中药资源可持续发展——中国中药协会中药材种植养殖专业委员会在京成立［J］．中国现代中药，2006（12）：4 - 5.

[120] 罗丹云．生物技术对促进安顺中药现代化可持续发展的作用［J］．宁夏农林科技，2011，52（8）：74 - 75+107.

[121] 中华人民共和国中央人民政府．国家中医药管理局关于印发《全国道地药材生产基地建设规划（2018—2025年)》的通知［EB/OL］．（2018 - 12 - 18）［2022 - 03 - 25］．http://www.gov.cn/zhengce/zhengceku/2018-12/31/content_5443381.htm.

[122] 国家林业和草原局政府网．2020 年中国国土绿化状况公报［EB/OL］．（2021 - 03 - 11）［2022 - 03 - 25］．https://www.forestry.gov.cn/main/63/20210407/182606528381221.html.

[123] 国家林业和草原局政府网．2020 年中国野生动植物保护十件大事［EB/OL］．（2021 - 03 - 30）［2022 - 03 - 25］．http://www.forestry.gov.cn/main/586/20210329/221028198397084.html.

[124] 国家林业和草原局政府网．国家林业和草原局关于规范禁食野生动物分类管理范围的通知［EB/OL］．（2020 - 09 - 30）［2022 - 03 - 25］．http://www.forestry.gov.cn/main/5461/20200930/165748565561144.html.

[125] 国家林业和草原局政府网．国家林业和草原局关于印发林草中药材生态种植、野生抚育、仿野生栽培 3 个通则的通知［EB/OL］．（2021 - 07 - 08）［2022 - 03 - 25］．https://mp.weixin.qq.com/s/buc2RtY0TwSu07kFgSLAOw.

[126] 中国中药协会．光明日报：中医药传承创新发展跑出"加速度"［EB/OL］．（2020 - 11 - 08）［2022 - 03 - 25］．http://www.catcm.org.cn/newsmain.asp?id=11428&tid=&cname=.

[127] 湖北省人民政府．《湖北省中医药条例》全文［EB/OL］．（2019 - 08 - 26）［2022 - 03 - 25］．http://www.hubei.gov.cn/zwgk/hbyw/hbywqb/201908/t20190826_1408764.shtml.

[128] 国家中医药管理局．山西省印发《关于建设中医药强省的实施方案》，包括七大工程 26 条举措［EB/OL］．（2020 - 04 - 01）［2022 - 03 - 25］．http://www.satcm.gov.cn/xinxifabu/gedidongtai/2020-04-01/14407.html.

[129] 国家中医药管理局．《陕西省中医药条例》今日正式实施！［EB/OL］．（2020 - 04 - 01）［2022 - 03 - 25］．http://www.satcm.gov.cn/xinxifabu/gedidongtai/2020-04-01/14422.html.

[130] 国家中医药管理局．四川省委省政府印发《关于促进中医药传承创新发展的实施意见》［EB/OL］．（2020 - 04 - 12）［2022 - 03 - 25］．http://www.satcm.gov.cn/xinxifabu/gedidongtai/2020-04-12/14599.html.

[131] 国家中医药管理局．河南省委省政府印发《关于促进中医药传承创新发展的实施意见》［EB/OL］．（2020 - 04 - 15）［2022 - 03 - 25］．http://www.satcm.gov.cn/xinxifabu/gedidongtai/2020-04-15/14657.html.

[132] 广西壮族自治区人民政府．关于促进中医药壮瑶医药传承创新发展的实施意见［EB/OL］．（2020 - 05 - 07）［2022 - 03 - 25］．http://www.gxzf.gov.cn/gxyw/t5312072.shtml.

[133] 广西壮族自治区人民政府．广西壮族自治区人民政府办公厅关于印发促进全区中药材壮瑶药材产业高质量发展实施方案的通知（桂政办发〔2020〕98 号）［EB/OL］．（2021 - 01 - 04）［2022 - 03 - 25］．http://www.gxzf.gov.cn/zfwj/zzqrmzfbgtwj_34828/2020ngzbwj_34844/t7541376.shtml.

[134] 广东中医药．广东省委省政府印发《关于促进中医药传承创新发展的若干措施》［EB/OL］．（2020 - 04 - 24）［2022 - 03 - 25］．https://mp.weixin.qq.com/s/4kBb5PCqmJfuKn5DoU2i3A.

[135] 国家中医药管理局．黑龙江省委省政府印发《关于促进中医药传承创新发展的实施意见》［EB/OL］．（2020 - 06 - 28）［2022 - 03 - 25］．http://www.satcm.gov.cn/xinxifabu/gedidongtai/2020-06-28/15738.html.

[136] 国家中医药管理局．海南省委、省政府印发《关于促进中医药在海南自由贸易港传承创新发展的实施意见》［EB/OL］．（2020 - 11 - 05）［2022 - 03 - 25］．http://www.satcm.gov.cn/xinxifabu/gedidongtai/2020-11-05/18008.html.

［137］国家中医药管理局．重庆市委、市人民政府出台《关于促进中医药传承创新发展的实施意见》［EB/OL］．（2020－10－21）［2022－03－25］．http://www.satcm.gov.cn/xinxifabu/gedidongtai/2020-11-04/17974.html.

［138］国家中医药管理局．云南省委省政府印发《关于促进中医药传承创新发展的实施意见》［EB/OL］．（2020－11－19）［2022－03－25］．http://www.satcm.gov.cn/xinxifabu/gedidongtai/2020-11-19/18351.html.

［139］国家中医药管理局．江苏省委省政府印发《关于促进中医药传承创新发展的实施意见》［EB/OL］．http://www.satcm.gov.cn/xinxifabu/gedidongtai/2020-12-17/19034.html，2020－12－17/2022－03－25.

［140］国家中医药管理局．《吉林省中医药发展条例》发布，将中医药纳入突发公共卫生事件应急体系［EB/OL］．（2020－12－10）［2022－03－25］．http://www.satcm.gov.cn/xinxifabu/gedidongtai/2020-12-10/18948.html.

［141］光明网．我国加入《濒危野生动植物种国际贸易公约》40周年携手推进全球生物多样性保护［EB/OL］．（2021－04－08）［2022－03－25］https://m.gmw.cn/baijia/2021-04/08/34751407.html，/.

［142］陈文玲，张瑾．充分发挥我国中医药独特优势　新形势下应加快构建中西医并重的医药卫生体制［J］．人民论坛·学术前沿，2021（12）：64－83.

［143］赵润怀，贾海彬，周永红，等．我国动物药资源供给现状及可持续发展的思考［J］．中国现代中药，2020，22（6）：835－839.

［144］中国食品药品监管杂志．关注｜GEF－UNDP"科研单位生物遗传资源获取与惠益分享（ABS）能力建设与意识提升"培训会·北京站顺利召开［EB/OL］．（2020－12－15）［2022－03－25］．https://mp.weixin.qq.com/s/vqSXryiuEPaAdVdzcZPe6Q.

［145］中国食品药品监管杂志．关注｜GEF－UNDP"科研单位生物遗传资源获取与惠益分享（ABS）能力建设与意识提升"培训会·南宁站顺利召开［EB/OL］．（2021－01－08）［2022－03－25］．https://mp.weixin.qq.com/s/BTtGuH0JiP0Kzgk-IHCQRA.

［146］王继永，郑司浩，曾燕，等．中药材种质资源收集、保存与评价利用现状［J］．中国现代中药，2020，22（3）：311－321.

［147］池秀莲，郭婷，王庆刚，等．华中地区国家级自然保护区对药用维管植物的就地保护现状［J］．生物多样性，2020，28（2）：135－143.

［148］单章建，阙灵，陈淑楠，等．江西省药用维管植物的分布特征和保护现状分析［J］．植物资源与环境学报，2020，29（3）：50－57.

［149］赵小惠，刘霞，陈士林，等．药用植物遗传资源保护与应用［J］．中国现代中药，2019，21（11）：1456－1463.

［150］陈虞超，李晓琳，赵玉洋，等．珍稀濒危药用植物资源离体保存研究进展［J］．世界中医药，2021，16（7）：1018－1030.

［151］刘伟，丁长松，梁杨．中药种质资源信息系统的设计与实现［J］．中国中医药信息杂志，2017，24（5）：5－7.

［152］华柄数据．为了拯救珍稀濒危中药，科学家频出奇招，研究出这些高科技！［EB/OL］．（2021－08－05）［2022－03－25］．https://baijiahao.baidu.com/s?id=1707241464746355668&wfr=spider&for=pc.

［153］普瑞康．喜报！大连普瑞康"雪莲、人参等药用植物细胞和不定根培养及产业化关键技术"获得2019年国家科技进步奖［EB/OL］．（2020－01－10）［2022－03－25］．http://www.practical-bio.com/newsinfo/2058842.html.

［154］中国科学院昆明植物研究所．昆明植物所在民族医药研究领域又获新成果：《民族药用植物社区保护新方法》通过成果评定［EB/OL］．（2014－08－13）［2022－03－25］．http://www.kib.ac.cn/xwzx/kyjz/201408/t20140813_4184309.html.

［155］李红英，李昊民，杨宇明．药用植物资源的社区参与式保护途径——以丽江老君山风景名胜区鲁甸乡为例［J］．西南农业大学学报（社会科学版），2012，10（10）：6－9.

［156］赵润怀，贾海彬，周永红，等．我国动物药资源供给现状及可持续发展的思考［J］．中国现代中药，2020，22（6）：835－839.

［157］国家药品监督管理局．《中药注册分类及申报资料要求》政策解读［EB/OL］．（2020－09－30）［2022－03－25］．https://www.nmpa.gov.cn/directory/web/nmpa/xxgk/zhcjd/zhcjdyp/20200930164259184.html.

［158］国家药品监督管理局．国家药监局药审中心关于发布《中药新药用药材质量控制研究技术指导原则（试行）》等3个指导原则的通告（2020年第31号）［EB/OL］．（2020－10－16）［2022－03－25］．https://www.nmpa.gov.cn/xxgk/ggtg/qtggtg/20201016144518188.html.

［159］国家药品监督管理局．国家药监局药审中心关于发布《中药注册受理审查指南（试行）》的通告（2020年第34号）［EB/OL］．（2020－10－22）［2022－03－25］．https://www.cqn.com.cn/ms/content/2020-10/22/content_8639669.htm.

［160］　国家药品监督管理局．国家药监局药审中心关于发布《中药新药研究各阶段药学研究技术指导原则（试行）》的通告（2020 年第 37 号）［EB/OL］．（2020 - 11 - 05）［2022 - 03 - 25］．https：//www. nmpa. gov. cn/xxgk/ggtg/qtggtg/20201105141913181. html.

［161］　国家药品监督管理局．国家药监局药审中心关于发布《中药均一化研究技术指导原则（试行）》的通告（2020 年第 38号）［EB/OL］．（2020 - 11 - 05）［2022 - 03 - 25］．http：//www. cde. org. cn/news. do? method = viewInfoCommon&id =1e0dd4a2067b4926.

［162］　国家药品监督管理局．国家药监局药审中心关于发布《中药复方制剂生产工艺研究技术指导原则（试行）》的通告（2020 年第 43 号）［EB/OL］．（2020 - 12 - 04）［2022 - 03 - 25］．https：//www. nmpa. gov. cn/xxgk/ggtg/qtggtg/20201204153840138. html.

［163］　国家药品监督管理局．国家药监局药审中心关于发布《中药生物效应检测研究技术指导原则（试行）》的通告（2020 年第 50 号）［EB/OL］．（2021 - 02 - 09）［2022 - 03 - 25］．https：//www. cqn. com. cn/ms/content/2021-02/09/content_8666676. htm.

［164］　国家药品监督管理局．《中药注册分类及申报资料要求》政策解读［EB/OL］．（2020 - 09 - 30）［2022 - 03 -25］．https：//www. nmpa. gov. cn/directory/web/nmpa/xxgk/zhcjd/zhcjdyp/20200930164259184. html.

［165］　中国食品药品网．2020 年度药品审评报告［EB/OL］．（2021 - 06 - 21）［2022 - 03 - 25］．http：//www. cnpharm.com/c/2021-06-21/793860. shtml.

［166］　药物临床试验机构备案管理信息平台［EB/OL］．https：//beian. cfdi. org. cn/CTMDS/apps/pub/drugPublic. jsp.

［167］　国家药品监督管理局药品审评中心．上市药品信息［EB/OL］．（2020 - 12 - 31）［2022 - 03 - 25］．https：//www. cde. org. cn/main/xxgk/postmarketpage? acceptidCODE = 811fcce143e122bfdcea63a3d3859a46.

［168］　国家药品监督管理局药品审评中心．上市药品信息［EB/OL］．（2020 - 12 - 31）［2022 - 03 - 25］．https：//www. cde. org. cn/main/xxgk/postmarketpage? acceptidCODE = 407fd45a39a91f8ef6260dcd2cebc6d2.

［169］　国家药品监督管理局药品审评中心．上市药品信息［EB/OL］．（2020 - 12 - 31）［2022 - 03 - 25］．https：//www. cde. org. cn/main/xxgk/postmarketpage? acceptidCODE = 976c7f226c6b3a30d518a09a4b35fd6e.

［170］　李军德，徐海宁，姜凤梧．珍稀濒危药用动物资源的保护和管理［J］．中国中药杂志，1995，20（10）：582.

［171］　周荣汉．中药资源学［M］．北京：中国医药科技出版社，1993.

［172］　吴诗宝，马广智，唐玫，等．中国穿山甲资源现状及保护对策［J］．自然资源学报，2002，17（2）：174 - 180.

［173］　国家林业局．中国重点陆生野生动物资源调查［M］．北京：中国林业出版社，2009：241 - 251.

［174］　马逸清，徐利，胡锦矗．中国熊类资源数量估计及保护对策［J］．生命科学研究，1998，2（3）：205 - 211.

［175］　高本刚，余茂耘．有毒和泌香动物养殖利用［M］．北京：化学工业出版社，2005.

［176］　邰二虎，遇达韩，李琼．我国麝资源现状及保护对策［J］．林业资源管理，2005，（1）：45 - 47.

［177］　盛和林．我国麝资源现状及救护措施［J］．野生动物，1996，91（3）：10 - 12.

［178］　黄松林，王维胜．我国麝资源保护管理的现状与未来［J］．大自然，2005，124（4）：31 - 32.

［179］　吕向东，赵云华，吕慧．野生动物饲养与管理［M］．北京：中国林业出版社，2001.

［180］　陈三．人工养麝是保护麝资源永续利用的根本途径［C］．国家中医药管理局：中华中医药学会糖尿病分会，2000：3.

［181］　孙森，马泽芳，刘伟石．药用动物饲养学［M］．哈尔滨：东北林业大学出版社，1995.

［182］　郭延蜀，郑惠珍．中国梅花鹿地史分布、种和亚种的划分及演化历史［J］．兽类学报，2000，20（3）：168 -179.

［183］　郭延蜀，郑惠珍．中国梅花鹿地理分布的变迁［J］．四川师范学院学报，1992，13（1）：1 - 9.

［184］　盛和林．中国鹿类动物［M］．上海：华东师范大学出版社，1992.

［185］　田丽．中国梅花鹿的发展状况及保护对策［J］．湛江师范学院学报，2007（6）：91 - 95.

［186］　李明，王小明，盛和林．马鹿四个亚种的起源和遗传分化研究［J］．动物学研究，1998，19（3）：177 - 183.

［187］　侯扶江．草地——马鹿系统的表现［D］．甘肃农业大学，2000.

［188］　汪松．中国濒危动物红皮书（兽类）［M］．北京：科学出版社，1998.

［189］　吴鹏举，张恩迪．中国梅花鹿的野生资源保护与利用探讨［J］．中药材，2001，24（8）：552 - 554.

［190］　R. D. 卡尔克．古北区 Saiga 属（偶蹄目，牛科）在更新世时期的地理分布和进化历史［J］．古脊椎动物学报，1991（4）：314 - 322+337.

［191］　于淑贤，高颖．天然与人工熊胆粉的药效学实验研究［J］．吉林中医药，2005，25（3）：82 - 84.

［192］　张辉，孙佳明，林喆，等．药用动物资源研究开发及可持续利用［J］．中国现代中药，2014，16（9）：717 -

723.

[193]　黄璐琦，郭兰萍，桑斌生，等．我国野生药材资源管理制度的分析及建议［C］.2009 年全国重要学术研讨会论文集，2009.

[194]　张月云，黄健君，谢保令．蛤蚧野生资源的保护与可持续利用［J］.吉林中医药，2003（7）：45－46.

[195]　吴启南．药用动物资源研究面临的问题与对策［J］.江苏中医药，2008（1）：21－22.

[196]　王鑫，王艳翚．中药标准化问题与对策研究［J］.中华中医药杂志，2018，33（1）：22－25.

[197]　王鑫，王艳翚．中药标准化战略对策初探［J］.中国卫生事业管理，2018，35（1）：1－2+23.

[198]　侯新毅，江泽慧，任海青．我国竹子标准体系的构建［J］.林业科学，2010，46（6）：85－92.

[199]　武拉平．第五届（2015）中国兔业发展大会论文汇编［C］.中国畜牧业协会，2015：6.

[200]　钟搏．中国生猪标准化养殖发展：产业集聚、组织发展与政策扶持［D］.浙江工商大学，2018.

[201]　刘建华．无公害农产品标准化生产的理论与实践［D］.中国农业科学院，2010.

[202]　郭兰忠．矿物本草［M］.南昌：江西科学技术出版社，1995.

[203]　林瑞超．矿物药检测技术与质量控制［M］.北京：科学出版社，2013.

[204]　俞佳，张艺，聂佳，等．藏医药经典著作《晶珠本草》的学术特色探析［J］.世界科学技术-中医药现代化，2014，16（1）：112－115.

[205]　张杨．我国药用矿产资源开发利用中的问题及对策研究［J］.资源与产业，2008，10（6）：72－75.

[206]　周灵君，张丽，丁安伟．江苏省矿物药使用现状和建议［J］.中国药房，2011，22（23）：2206－2208.

[207]　王海波，张涵硕，邹童阳，等．矿物药研究综述［J］.辽宁中医药大学学报，2017，19（05）：154－156.

[208]　李文光．药用矿物的研究及开发工作值得重视［J］.化工矿产地质，1999（4）：245－246.

[209]　余正伟．我国矿物药资源应用潜力及经济价值研究［D］.中国地质大学（北京），2011.

[210]　王嘉荫．本草纲目的矿物史料［M］.北京：科学出版社，1957.

[211]　李鸿超，李大经．中国矿物药［M］.北京：地质出版社，1988.

[212]　高天爱．矿物药及其应用［M］.北京：中国中医药出版社，1997.

[213]　王水朝，吴焕才．矿物药的沿革与演变［M］.西宁：青海人民出版社，1996.

[214]　腾佳林．本草古籍矿物药应用考［M］.北京：人民卫生出版社，2008.

[215]　杨松年．中国矿物药图鉴［M］.上海：上海科学技术文献出版社，1990.

[216]　高天爱．矿物药真伪图鉴及应用［M］.太原：山西科学技术出版社，2014.

[217]　赵中杰．矿物药分析［M］.北京：人民卫生出版社，1991.

[218]　谢崇源，林吕何，榻瑞生，等．广西矿物药调查报告［J］.广西中医药.1982，6（6）：36－38.

[219]　白学让，刘养杰．陕西省药用矿物资源［J］.西北大学学报（自然科学版），1989（2）：120－123.

[220]　杨松年，王盛．药用矿物的地质产状、性质、研究与展望［J］.地质与勘探，1990（2）：27－33.

[221]　周天驹．河南省原生药用矿物资源及其开利用［J］.河南大学学报（自然科学版），1992（4）：83－90.

[222]　韩军青，马志正．山西省药用矿物资源及其开发利用［J］.山西师范大学学报（自然科学版）.1995，9（1）：44－50.

[223]　钟启宝．江苏药用矿物资源初探［J］.江苏地质，1996，20（3）：177－180.

[224]　曹成，王合印，曹辉东，等．河北省药用矿物资源概况及其初步研究［J］.河北中医，1999（3）：187－191.

[225]　张雅聪，李成义，张馨元．甘肃省矿物药资源调查［J］.甘肃中医，2003（5）：59－61.

[226]　李宪洲，杨贺亭，刘丽华，等．开展长白山地区天然矿物药科学评价的意义［J］.世界地质，2004（3）：306－308.

[227]　刘圣金，严辉，段金廒，等．江苏药用矿物资源种类分布及其利用现状与展望［J］.中草药，2020，51（6）：1628－1640.

[228]　高翠芳，陈学林，谭永佳，等．甘肃省玛曲县藏药资源调查［J］.中药材，2019，42（4）：759－764.

[229]　秦淑英，刘群，李秉孝．中国矿物志［M］.北京：地质出版社，1992.

[230]　中药材公司．中国中药资源丛书［M］.北京：科学出版社，1995.

[231]　芮正祥，方成武．《本草纲目》中矿物药的分类与鉴定方法探析［J］.安徽中医学院学报，1989（3）：59－60.

[232]　邓水蓉，刘能俊，李发英，等．硇砂的本草考证［J］.中国中药杂志，1997（5）：3－5.

[233]　郑末晶．硇砂名实考［J］.中药材，1992（5）：41－42.

[234]　赵渤年，张贞丽，袁敏，等．中药紫石英原矿物本草考证及确认［J］.中成药，2012，34（10）：1994－1998.

[235]　刘圣金，杨欢，吴德康，等．矿物药禹余粮的本草考证与研究进展［J］.中国现代中药，2014，16（10）：788－

792.

[236] 孙文倩. 中药阴起石的调查与鉴定 [J]. 药物分析杂志，1993，13（2）：113-115.

[237] 王伯涛. 金礞石本草考证 [J]. 南京中医药大学学报，2011，27（4）：312-316.

[238] 刘敏. 近十年来国内矿物药研究进展 [J]. 长春中医学院学报，2000（3）：61-62.

[239] 陈海红，来平凡. 十九种矿物药的检索鉴别 [J]. 基层中药杂志，1997，11（3）：11-12.

[240] 王盛明，张瑛. 85 种矿物药鉴别特征检索表 [J]. 时珍国医国药，1999，10（8）：590-592.

[241] 温海成. 34 种矿物药的鉴定研究 [D]. 辽宁中医药大学，2008.

[242] 袁明洋，陈科力，黄必胜. 矿物药鉴别方法研究进展 [J]. 中国药师，2014，17（7）：1220-1224.

[243] 张亚敏. 偏光显微镜在矿物药鉴定中的应用 [J]. 中成药研究，1988（4）：40-41.

[244] 张军，刘兴志，刘丽华. 矿物药海浮石结构及微量元素分析 [J]. 微量元素与健康研究，2007（1）：57-59.

[245] 潘穗生. 伪朱砂粉的鉴别检验研究 [J]. 河南中医学院学报，2008（1）：45-46.

[246] 于艳，郭明武. 赤石脂、龙骨、铅丹的显微鉴别研究 [J]. 中成药，2008（3）：466-467.

[247] 汪滢，郑希望，田文帅，等. 偏光显微镜在中药显微鉴定中的应用 [J]. 上海中医药大学学报，2016，30（1）：73-77.

[248] 李朝峰. 雄黄及含雄黄中成药的质量控制研究 [D]. 北京：北京中医药大学，2017.

[249] 张建国. 四十四种矿物药粉末鉴别检索 [J]. 中药材，1987（2）：29+33.

[250] 陈建伟，李凡，刘元芬，等. 生、煅石膏的扫描电镜观察 [J]. 中南药学，2006，4（4）：253-255.

[251] 杨柳，王薇，梁惟俊，等. 不同产地石膏的扫描电镜观察 [J]. 中国药师，2015，18（2）：326-328.

[252] 李钢，潘俊伟，王克宇，等. 矿物中药白矾的结构测定与分析 [J]. 江苏中医药，2008（4）：61-63.

[253] 于新兰，阿迪力，李革，等. 矿物药大青盐中杂质元素的扫描电镜分析 [J]. 中国药事，2011，25（1）：29-32.

[254] 陈春荣，陈龙. 5 种硫酸盐类矿物药的电子显微特征分析 [J]. 中国药师，2020，23（1）：67-73.

[255] 李树棠. 晶体 X 射线衍射学基础 [M]. 北京：冶金工业出版社，1990.

[256] 高夏红. 中草药 XRD 指纹图谱方法学研究及中药 XRD 指纹图谱数据库建立 [D]. 成都：四川大学，2005.

[257] 陈丰，郭伟. 中药材滑石粉 X 射线衍射分析 [J]. 中国药学杂志，2001，36（1）：18-21.

[258] 农以宁，曾令民. X 射线衍射法测定药用滑石粉中石棉的研究 [J]. 中国中药杂志，2002（7）：47-50.

[259] 温海成，迟广成，康廷国，等. X 射线粉晶衍射法在萤石矿药鉴定与质量评价中的应用 [J]. 岩矿测试，2007（6）：495-496+499.

[260] 温海成，金丽娜，于艳，等. XRD 法在矿物药炉甘石鉴定中的应用 [J]. 中华中医药学刊，2008（5）：1055-1057.

[261] 李钢，周小峰，程永科，等. 矿物药胆矾的物相与热性能分析 [J]. 药物分析杂志，2008，28（12）：2103-2105.

[262] 李祥，李凡，刘元芬，等. 中药石膏 X 射线衍射分析及指纹图谱的确定 [J]. 世界中西医结合杂志，2006，1（2）：91-93.

[263] 何立巍，李祥，李凡，等. 中药石膏炮制品的 X 射线衍射分析及指纹图谱的建立 [J]. 天津中医药，2008，25（6）：515-517.

[264] 李晓明，邵爱娟，陈敏，等. 生、煅石膏的粉晶 X-射线衍射分析 [J]. 中国实验方剂学杂志，2010，16（17）：75-78.

[265] 熊南燕，姜燕，王永艳，等. 三种性状矿物药赭石指纹图谱研究 [J]. 中药材，2008，31（1）：36-38.

[266] 周剑雄，陈振宇，孟丽娟，等. 电子探针在中药滑石质量检验中的应用 [J]. 电子显微学报，2010，29（6）：540-543.

[267] 吕芳，万丽，董芳，等. 矿物药玄精石的 X 射线衍射鉴定研究 [J]. 中药与临床，2010，1（02）：27-28.

[268] 雷雨，李伟东，李俊松，等. 自然铜炮制前后 X 射线衍射指纹图谱研究 [J]. 中国中药杂志，2010，35（19）：2561-2564.

[269] 田金改，吕扬，周俊国，等. 矿物药雄黄及其伴生矿物的 X-衍射图谱分析研究 [J]. 药物分析杂志，1998（2）：15-18.

[270] 韩墨，盛振华，钟晓明. 矿石类中药雄黄和雌黄 XRD 指纹图谱分析 [J]. 浙江中医药大学学报，2010，34（2）：271-273.

[271] 曹帅，夏晶，杨新华，等. 雄黄炮制前后 X 射线衍射分析研究 [J]. 中成药，2012，34（6）：1136-1139.

［272］刘圣金，吴德康，林瑞超，等．矿物类中药青礞石的 XRD Fourier 指纹图谱研究［J］．中国中药杂志，2011，36（18）：2498－2502．

［273］傅兴圣，刘训红，林瑞超，等．磁石的 X 射线衍射 Fourier 指纹图谱研究［J］．中成药，2011，33（10）：1652－1657．

［274］刘静，雷国莲，颜永刚，等．花蕊石及其炮制品的粉晶 X 射线衍射分析［J］．中国实用医药，2011，6（33）：8－10．

［275］赵翠，张倩，周平，等．煅硼砂 X 射线衍射指纹图谱研究［J］．中华中医药杂志，2012，27（1）：207－209．

［276］陈广云，吴启南，沈蓓，等．中药龙齿与龙骨 X-射线衍射鉴别研究［J］．中药材，2012，35（4）：553－557．

［277］刘艳菊，许康，潘新，等．X 射线衍射法优选水飞朱砂炮制工艺［J］．时珍国医国药，2012，23（1）：184－186．

［278］李岑，楞本才让，桑老，等．藏药矾石化学成分与结构分析［J］．光谱学与光谱分析，2012，32（1）：248－251．

［279］朱晓静，李峰，王集会，等．芒硝和玄明粉的 X 射线粉末衍射鉴别比较［J］．山东中医杂志，2013，32（4）：280．

［280］游宇，傅超美，陈秋薇，等．建立玄明粉的 X-射线衍射指纹图谱［J］．中国实验方剂学杂志，2013，19（16）：145－146．

［281］蔡学艳，王婧，陈佳俊．XRD 法鉴别礞石滚痰丸中的金礞石［J］．求医问药（下半月），2013，11（1）：354－356．

［282］明晶，陈龙，陈科力，等．白矾、硼砂等 6 种白色结晶矿物药鉴别［J］．中国实验方剂学杂志，2016，22（20）：33－38．

［283］崔晓慧，陈龙，陈科力．矿物药硼砂的 X 射线衍射与拉曼光谱鉴别［J］．中药材，2017，40（2）：306－310．

［284］杨欢，刘圣金，吴德康，等．矿物药禹余粮 X 射线衍射 Fourier 指纹图谱研究［J］．药物分析杂志，2014，34（12）：2171－2180．

［285］刘圣金，吴超颖，马瑜璐，等．不同矿物成因禹余粮质量评价及优质矿产资源筛选［J］．中国实验方剂学杂志，2019，25（5）：14－20．

［286］刘圣金，乔婷婷，马瑜璐，等．矿物药白矾、枯矾及其伪品的 SEM，XRD 鉴别分析［J］．中国实验方剂学杂志，2019，25（5）：8－13．

［287］潘发波，杨胜琴，张龙静，等．矿物药阳起石炮制前后 X 射线衍射分析［J］．亚太传统医药，2019，15（7）：80－84．

［288］卢长庆，王玥琦．白矾煅制标准的探讨［J］．中成药研究，1987（4）：18－19．

［289］刘养杰．陕西淳化阎家沟"白石脂"矿物药材研究［J］．西北大学学报（自然科学版），1994（3）：257－260．

［290］李钢，程永科，黄长高，等．矿物药雄黄的结构与热稳定性研究［J］．南京师大学报（自然科学版），2008（3）：63－67．

［291］李钢，周小峰，程永科，等．矿物药胆矾的物相与热性能分析［J］．药物分析杂志，2008，28（12）：2103－2105．

［292］刘继华，来国防，刘屹．中药赤石脂的热分析［J］．中国药师，2011，14（6）：764－766．

［293］杨丽，李雪莲，赵梓辰，等．差热分析法鉴别碳酸钙类矿物药的研究［J］．时珍国医国药，2014，25（10）：2412－2414．

［294］刘圣金，杨欢，徐春祥，等．TG-DSC 分析法在矿物药禹余粮质量控制中的应用［J］．中药材，2016，39（1）：121－123．

［295］封秀娥．对矿物药无名异的鉴定［J］．中国中药杂志，1989（6）：11－13+62．

［296］曹先兰，李维贤，李菲，等．矿物中药鉴定的新方法——红外光谱法的应用［J］．中成药，1990（10）：11－13．

［297］陈军，卓开华．矿物药金礞石、青礞石的红外光谱分析［J］．中药材，2004（4）：249－251．

［298］包贝华，刘圣金，姚卫峰，等．傅里叶变换红外分光光度法鉴别白矾及枯矾的实验研究［J］．药物分析杂志，2010，30（6）：1148－1151．

［299］程宾，来国防．中药赤石脂的红外光谱分析［J］．齐鲁药事，2011，30（8）：444－445．

［300］尤淑霞，刘圣金，吴德康，等．白矾和枯矾的 FTIR 指纹图谱比较研究［J］．药物分析杂志，2011，31（6）：1054－1058．

［301］傅兴圣，刘训红，林瑞超，等．磁石的傅里叶变换红外光谱指纹图谱研究［J］．光谱学与光谱分析，2011，31（4）：947－950．

[302] 刘圣金，吴德康，林瑞超，等．青礞石 FTIR 指纹图谱研究 [J]．中成药，2012，34（2）：191-195．

[303] 郭啸，王益群，王栋，等．中药金礞石炮制前后红外光谱分析 [J]．中华中医药杂志，2013，28（3）：688-691．

[304] 袁明洋，黄必胜，余驰，等．8 种含碳酸盐的矿物类中药近红外定性定量模型的建立 [J]．中国中药杂志，2014，39（2）：267-272．

[305] 刘圣金，杨欢，吴德康，等．FTIR 指纹图谱技术在禹余粮质量控制中的应用（英文）[J]．光谱学与光谱分析，2015，35（4）：909-913．

[306] 闫蔚，曾柏淋，王淑美，等．6 种硫酸盐类矿物药中红外鉴别 [J]．中国实验方剂学杂志，2015，21（20）：63-66．

[307] 闫蔚，曾柏淋，孟江，等．石膏红外图谱鉴定研究 [J]．光谱学与光谱分析，2016，36（7）：2098-2103．

[308] 闫蔚．硫酸盐类矿物药红外指纹图谱研究 [D]．广州：广东药科大学，2016．

[309] 余驰．矿物中药琥珀质量标准系统研究 [D]．武汉：湖北中医药大学，2019．

[310] 刘义梅，袁明洋，黄必胜，等．近红外漫反射光谱法快速鉴别两组化石类中药材 [J]．世界科学技术-中医药现代化，2013，15（7）：1538-1543．

[311] 雷咪，陈龙，黄必胜，等．7 种硫酸盐类矿物药的近红外光谱鉴别方法研究 [J]．世界科学技术-中医药现代化，2014，16（11）：2385-2389．

[312] 雷咪．基于 XRD、NIR 光谱技术及 SVM 算法的硅酸盐类矿物药快速鉴别研究 [D]．武汉：湖北中医药大学，2018．

[313] 陈龙，袁明洋，余驰，等．8 种含碳酸盐的矿物类中药的近红外光谱特征谱段分析 [J]．药物分析杂志，2015，35（4）：654-658．

[314] 陈龙，袁明洋，陈科力．常见矿物药近红外漫反射光谱特征归纳与分析 [J]．中国中药杂志，2016，41（19）：3528-3536．

[315] 陈龙．矿物类中药系统鉴别方法的构建 [D]．武汉：湖北中医药大学，2017．

[316] 明晶．几种矿物药的 X 射线衍射、拉曼光谱及近红外光谱法鉴别研究 [D]．武汉：湖北中医药大学，2018．

[317] 孙扬波．矿物类中药炉甘石鉴定方法的系统研究 [D]．武汉：湖北中医药大学，2018．

[318] 张志杰，周群，尉京志，等．我国药用雄黄的晶体结构鉴定 [J]．光谱学与光谱分析，2011，31（2）：291-296．

[319] 廖晴，邓放，吉琅，等．矿物药雄黄的红外及拉曼光谱鉴定 [J]．中国实验方剂学杂志，2013，19（11）：95-97．

[320] 明晶，陈龙，黄必胜，等．7 种毒性矿物类中药拉曼光谱解析 [J]．时珍国医国药，2016，27（10）：2423-2426．

[321] 雷咪，陈龙，黄必胜，等．6 种含硫酸盐的矿物类中药及其部分炮制品的拉曼光谱鉴别研究 [J]．中华中医药杂志，2016，31（7）：2811-2814．

[322] 明晶，陈龙，李娟，等．矿物药白硇砂和紫硇砂的 XRD、拉曼及近红外光谱特征研究 [J]．中国现代中药，2017，19（1）：51-55．

[323] 张秀云．矿物药化学成分及药理研究进展 [J]．化工时刊，2012，26（5）：37-39．

[324] 汤庆国，王雪峰，沈上越．药用矿物测试及药理作用研究进展 [J]．药物分析杂志，2005，25（2）：248-252．

[325] 王春丽，王炎焱，韩伟，等．单味矿物药药理作用研究进展 [J]．上海中医药杂志，2006（12）：76-78．

[326] 王春丽，王炎焱，韩伟，等．常用矿物药及其类方药理作用研究概况 [J]．时珍国医国药，2007（6）：1343-1345．

[327] 王良静，陈淑洁，姒健敏．云母对大鼠溃疡性结肠炎的肠黏膜保护作用 [J]．中国中药杂志，2005（23）：1840-1844．

[328] 姒健敏，钱云，吴加国．云母对实验性胃溃疡愈合质量的影响 [J]．中国中药杂志，2005（19）：60-65．

[329] 朱方石，姒健敏，王良静，等．云母单体颗粒对萎缩性胃炎大鼠胃黏膜癌相关基因蛋白表达的影响 [J]．中国中药杂志，2006，31（4）：312-312．

[330] 王良静，陈淑洁，姒健敏，等．云母对鼠慢性萎缩性胃炎细胞增殖作用研究 [J]．中国药学杂志，2005（16）：1226-1230．

[331] 郭红荣，梁标．砒石对哮喘小鼠气道壁厚度及 c-myc 与 c-sis 表达的影响 [J]．中国药理学通报，2005，21（7）：895-896．

[332] 郭红荣，梁标．三氧化二砷抑制体外培养小鼠气道成纤维细胞增殖及 c-myc 与 c-sis 表达 [J]．中国病理生理

杂志，2006（2）：314-317.

[333]　黎东明，谢佳星，梁标. 砒石对哮喘小鼠血浆 8-Isoprostane 的影响 [J]. 中国中药杂志，2005（22）：38-40.

[334]　应帮智，张卫华，张振凌. 中药芒硝药理作用的研究 [J]. 现代中西医结合杂志，2003，12（20）：2155-2156.

[335]　徐富一，郑国永. 滑石对关节炎效能的研究 [J]. 河南中医学院学报，2003（3）：21-22.

[336]　方成武，王祥，芮正祥，等. 咸秋石的抗炎、退热药理研究 [J]. 安徽中医学院学报，1999（5）：78-79.

[337]　吕邵娃，苏红，郭玉岩，等. 白虎汤的临床应用及药理作用研究进展 [J]. 河北中医药学报，2017，32（1）：55-59.

[338]　刘圣金，吴超颖，马瑜璐，等. 矿物类中药止血药理作用及临床应用研究进展 [J]. 中国实验方剂学杂志，2019，25（5）：29-35.

[339]　禹志领，窦昌贵，刘保林，等. 赤石脂对凝血系统作用的初步研究 [J]. 中药药理与临床，1992，8（4）：23-25.

[340]　张福康，韩乃皓，杨鸣，等. 赤石脂合剂凝血止血作用的药理研究 [J]. 中国中药杂志，1992，17（9）：562-563.

[341]　彭智聪，张少文，康重阳，等. 花蕊石炮制前后止血作用的比较 [J]. 中国中药杂志，1995，20（9）：538.

[342]　丁望，李大同，周洪雷. 花蕊石止血作用的实验研究 [J]. 实用医药杂志，2005（12）：1109.

[343]　熊南燕，王永艳，姜燕. 3 种不同性状赭石的药理作用研究 [J]. 时珍国医国药，2010，21（5）：1133-1134.

[344]　刘丹，高婵，李俊松，等. 赭石止血作用及其机制研究 [J]. 中药新药与临床药理，2009，20（2）：131-133.

[345]　尤淑霞，吴德康，刘圣金，等. 白矾的基原考证及药理作用 [J]. 中国中医药信息杂志，2010，17（7）：111-112.

[346]　吴德康，陆平成，王春根，等. 禹粮石不同炮制品的抑菌、止血实验研究 [J]. 中药材，1991，14（4）：27-28.

[347]　吴超颖，刘圣金，房方，等. 不同矿物成因禹余粮矿物成分分析及止血作用研究 [J]. 中国中药杂志，2017，42（15）：2989-2994.

[348]　吴露婷，刘圣金，吴德康，等. 矿物类中药重镇安神药理作用及临床应用研究进展 [J]. 中国现代中药，2015，17（9）：892-898.

[349]　黄寅墨，刘淑花. 龙骨龙齿花蕊石微量元素及药理作用比较 [J]. 中成药，1990，12（6）：31-32.

[350]　李光华，周旭，贺弋. 龙骨、磁石对小鼠镇静催眠作用的研究 [J]. 宁夏医学院学报，2001（02）：82-83+87.

[351]　王怡薇，朱传静，王彦礼，等. 不同色泽紫石英镇静催眠抗惊厥作用的研究 [J]. 中国实验方剂学杂志，2011，17（15）：199-200.

[352]　郭冷秋，霍荣，李廷利. 磁石水煎液对自由活动大鼠睡眠时相的影响 [J]. 时珍国医国药，2008，19（3）：609-610.

[353]　王汝娟，黄寅墨，朱武成，等. 磁石的药理作用研究 [J]. 中国中药杂志，1997，22（5）：49-51.

[354]　张立明，赵红霞. 抗痫 1 号抗实验性惊厥的试验研究 [J]. 宁夏医学杂志，1998，20（4）：13-15.

[355]　Wang Q，Yang X，Zhang B，et al. The anxiolytic effect of cinnabar involves changes of serotonin levels [J]. European Journal of Pharmacology，2007，565（1-3）：132-137.

[356]　Liu YF，He PC，Cheng XY，et al. Long-term outcome of 31 cases of refractory acute promyelocytic leukemia treated with compound realgar natural indigo tablets administered alternately with chemotherapy [J]. Oncol Lett，2015，10（2）：1184-1190.

[357]　Sadaf N，Kumar N，Ali M，et al. Arsenic trioxide induces apoptosis and inhibits the growth of human liver cancer cells [J]. Life Sci，2018，205：9-17.

[358]　Shi Y，Cao T，Huang H，et al. Arsenic trioxide inhibits cell growth and motility via up-regulation of let-7a in breast cancer cells [J]. Cell Cycle，2017，16（24）：2396-2403.

[359]　Ding D C，Lim K S，Eberhart C G. Arsenic trioxide inhibits Hedgehog，Notch and stem cell properties in glioblastoma neurospheres [J]. Acta Neuropathol Commun，2014，2（1）：31.

[360]　翁成国. 有毒中药的传统药性特征研究 [D]. 南京：南京中医药大学，2014.

[361]　王晓烨，林瑞超，董世芬，等. 含汞矿物药的毒性研究进展 [J]. 中国中药杂志，2017，42（7）：1258-1264.

[362]　彭茨克，周昕睿，符君，等. 朱砂与氯化汞、硫化汞神经及肾毒性的比较研究 [J]. 现代预防医学，2011，38（24）：5099-5102.

[363]　付中祥，时京珍，刘杰，等. 朱砂、含朱砂配方对人肝细胞的毒性对比研究 [J]. 中国实验方剂学杂志，2013，

19 (15): 285－289.

[364] 梁爱华，王金华，薛宝云，等. 朱砂对大鼠的肝肾毒性研究 [J]. 中国中药杂志，2009，34 (3): 312－218.

[365] 陈丙春，丽莉，王海燕，等. 传统矿物中药的研究进展 [J]. 中国中药杂志，2014，39 (2): 181－184.

[366] 戴卫波，梅全喜. 中药雄黄药用历史沿革及其安全性探讨 [J]. 时珍国医国药，2012，23 (7): 1836－1837.

[367] Contreras-Acuña M, García-Barrera T, García-Sevillano MA, et al. Arsenic metabolites in human serum and urine after seafood (Anemonia sulcata) consumption and bioaccessibility assessment using liquid chromatography coupled to inorganic and organic mass spectrometry [J]. Microchemical Journal, 2014, 112: 56－64.

[368] Cao Y, Duan J, Guo J, et al. Pharmacokinetic properties of arsenic species after oral administration of Sargassum pallidum extract in rats using an HPLC-HG-AFS method [J]. Journal of Pharmaceutical & Biomedical Analysis, 2014, 96: 213－219.

[369] 纪淑芳，张亚敏，谢福全，等. 雄黄生品与酸奶飞炮制品的药效学比较 [J]. 长春中医学院学报，2000，16 (1): 44－45.

[370] 张亚敏，纪淑芳，蔡连芝，等. 雄黄生品与酸奶飞炮制品的毒理学比较 [J]. 长春中医学院学报，2000，16 (1): 46－47.

[371] 朱争艳，杜智，方淑昌，等. 矿物中药硇砂提取液抑制肝癌的实验研究 [J]. 临床肝胆病杂志，2006，22 (3): 204－206.

[372] 孙铭，朱争艳，方淑昌，等. 中药硇砂提取液裸小鼠肿瘤内注射治疗肝癌的实验研究 [J]. 肿瘤防治研究，2002 (5): 365－366+372.

[373] 韩小芬，杜钢军，林海红，等. 硇砂提取物治疗小鼠 Lewis 肺癌的效果初步评价 [J]. 中药材，2008 (2): 245－248.

[374] 陈建宗，张波. 硇砂方治疗食道癌吞咽梗阻 32 例 [J] 辽宁中医杂志，1997 (5): 20.

[375] 紫硇砂为主治疗鼻咽和鼻腔肿瘤 34 例疗效分析 [J]. 新医学，1974 (3): 107－109.

[376] 任小巧，毛萌，郭慧娟. 藏药矿物药的认识及研究思路 [J]. 中华中医药杂志，2016，31 (1): 21－24.

[377] 魏立新，张伯礼. 含重金属传统药物安全性研究进展 [J]. 药学进展，2020，44 (10): 759－765.

[378] 马瑜璐，房方，刘圣金，等. 金属组学研究概况及其在矿物药研究中的应用前景 [J]. 中国中药杂志，2021，46 (9): 2142－2148.

[379] 徐姗，徐柳，相堂永，等. 金属类矿物药研究进展 [J]. 南京中医药大学学报，2021，37 (5): 778－785.